Moderne Praxis der Migränetherapie – bewährte Strategien und Innovationen

UNI-MED

UNI-MED Verlag AG
Bremen - London - Boston

Maihöfner, Christian:
Moderne Praxis der Migränetherapie – bewährte Strategien und Innovationen/Christian Maihöfner.-
1. Auflage - Bremen: UNI-MED, 2022
(UNI-MED SCIENCE)
ISBN 978-3-8374-1644-2

International Medical Publishers (London, Boston)
Internet: www.uni-med.de, e-mail: info@uni-med.de

Printed in Europe

UNI-MED. Die beste Medizin.

In der Reihe UNI-MED SCIENCE werden aktuelle Forschungsergebnisse zur Diagnostik und Therapie wichtiger Erkrankungen "state of the art" dargestellt. Die Publikationen zeichnen sich durch höchste wissenschaftliche Kompetenz und anspruchsvolle Präsentation aus. Die Autoren sind Meinungsbildner auf ihren Fachgebieten.

Der Verlag dankt den Firmen AbbVie Deutschland GmbH & Co. KG, Lilly Deutschland GmbH, Lundbeck GmbH, Novartis Pharma GmbH und Teva GmbH, ohne deren Unterstützung die hochwertige Ausstattung dieser Edition nicht möglich gewesen wäre. Der Verlag versichert, dass die Firmen keinerlei Einfluss auf den Inhalt des Buches nehmen konnten.

Vorwort und Danksagung

Die Migräne zählt zu den häufigsten neurologischen Erkrankungen und hat je nach Ausprägung mitunter substantielle Auswirkungen auf die Lebensqualität unserer Patienten.

Entsprechend ist eine Migräne die häufigste Kopfschmerzform, für die Patienten einen Arzt aufsuchen. Das Krankheitsbild Migräne hat die Menschheit stets begleitet und es ist höchst interessant, wie unterschiedliche Epochen Kopfschmerzen interpretierten und nach einer Erklärung für die komplexen Symptome einer Migräne suchten. Kapitel 3 wird Ihnen diese spannenden historischen Aspekte der Migräne näherbringen.

In den letzten Jahren haben sich rasant faszinierende neue Einblicke in die Pathophysiologie der Migräne ergeben. Basierend auf den Ergebnissen einer guten Grundlagenwissenschaft konnten so innerhalb relativ kurzer Zeit neue Therapieansätze entwickelt werden. Im derzeitigen Fokus steht dabei ganz klar die Blockierung des Neuropeptids "CGRP". Seit 2018 sind in Europa erstmals monoklonale Antikörper für die Blockade von CGRP oder seinem Rezeptor in der Migränetherapie zugelassen. Darüber hinaus gibt es weitere neue Substanzen, deren Zulassung entweder bereits erfolgt oder beantragt ist. Dazu zählen die Gepante und Lasmitidan, als erster Vertreter der Gruppe der Ditane.

Die große Frage ist: wie betten sich die neuen Therapien in bewährte Therapiekonzepte ein?

Im vorliegenden Buch werden Ihnen bewährte Strategien und neue innovative Therapieansätze in der Migränetherapie ausführlich von führenden Kopfschmerzexperten erläutert. Viele Praxistipps werden untermauert mit den aktuellsten wissenschaftlichen Daten. Die Autoren habe sich wirklich größte Mühe bei der Erstellung Ihrer Kapitel gegeben.

An dieser Stelle gilt mein Dank daher an erster Stelle meinen Koautoren für die sehr angenehme und äußerst kompetente Zusammenarbeit und dem UNI-MED Verlag für die Möglichkeit, dieses Buch zu erstellen.

Wie bei meinem letzten Buch im UNI-MED Verlag ("Moderne Praxis der analgetischen Lokaltherapie") habe ich das Konzept für dieses Buch auf der Schmerzwoche der Deutschen Schmerzgesellschaft in Mayrhofen entwickelt. In der wundervollen Berglandschaft des Zillertals darf ich seit vielen Jahren den inspirierenden fachlichen Austausch über schmerzmedizinische Themen genießen. An dieser Stelle vielen Dank an die Teilnehmer und Mitwirkenden. Viele von Ihnen sind mittlerweile gute Bekannte und Freunde geworden.

Besonders möchte ich mich bei Herrn Dr. Wulfmeyer bedanken, der mich in Vorgesprächen für dieses Buch motiviert hat. Ich habe die Zusammenarbeit mit ihm im Rahmen meiner bisherigen Bücher für den Verlag sehr geschätzt. Sein viel zu frühes und plötzliches Ableben im Frühjahr 2022 ist ein großer Verlust. Meine Gedanken sind bei ihm und seiner Familie und ich bin sehr froh, dass ich ihm begegnen durfte.

Schließlich möchte ich mich herzlich bei meiner Familie bedanken, die mich bei meinen zahlreichen Projekten unterstützt und motiviert.

Ich wünsche Ihnen eine inspirierende Lektüre und viel Erfolg bei der Umsetzung der Informationen in Ihre Patientenbehandlung!

Fürth und Mayrhofen, im Oktober 2022 *Christian Maihöfner*

Autoren

Priv.-Doz. Dr. med. Charly Gaul
Kopfschmerzzentrum Frankfurt
Dalbergstraße 2a
65929 Frankfurt am Main

Kap. 5., 6., 8.

Prof. Dr. med. Dagny Holle-Lee
Westdeutsches Kopfschmerzzentrum
Universitätsklinikum Essen
OPZ 1
Hufelandstraße 55
45147 Essen

Kap. 10.

Priv.-Doz. Dr. med. Tim Jürgens
Klinik für Neurologie
KMG Klinikum Güstrow
Friedrich-Trendelenburg-Allee 1
18273 Güstrow

Kap. 7.

Prof. Dr. med. Christian Maihöfner, MHBA
Klinik für Neurologie mit Stroke Unit
MVZ Neurologie mit Kopfschmerzsprechstunde
Klinikum Fürth
Jakob-Henle-Str. 1
90766 Fürth

Kap. 1., 2., 3., 4., 7., 8., 10., 11.

Prof. Dr. med. Karl Meßlinger
Institut für Physiologie und Pathophysiologie
Friedrich-Alexander-Universität Erlangen-Nürnberg
Universitätsstraße 17
91054 Erlangen

Kap. 1.

Benjamin Möller, M.Sc.
Mitteldeutsches Kopfschmerzzentrum Jena
Klinik für Neurologie
Universitätsklinikum Jena
Erlanger Allee 101
07747 Jena

Kap. 12.

Priv.-Doz. Dr. med. Ruth Ruscheweyh
Klinik und Poliklinik für Neurologie
Klinikum der Universität München
Marchionistraße 15
81377 München

Kap. 9.

Dr. med. Peter Storch
Mitteldeutsches Kopfschmerzzentrum Jena
Klinik für Neurologie
Universitätsklinikum Jena
Erlanger Allee 101
07747 Jena

Kap. 12.

Prof. Dr. med. Andreas Straube
Oberbayrisches Kopfschmerzzentrum
Klinik und Poliklinik für Neurologie
Klinikum der Universität München
Marchionistraße 15
81377 München

Kap. 11.

Inhaltsverzeichnis

1. Pathophysiologie der Migräne

Wahrscheinlich leiden Menschen unter Migräne, seitdem es den Menschen überhaupt gibt. Die aus prähistorischen Zeiten bekannten Schädeltrepanationen mit verheilten Knochenrändern werden oft als Versuche interpretiert, die Betroffenen von unerträglichen Kopfschmerzen zu befreien, indem man dafür verantwortlich geglaubte Dämonen aus dem Schädelinneren entlassen wollte. Wir wissen natürlich nicht mit Sicherheit, ob es wirklich Migräneschmerzen oder andere neurologische Erkrankungen waren, die unsere Vorfahren mit solchen Maßnahmen behandeln wollten, aber sicher ist, dass sich die biologischen Grundlagen der Kopfschmerzentstehung seit der Menschwerdung nicht wesentlich verändert haben. Betrachtet man die einzelnen biochemischen und physiologischen Mechanismen, die in den folgenden Kapiteln zur Sprache kommen, sind diese in der Entwicklungsgeschichte der Tiere sogar weit länger konserviert. Das ist auch der Grund dafür, dass man durch experimentelle Arbeiten an Tieren und deren Geweben Erkenntnisse über die Entstehung und Therapiemöglichkeiten von Kopfschmerzen gewinnen kann, obwohl man bis heute nicht sicher weiß, ob unsere näheren und ferneren Verwandten im Tierreich überhaupt Kopfschmerzen empfinden und an Migräne leiden können.

Eine Besonderheit der Migräne ist ihre ungleiche Alters- und Geschlechtsverteilung. Die Migräneprävalenz ist im weiblichen Organismus etwa dreimal höher als im männlichen, steigt bis zum Ende des 3. Dezenniums bei Frauen auf über 20 % und nimmt dann wieder ab (Lipton et al., 2007). Abgesehen von der menstruellen Migräne (☞ u.a. Kap. 3., 9., 10.) sind die Gründe für diese ungleiche Prävalenz unklar, beruhen aber sicherlich vor allem auf hormonellen Unterschieden zwischen den Geschlechtern. Die Bezeichnung "Migränepatienten" wird im Folgenden auf betroffene Menschen unabhängig von ihrem Geschlecht verwendet.

1.1. Genetische Grundlagen der Migräne

Das Risiko, im Laufe des Lebens Migräne zu entwickeln, hängt von vielen, auch erblichen Faktoren ab, wobei die Erblichkeit auf 34-57 % geschätzt wird (Mulder et al., 2003). Etwa die Hälfte der Migränepatienten haben eine positive Familienanamnese; dabei ist das Risiko bei Migräne mit Aura höher (3,8-fach) als bei Migräne ohne Aura (1,9-fach) (Russell and Olesen, 1996). Monogenetische Migräneformen wie die familiäre hemiplegische Migräne (FHM) sind selten. Sie sind durch spontane Auren, Hemiparese und Migräneschmerz gekennzeichnet. Obwohl bisher drei Gene identifiziert worden sind (*CACNA1*, *ATP1A2* und *SCNA1A*), welche für bestimmte FHM-Formen verantwortlich sind (Russell and Ducros, 2011), machen diese wiederum nur eine geringen Teil der hemiplegischen Migräneformen aus, so dass man auch hier von einer erheblichen Heterogenität ausgehen muss. Umso mehr trifft dies für die häufigen Migräneformen zu, bei denen die genetischen Risikofaktoren von vielfältigen Umgebungsfaktoren ergänzt werden. In genomweiten Assoziationsstudien (GWAS) an etwa 5000 Migränepatienten wurden zunächst wenige Genvarianten gefunden, die mit Migräne ohne Aura assoziiert sind, darunter Gene, die für den Transduktionskanal TRPM8 (☞ Kap. 1.7.) und das Rezeptorprotein LRP1 kodieren (Freilinger et al., 2012); diese sind aber nur für eine Risikoerhöhung von 1,1-1,2 verantwortlich. Wenige Jahre später hatte sich mit der 10-fachen Zahl an untersuchten Migränepatienten die Anzahl der signifikanten Risiko-Loci auf 39 erhöht (Gormley et al., 2016), und heute wird bereits von über 120 Loci berichtet, von denen einige davon auch spezifisch für Migräne mit Aura sein sollen (Hautakangas et al., 2022). Die meisten Risiko-Gene kodieren dabei vor allem für strukturelle und funktionelle Eigenschaften von Blutgefäßen, was einen Zusammenhang mit den unten diskutierten vaskulären Hypothesen der Migräneentstehung herstellen könnte.

1.2. Kortikale und subkortikale Besonderheiten bei Migräne

Viele neurophysiologische und psychologische Befunde weisen darauf hin, dass Migräne mit spezifischen Veränderungen der Hirnfunktion einhergeht. Migränepatienten scheinen eine generell erhöhte kortikale Erregbarkeit aufzuweisen, die besonders bei chronischer Migräne ausgeprägt ist (Aurora et al., 2005). Diese Besonderheit erhöht die Aufmerksamkeit und Verarbeitungsgeschwindigkeit, könnte aber auch die Empfindlichkeit gegenüber Migräneauslösern steigern. Argumente dafür liefern elektrophysiologische Messungen und die funktionelle Bildgebung. So ist bei Migränepatienten zum Beispiel die kontingente negative Variation (CNV), ein langsames, Erwartung signalisierendes negatives EEG-Potential über frontalen Arealen, stärker ausgeprägt (Meyer et al., 2016) (☞ Abb. 1.1). Bei verschiedenen Experimenten zeigen Migränepatienten auch eine verminderte Habituation, d.h. Wirkungsabschwächung bei wiederholten Reizen. So sind die durch wiederholte schmerzhafte Reize an der Stirn ausgelösten kortikalen Potentiale nicht wie üblich abgeschwächt, sondern verstärkt (de Tommaso et al., 2005). Mit Hilfe der funktionellen Kernspintomographie (FMRI) wurde gezeigt, dass visuelle Reize in der Sehrinde von Migränepatienten zu einer größeren Aktivierung im Vergleich zu Kontrollpersonen führen (Harriott and Schwedt, 2014).

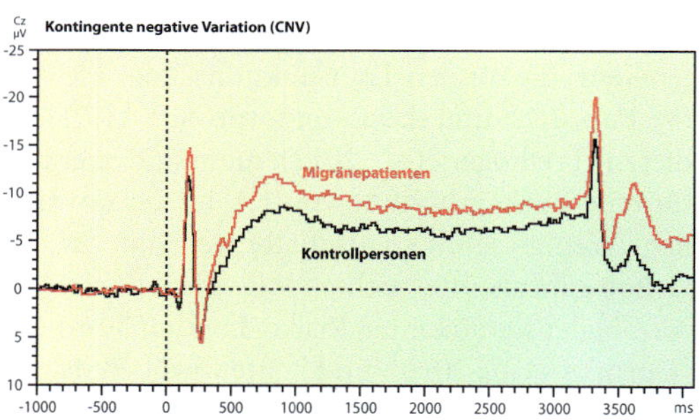

Meyer B al. et. Kropp P, J. Headache Pain 2016; 17:37

Abb. 1.1: Verstärkte kontingente negative Variation (CNV) als Ausdruck für die erhöhte Erregungsbereitschaft des "Migränegehirns". Die CNV ist ein langsames kortikales negatives EEG-Potential über frontalen Arealen, das zwischen zwei kontingenten (zusammenhängenden) Reizen auftritt, wobei der zweite Reiz mit einer Aktion beantwortet werden soll. Die CNV signalisiert Erwartung und Aufmerksamkeit auf den zweiten Reiz. Bei Migränepatienten ist die CNV signifikant höher, wahrscheinlich als Ausdruck höherer kortikaler Erregungsbereitschaft.

Die kortikale Übererregbarkeit von Migränepatienten ist aber sicherlich kein isoliertes Phänomen, sondern betrifft das gesamte Gehirn, denn man ist heute der Auffassung, dass zerebrale Informationen in Netzwerken verarbeitet werden, die viele Kerngebiete umfassen. Dies gilt auch für die "Schmerzbahn" aus den spinalen Hinterhorn- und Trigeminuskernen (☞ Abb. 1.2) mit ihren Zielgebieten im primären und sekundären somatosensorischen Kortex (S1, S2) einschließlich der Inselregion, die funktionell über den Thalamus mit vielen anderen Regionen reziprok verschaltet sind (Goadsby et al., 2017). Interiktal (zwischen den Anfällen) auftretende niederfrequente Oszillationen zwischen dem medialen dorsalen Thalamus und der Hirnrinde sind bei Migränepatienten verstärkt und mit der Häufigkeit der Attacken korreliert (Hodkinson et al., 2016).

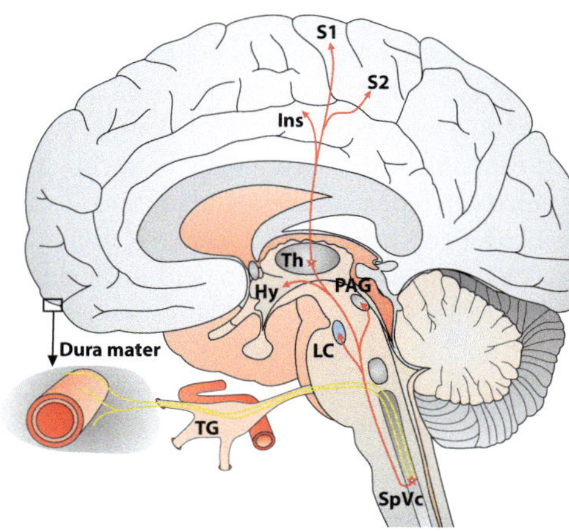

Modifiziert nach Meßlinger K, Neeb L.: Migräne, Pathophysiologie. In: Gaul C, Diener H-C, Kopfschmerzen 67-74. Thieme 2016

Abb. 1.2: Die aufsteigende Schmerzbahn des trigeminovaskulären Systems. Primäre trigeminale Afferenzen aus dem Ganglion trigeminale (TG) innervieren mit ihren C- und Aδ-Fasern arterielle Gefäße der Meningen (vor allem Dura mater) und projizieren im kaudalen spinalen Trigeminuskern (SpVc) auf sekundäre Neurone. Diese projizieren zu subkortikalen Kerngebieten der absteigenden Hemmung wie Locus coeruleus (LC) und dem periaquäduktalen Grau (PAG), in den Hypothalamus (Hy) und in den Thalamus (Th). Tertiäre thalamische Neurone projizieren in die somatosensorischen kortikalen Areale (S1, S2) und die Inselregion (Ins). Die präiktale Phase der Migräne wurde in Verbindung mit einer Aktivierung des Hypothalamus gebracht, die Kopfschmerzphase ist dagegen mit einer Aktivierung des dorsalen Ponsbereiches assoziiert. Mehrere Studien legen schließlich nahe, dass auch interiktal veränderte Konnektivitätsmuster zwischen verschiedenen Hirnregionen bei Migränepatienten vorliegen.

Eine entscheidende Rolle bei der Kontrolle und Auslösung von Migräneattacken kommt wahrscheinlich dem Hypothalamus zu (☞ Abb. 1.2).

Der Hypothalamus ist funktionell mit verschiedenen anderen zerebralen Strukturen einschließlich der deszendierenden Hemmsysteme verbunden (Moulton et al., 2014). Auch kortikale und thalamische Efferenzen speisen die absteigende antinozizeptiven Hemmsysteme, die darüber entscheiden, ob und wie viel der aufsteigenden nozizeptiven Information durch die spinothalamischen Neurone weitergegeben wird. Es handelt sich vor allem um zwei wichtige Systeme, das laterale noradrenerge System, das im Locus coeruleus (LC) entspringt, und das mediale serotonerge PAG-RVM-System, das vom periaquäduktalen Grau (PAG) ausgeht und über die rostrale ventromediale Medulla (RVM, Raphé-Kerne) in das Rückenmark absteigt (Heinricher et al., 2009). Die Aktivierung der dorsalen pontinen Region bei Migräneanfällen (Weiller et al., 1995) könnte eine gesteigerte Aktivität schmerzmodulierender Kerngebiete wie des LC anzeigen (Borsook and Burstein, 2012). Zum Teil wirken diese Systeme durch opioiderge Interneurone inhibitorisch auf die spinothalamischen Neurone ein. In der RVM finden sich sog. On- und Off-Neurone, deren Spontanaktivität durch noxische Reize z.B. in der Dura mater angeschaltet oder gesteigert bzw. abgeschaltet oder vermindert wird (Ellrich et al., 2001). Diese Neurone steuern nozizeptive Reflexe und beeinflussen wahrscheinlich auch das Schmerzempfinden (Edelmayer et al., 2009).

Es liegt nahe anzunehmen, dass diese absteigenden inhibitorischen Systeme an der Auslösung, Aufrechterhaltung und Termination des Migräneschmerzes beteiligt sind (Noseda et al., 2010). So könnte die Balance zwischen zentraler Aktivierung und Hemmung einerseits durch zu viel an ankommender nozizeptiver Aktivität, andererseits auch durch eine Schwächung der inhibitorischen Systeme zustande kommen. Umgekehrt könnte ein Migräneanfall dadurch terminiert werden, dass die inhibitorischen Systeme wieder erstarken und die nozizeptive Information dämpfen. Man kann annehmen, dass nicht nur medikamentöse Verfahren sondern auch periphere Stimulationsverfahren bei der Migränebehandlung wenigstens zum Teil über die Aktivierung dieser endogenen Schmerzhemmsysteme wirken (Bartsch and Goadsby, 2011).

1.3. Migränephasen und Migränezyklus

Migräneanfälle laufen in charakteristischen Phasen ab, die sehr unterschiedlich sein können, sich aber bei denselben Patienten in ähnlicher Weise wiederholen (☞ Abb. 1.3). Viele Patienten berichten von bestimmten "Triggern", welche ihre Attacken auslösen, wie Umweltbelastungen, starken sensorischen Reizen, Schlafstörungen oder bestimmten Nahrungsmitteln, wobei vermutlich bei letzteren häufig Ursache und Wirkung verwechselt wird (Marmura, 2018): Nicht die Zigarette oder

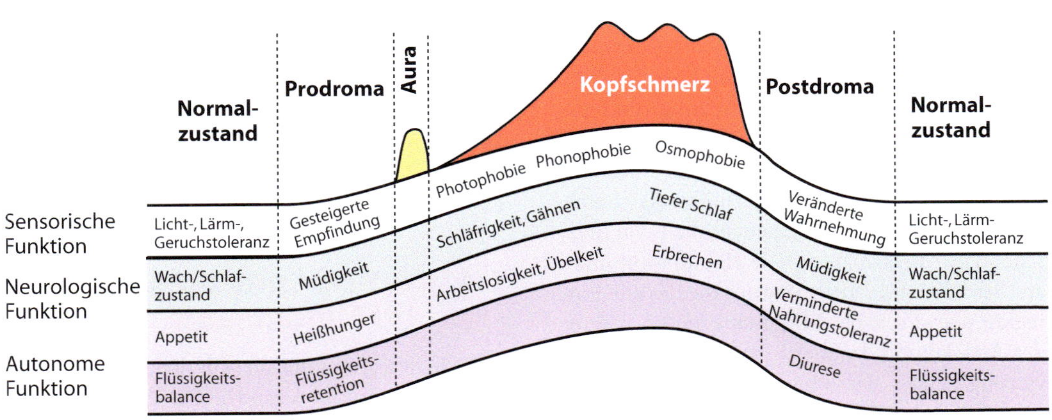

Modifiziert nach J.N. Blau, Lancet 339 (1992) (https://www.deutsche-apotheker-zeitung.de)

Abb. 1.3: Migränephasen und typischer Ablauf einer Migräneattacke. Ein Migräneanfall besteht typischerweise aus mehreren Phasen mit unterschiedlichen neurologischen, autonomen und sensorischen Symptomen. In der Kopfschmerzphase ist die Attacke schon voll im Gange.

die Schokoladentafel ist der Trigger, sondern das "*craving*", also der Heißhunger nach solchen Genussmitteln als Symptom der Prodromalphase führt zu deren Konsum. Diese Frühphase tritt etwa einen Tag vor dem Schmerzanfall auf und kann mit anderen oder weiteren autonomen Symptomen wie gesteigerte Wahrnehmung oder verstärkte Müdigkeit einhergehen (☞ Abb. 1.3). Bei der Migräne mit Aura tritt etwa eine halbe Stunde vor dem Schmerzanfall die Auraphase auf, die seltener auch in die Kopfschmerzphase hineinreichen oder ihr sogar folgen kann (☞ Kap. 3.2.2.3.). Die individuell lang dauernde Schmerzphase von 4-72 Stunden Dauer geht mit weiteren autonomen Symptomen wie Appetitlosigkeit, Übelkeit oder Erbrechen, starker Müdigkeit sowie mit sensorischer Überempfindlichkeit (Photophobie, Phonophobie, Osmophobie) einher. Nach der Kopfschmerzphase, die häufig in einem tiefen Schlaf endet, folgt die Postdromalphase, in welcher autonome und sensorische Symptome in milderer Form noch weiterbestehen können. Müdigkeit und Diurese sind in dieser Phase häufig.

Das episodische Auftreten der Migräneanfälle, die im Verlauf einer Entwicklung zur chronischen Migräne immer häufiger werden (☞ Kap. 3.2.2.5.), spricht für ein endogenes Geschehen (Andreou and Edvinsson, 2019). Migräneattacken treten nicht selten in einem fast vorhersehbaren, festen Rhythmus auf und wiederholen sich dann regelhaft in ihrem Ablauf. Dieses zyklische Geschehen kann sowohl mit Hilfe der funktionellen Bildgebung als auch mit psychophysischen Messungen der Schmerzschwellen im Gesicht, der Habituation und der hedonischen Beurteilung von Reizen dargestellt werden (Schulte and May, 2016). Die neuronale Aktivität in den Trigeminuskernen steigt mit der Nähe zur Migräneattacke (Stankewitz et al., 2011), die Unangenehmheit von Reizen scheint zuzunehmen und die Habituation nimmt ab (Strupf et al., 2019). Warum die dorsale Ponsregion spezifisch bei Migränepatienten während der Attacke und darüber hinaus eine starke Aktivierung zeigt – ein Phänomen, welches zu der unzutreffenden Bezeichnung "Migränegenerator" geführt hat – ist indes funktionell nicht befriedigend geklärt (Goadsby et al., 2017).

Im Hinblick auf das zyklische Geschehen, die autonomen Prodromalsymptome und die Erfahrung, dass Migräneattacken gehäuft in den frühen Morgenstunden beginnen, wurde schon lange eine wichtige Rolle des Hypothalamus bei der Initiierung von Migräneanfällen vermutet. Mittlerweile wurde diese Vermutung durch Daten aus der funktionellen Bildgebung erhärtet. In der Prodromalphase (präiktal), bereits Stunden vor der Schmerzphase, zeigt der Hypothalamus erhöhte Aktivität (Schulte and May, 2016) und ist funktionell mit der Medulla oblongata, dem Sitz der spinalen Trigeminuskerngebiete, wie auch mit Kerngebieten des limbischen Systems gekoppelt (Stankewitz et al., 2021). Erst während der Schmerzphase (iktal) steigt die Aktivität im Bereich der dorsalen Pons und der Medulla, während eine funktionelle Kopplung zwischen Hypothalamus und Pons besteht (☞ Abb. 1.2). Diese Aktivitätsänderungen lassen sich im Prinzip auch bei Migräneattacken beobachten, die durch Nitroglycerin ausgelöst werden (Maniyar et al., 2014).

Wenn auch die konkreten physiologischen Mechanismen unbekannt sind, welche die hypothalamische Aktivität an das nozizeptive Netzwerk des trigeminovaskulären Systems (☞ Kap. 1.6.) anbinden, so gibt es doch einzelne Subsysteme, für die wir konkrete neurophysiologische Erkenntnisse besitzen. Aus einem Kerngebiet im posterioren Hypothalamus, dem A11-Nucleus, wurden Projektionen in den spinalen Trigeminuskern nachgewiesen, die über ein dopaminerges System überwiegend inhibitorisch wirken (Charbit et al., 2009). Die im A11-Kern zyklisch freigesetzten Neurohormone Orexin A und B können sowohl hemmende als auch erregende Effekte im Trigeminuskern vermitteln (Holland and Goadsby, 2007). Es kann vermutet werden, dass das Orexin-System auch an der Entstehung von Prodromalsymptomen wie Heißhunger oder Appetitverlust beteiligt ist.

1.4. Cortical Spreading Depression und Migräneaura

Die Migräneaura imponiert in den meisten Fällen als Flimmerskotom, kann seltener aber auch durch anderen positive oder negative visuelle, somatosensorische oder motorische Symptome oder eine Aphasie gekennzeichnet sein (☞ Kap. 3.2.2.3.). Die Entstehung dieser Symptome wird in der Regel durch das Phänomen der "*Cortical Spreading Depression*" (CSD) erklärt, welches experimentell am

Kortex von Tieren ausgelöst werden kann (Lauritzen, 1994). Durch eine kleine Verletzung (Nadelstich) oder eine heftige lokale Depolarisation (durch hochkonzentriertes Kaliumchlorid) der kortikalen Neurone wird dabei eine starke Erregungswelle mit massiven Ionenverschiebungen ausgelöst, die sich langsam über den zerebralen Kortex ausbreitet und von einer breiten Zone gefolgt wird, in der die kortikalen Neurone nicht mehr erregbar sind (☞ Abb. 1.4). Die berechnete Ausbreitungsgeschwindigkeit der CSD über den visuellen Kortex entspricht in etwa der Geschwindigkeit, die man für die Ausbreitung der kortikalen Erregungswelle bei einem Flimmerskotom errechnen kann. Beim Menschen ist die CSD nicht vollkommen zweifelsfrei nachgewiesen worden, allerdings konnte im funktionellen MRT während einer visuellen Aura eine sich über den okzipitalen Kortex ausbreitende Änderung des BOLD-Signals nachgewiesen werden, deren Verlauf den Vorgängen bei der CSD ähnelt (Hadjikhani et al., 2001). Ein kausaler Zusammenhang von Aura bzw. CSD und der Aktivierung des trigeminalen Systems würde allerdings voraussetzen, dass die kortikale Erregung auf die (durch den Subarachnoidalraum isolierte) Dura mater oder die Hirngefäße "überspringen" kann. Vor kurzem ist es in der Tat tierexperimentell gelungen, durch eine CSD eine langsam ansteigende Aktivierung von Neuronen des Ganglion trigeminale und des spinalen Trigeminuskerns mit rezeptiven Feldern in der Dura mater zu erzeugen (Noseda and Burstein, 2013).

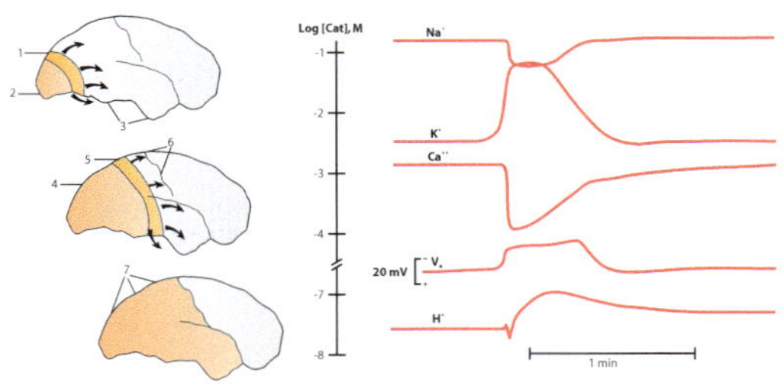

Lauritzen M, Cephalalgia 2000; 21:757

Lauritzen M, Cortical spreading depression. In: Olesen J, Tfelt-Hansen P, Welch KMA (eds) The Headaches, 2nd ed., Chapter 22. Lippincott Williams & Wilkins, PA 2000

Abb. 1.4: Vorgänge bei der *Cortical Spreading Depression* (CSD). Eine CSD besteht aus einer kurzen neuronalen Erregungswelle der (Depolarisation) der Kortexoberfläche mit massiven Ionenverschiebungen, die meistens im visuellen Kortex beginnt, langsam über den Kortex wandert und von länger dauernder neuronaler Untererregung (Depression) gefolgt wird. In der Depressionsphase nimmt der zerebrale Blutfluss (CBF) ab. Die CSD wird häufig als pathophysiologisches Korrelat der Aura betrachtet.

Als Argument gegen einen direkten kausalen Zusammenhang von Aura bzw. CSD und dem Migräneschmerz wird immer wieder genannt, dass Migräne ohne Aura wesentlich häufiger als Migräne mit Aura auftritt (☞ Kap. 3.). Werden also die Attacken der beiden Migräneformen durch unterschiedliche Vorgänge ausgelöst? Oder könnte es auch subklinische Formen von CSD geben, die der Migräne ohne Aura vorausgehen? Schließlich kann eine Aura auch während oder sogar nach der Kopfschmerzphase auftreten, so dass auch die umgekehrte Kausalität möglich erscheint. Noch häufiger wird eine Migräneaura ohne Migräneschmerz beobachtet (Russell and Olesen, 1996). Aura und Kopfschmerz stellen somit am ehesten zwei unabhängige Symptome des Migränegeschehens dar.

1.5. Trigeminovaskuläres System und nozizeptive Grundlagen der Migräne

In den 1930er Jahren wurden vor allem von den Forschern um Harold Wolff und Wilder Penfield wesentliche Erkenntnisse über die Entstehung von Kopfschmerzen gewonnen, auf die sich auch die frühe vaskuläre Hypothese der Migräne begründet (Ray and Wolff, 1940; Penfield and McNaughton, 1940). Die Forscher ließen nach Schädeltrepanation die Patienten aus der Narkose erwachen und applizierten noxische (mechanische, thermische oder elektrische) Reize auf verschiedene intrakraniale Strukturen. Stimulation von Arterien und Sinus der Dura mater und der großen intrazerebralen Arterien riefen dabei kopfschmerzartige Empfindungen hervor, während sich Venen und die Pia mater als schmerzlos erwiesen. Neuere intraoperative Untersuchungen zeigten allerdings, dass auch die mechanische Reizung kleiner intrazerebraler Gefäße kopfschmerzartige Empfindungen hervorrufen kann (Fontaine et al., 2018). Auch durch Reizung extrakranialer Arterien wie der A. temporalis konnte man schon in den frühen Experimenten Kopfschmerzempfindungen auslösen, was bis heute die Diskussion um den Ursprung des Migräneschmerzes belebt (Olesen et al., 2009).

Neue tierexperimentelle Befunde von extrakranialen Kollateralen meningealer Afferenzen rücken diese Hypothesen wieder ins Blickfeld der Forschung. Dabei können Äste ein- und desselben afferenten Neurons die Dura mater, den Schädelknochen, das Periost und sogar tiefe Schichten der Kopfmuskulatur innervieren (Schueler et al., 2013) (☞ Abb. 1.5). Daneben finden sich im spinalen Trigeminuskern Neurone mit konvergenter afferenter Innervation aus intrakranialen Strukturen, perikranialer Muskulatur und der Kopfhaut, d.h. primäre Afferenzen aus verschiedenen kranialen Geweben projizieren auf dasselbe spinale Neuron, was bei elektrophysiologischen Ableitungen durch entsprechende faziale rezeptive Felder solcher Neurone gezeigt werden kann (Schepelmann et al., 1999). Dieses Projektionsmuster dürfte neuroanatomisch der häufig diagnostizierten Allodynie der Kopfhaut bei Migräne zugrunde liegen (Burstein et al., 2015).

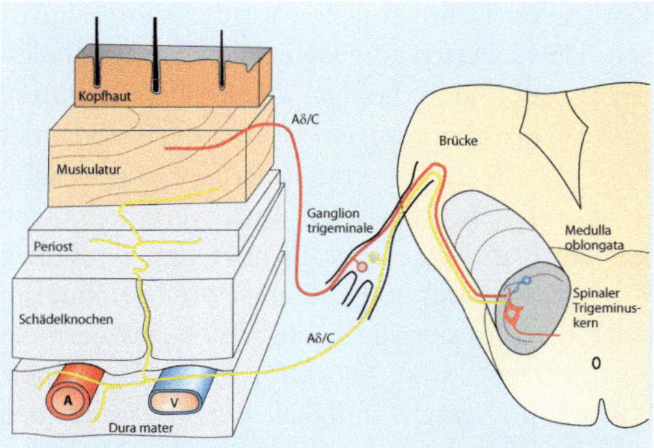

Modifiziert nach: Meßlinger K et al. Extrakraniale Projektionen meningealer Afferenzen und ihre Bedeutung für meningeale Nozizeption und Kopfschmerz. zkm 2016; 4: 14-19

Abb. 1.5: Kollaterale und konvergente Innervation kranialer Strukturen. Abzweigungen (Kollateralen) von Afferenzen (Aδ- und C-Fasern), welche die Hirnhäute innervieren, können auch den Schädelknochen, das Periost und sogar tiefe Schichten der Kopfmuskulatur innervieren (unten, gelb). Andere Afferenzen innervieren die äußeren Gewebe des Kopfes und können (konvergent) auf dieselben sekundären Neurone im spinalen Trigeminuskern verschaltet sein.

Alle genannten primären Afferenzen des Kopfes gehen von pseudounipolaren trigeminalen Neuronen im Ganglion trigeminale (Gasseri) aus, von denen grob die Hälfte vasoaktive Neuropeptide wie Substanz P, Neurokinin A und *Calcitonin Gene-Related Peptide* (CGRP) enthält (Messlinger et al., 2011); letzteres spielt in der Pathophysiologie der Migräne eine zentrale Rolle (☞ Kap. 1.9. und 1.10.). Die trigeminalen Afferenzen ziehen mit ihren zentralen Fortsätzen zu den Trigeminuskernen im Hirnstamm, wobei die nozizeptiven und thermorezeptiven Afferenzen mit ihren dünn myelinisierten Aδ-Fasern und den unmyelinisierten C-Fasern in die Subnuclei (oralis, interpolaris, spinalis) des spinalen Trigeminuskerns und das Hinterhorn der oberen Halssegmente (C1-3) projizieren (☞ Abb. 1.5). Die intrakranialen (rein nozizeptiven) Afferenzen sammeln sich vorwiegend im Subnucleus spinalis N. trigemini (spinaler Trigeminuskern) und dem Hinterhorn von C2 (Messlinger et al., 2006). Umgekehrt können auch spinale Afferenzen (C1-C3), welche nicht nur an der Innervation der zervikalen Muskulatur und Gelenke, sondern auch der Meningen der hinteren Schädelgrube beteiligt sind, in die kaudalen trigeminalen Kerngebiete projizieren. Dies könnte eine strukturelle Grundlage für die sog. zervikale Migräne bilden. Die einzelnen sekundären (und tertiären) Neurone dieses trigemino-zervikalen Komplexes kommunizieren intensiv miteinander und bilden zum Teil den Anfang aufsteigender Bahnen, die in den Hypothalamus und den Thalamus projizieren (Malick et al., 2000).

Im Schädelinneren innervieren die trigeminalen Afferenzen vorwiegend arterielle Gefäße (Messlinger et al., 1993); eine enge räumliche Verbindung von afferenten Fasern und venösen Gefäßen und Kapillaren kommt nicht vor (☞ Abb. 1.6A). Die Gesamtheit der nozizeptiven Afferenzen und der von ihnen innervierten Gefäße wird als trigeminovaskuläres System bezeichnet, wobei diese Definition die extrakranialen Afferenzen nicht betont, aber auch nicht klar ausschließt. Die arteriellen Gefäße werden, wie gewöhnlich, von sympathischen Efferenzen und zusätzlich, wenn auch spärlich, von parasympathischen Nervenfasern aus dem Ganglion oticum und dem Ganglion sphenopalatinum innerviert. Letztere werden vor allem beim Cluster-Kopfschmerz, vermutlich aber auch bei der Migräne über nicht näher bekannte Verbindungen zwischen dem spinalen Trigeminuskern und dem Nucleus salivatorius superior mitaktiviert ("trigemino-parasympathischer Reflex") (Khan et al., 2014).

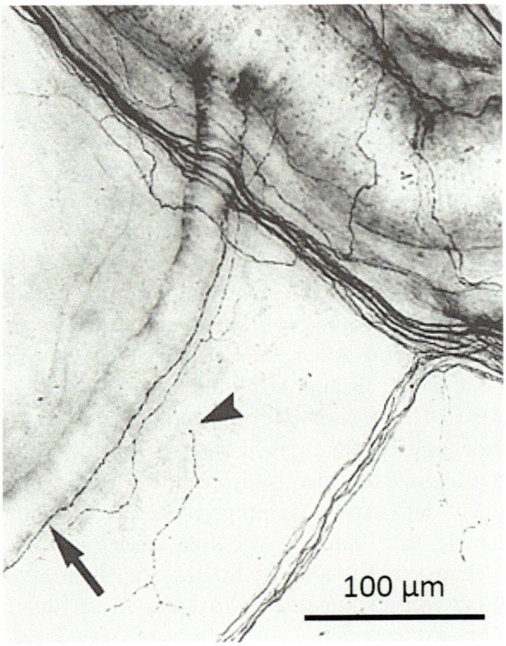

a

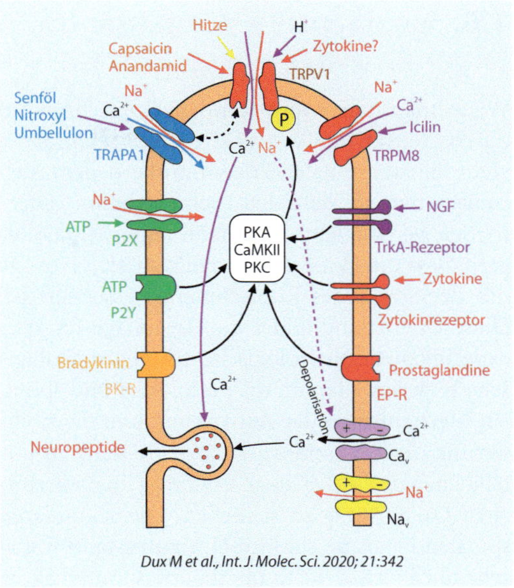

b

Abb. 1.6a+b: Transduktionsvorgänge an meningealen Nervenendigungen. **a:** Bündel von afferenten Nervenfasern (hier immunhistochemisch gefärbt zur Darstellung des Neuropeptids CGRP) begleiten die Arterien, ziehen dicht an der Gefäßwand von Arteriolen entlang (Pfeil) und enden mit einer kleinen Auftreibung (Pfeilspitze). **b:** Schematische Darstellung einer Endigung wie in A gezeigt. In die Membran der Endigung sind Rezeptorkanäle vom Typ *"Transient Receptor Potential"* (TRPV1, TRPA1, TRPM8) und purinerge Rezeptorkanäle (P2X) eingebaut, bei deren Öffnung aufgrund der Bindung von spezifischen Substanzen Natriumionen einströmen und ein Rezeptorpotential verursachen. Diese Depolarisation kann spannungsgesteuerte Natriumkanäle (Nav) und Calciumkanäle (Cav) öffnen, so dass einerseits fortgeleitete Aktionspotentiale entstehen, durch den Calciumeinstrom aber auch Neuropeptide freigesetzt werden. Viele weitere Rezeptoren werden durch die Bindung spezifischer Liganden aktiviert, wobei über intrazelluläre Signalkaskaden Proteinkinasen (PKA, CaMKII, PKC) aktiviert werden, die wiederum über Phoshorylierungsvorgänge zum Beispiel die Leitfähigkeit von Ionenkanälen erhöhen können (hier gezeigt für TRPV1) und auf diese Weise zur peripheren Sensibilisierung beitragen.

1.6. Nozizeptive Vorgänge im trigeminovaskulären System

Wenn man davon ausgeht, dass Kopfschmerzen durch die Aktivität von nozizeptiven sekundären Neuronen im spinalen Trigeminuskern, dem Ausgangspunkt der zentralen "Schmerzbahn", angetrieben werden, dann kann man weiter schlussfolgern, dass die Höhe der Aktivität dieser Neurone mit der Stärke des Kopfschmerzes assoziiert ist. Diese Überlegung bildet die Grundlage für tierexperimentelle physiologische und pharmakologische Experimente, um die peripheren und spinalen Mechanismen der Aktivierung und Sensibilisierung des trigeminovaskulären Systems zu untersuchen und auf analoge Vorgänge im menschlichen Organismus zu schließen. Die sekundären spinalen Neurone sind im Normalzustand wahrscheinlich wenig, wenn überhaupt, spontan aktiv; wenn sie aktiviert worden sind, kann man sie durch lokale Anästhesie des Ganglion trigeminale wieder "stummschalten" (Roch et al., 2007). Für ihre Aktivierung scheint also Erregungszustrom aus den primären Afferenzen notwendig zu sein, woraus geschlossen werden kann, dass Kopfschmerz nicht ohne Antrieb aus der Peripherie entsteht.

Metaphorisch ausgedrückt fungieren Nozizeptoren als "periphere Schmerzfühler". Schmerz ist allerdings ein komplexer multidimensionaler Zustand, der bei erhaltenem Bewusstsein aus der Summe der beschriebenen neurophysiologischen Prozesse resultiert. Nozizeptoren können für noxische (schmerzhafte) Reize einer bestimmten Modalität (mechanisch, thermisch, chemisch) spezifisch sein, die meisten davon, insbesondere C-Faser-Nozizeptoren, sind polymodal, werden also von noxischen Reizen verschiedener Modalitäten erregt (☞ Abb. 1.6B). Es gibt aus der Grundlagenforschung mittlerweile viel Wissen über die molekularen Grundlagen der Nozizeptoraktivierung, aber welche dieser Mechanismen wirklich zur Entstehung von Kopfschmerzen beitragen, ist weitgehend Spekulation. Am bekanntesten sind die TRP-Rezeptorkanäle (für "*Transient Receptor Potential*"), darunter der "Capsaicin-Rezeptor" (TRPV1), für dessen Erforschung David Julius 2021 den Nobelpreis für Physiologie und Medizin erhielt (Julius, 2013). Der Rezeptorkanal ist in den meisten polymodalen C-Fasern exprimiert und wird nicht nur durch (die namensgebenden) Vanilloide wie Capsaicin aktiviert, sondern auch durch Säure und schmerzhafte Hitze. Diesen Reizen sind intrakraniale Nozizeptoren aber eher nicht ausgesetzt. Der TRPV1-Rezeptorkanal kann allerdings auch durch verschiedene endogene Mediatoren sensibilisiert werden (☞ Kap. 1.8.), so dass er schon bei normaler Körpertemperatur leitfähig wird und dann durch den Einstrom von Kationen (Na^+ und Ca^{2+}) ein Rezeptor-(Sensor-)potential erzeugt. Erreicht das Sensorpotential die Schwelle für die spannungsgesteuerten Natriumkanäle (Nav), so generiert die Nozizeptorendigung fortgeleitete Aktionspotentiale (☞ Abb. 1.6B). Ebenso interessant könnte der häufig mit dem TRPV1 ko-exprimierte TRPA1-Rezeptorkanal sein, der nicht nur durch eine Vielzahl von endogenen Metaboliten wie Nitroxyl (s.u.), sondern auch durch "anregende" Substanzen wie Senföl oder Umbellulone, einem vom kalifornischen "Kopfschmerzbaum" gebildeten Geruchsstoff, aktiviert wird (Nassini et al., 2012). Ähnlich wie der TRPA1 wird auch der TRPM8-Rezeptorkanal bevorzugt bei kälteren Temperaturen aktiv; auch für diesen ist der endogene Ligand nicht bekannt, aber interessanterweise gibt es auffällig viele Punktmutationen innerhalb und in der Nähe des *TRPM8*-Gens, die mit Migräne assoziiert sind, wobei der kausale Zusammenhang mit Migräne noch unklar ist (Dussor and Cao, 2016). Ein bestimmtes Allel, das eine verminderte Expression von *TRPM8* zur Folge hat und mit einem reduzierten Risiko für Migräne assoziiert ist, kommt häufiger bei Menschen aus tropischen Gebieten vor (Gavva et al 2019). Diese Menschen haben etwas niedrigere Kälteschmerzschwellen und produzieren als Anpassung an die warme Umgebung wahrscheinlich auch weniger Körperwärme. Allen TRPs ist zu eigen, dass sie im geöffneten Zustand auch eine hohe Leitfähigkeit für Ca^{2+} aufweisen. Der Calciumeinstrom in die Nozizeptorendigung ist das entscheidende Signal zur Freisetzung der Neuropeptide (s.u.), wobei auch aktivierte spannungsgesteuerte Calciumkanäle (Cav) eine wichtige Rolle spielen können. Neben den TRPs könnten für die anfängliche Erregung von meningealen Nozizeptoren die (durch hohe extrazelluläre Konzentrationen von ATP aktivierten) purinergen Rezeptorkanäle (P2X) wichtig sein, ferner die ASICs ("*Acid Sensing Ion Channels*") und nicht zuletzt mechanorezeptive Kanäle

(*"Stretch Activated Channels"*), z.B. die Piezo-Rezeptoren (Murthy et al., 2018), für deren Entdeckung Ardem Patapoutian zusammen mit David Julius den Nobelpreis 2021 erhielt. Es ist allerdings (noch) nicht bekannt, welche Mechanorezeptorkanäle in (menschlichen) meningealen Nozizeptoren exprimiert sind. Neben den Rezeptorkanälen gibt es eine Vielzahl von membranständigen Rezeptoren wie ATP-sensitive P2Y-Rezeptoren, Zytokin-Rezeptoren (darunter TrkA, ein Rezeptor für den Nervenwachstumsfaktor), Bradykinin-, Histamin- Serotonin- und Prostaglandin-Rezeptoren, die allesamt an der Sensibilisierung von Transduktionskanälen beteiligt sein können (☞ Kap. 1.8. und Abb. 1.6B).

Die meisten dieser Rezeptorkanäle und Rezeptoren wurden durch immunhistochemische, elektrophysiologische und optische Untersuchungen (Calciumimaging) an dissoziierten Ganglienzellen oder künstlichen Expressionssystemen studiert und charakterisiert. Die Zellkörper der Nozizeptoren werden dabei sozusagen als Modell für ihre eigenen Endigungen benutzt, ohne dass man sicher weiß, dass die gefundenen Mechanismen im innervierten Gewebe identisch sind. Dennoch hat dieser Zugang eine gewisse Berechtigung, denn praktisch alle Rezeptor- und Kanalproteine werden im Zellkörper gebildet, mittels axonalem Transport in die peripheren und zentralen Fortsätze des Neurons transportiert und dort in die Membran eingebaut, wobei es auch zu einem rein unilateralen Transport entweder nach peripher oder zentral kommen kann. Ebenso scheint es möglich, dass im natürlichen Verbund der Ganglienzellen, also im Ganglion trigeminale, ähnliche Vorgänge wie in den Endigungen stattfinden (Messlinger et al., 2020). Diese Überlegung wird wichtig, wenn es um Wirkstoffe geht, welche die Blut-Hirn-Schranke nicht überwinden können, denn im Gegensatz zu den zentralen Fortsätzen mit ihren präsynaptischen Endigungen im Trigeminuskern liegt das Ganglion außerhalb der Blut-Hirn-Schranke.

Über die Vorgänge an der ersten Synapse zwischen den trigeminalen Afferenzen und den sekundären Neuronen im spinalen Trigeminuskern ist bisher wenig vom Menschen, aber einiges aus tierexperimentellen Arbeiten bekannt (Messlinger und Ellrich, 2001). Es wird angenommen, dass dort wesentliche erregende und hemmende Steuermechanismen stattfinden können, die darüber entscheiden, ob es zur Weitergabe der nozizeptiven Information und damit in unserem Falle zur

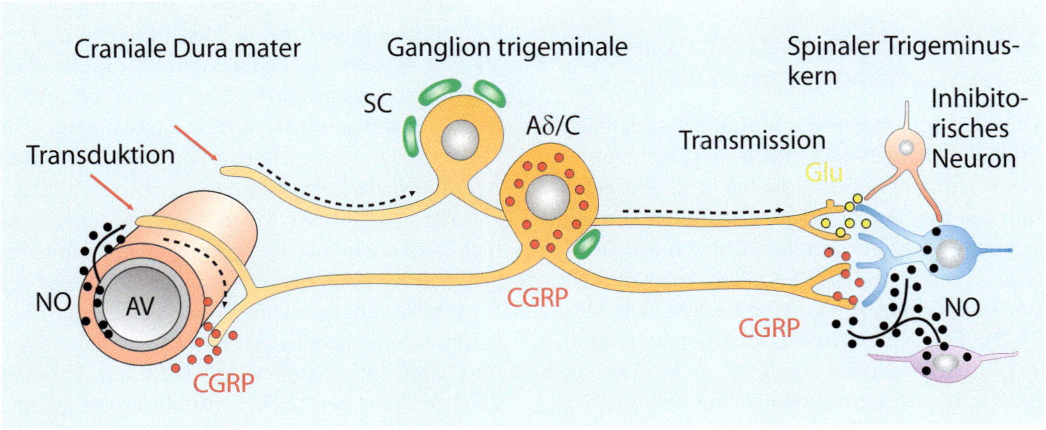

Abb. 1.7: Transduktion und Transmission im trigeminalen System. Die Transduktionsvorgänge an perivaskulären trigeminalen Endigungen (rote Pfeile, ☞ auch Abb. 1.6B) werden durch Interaktionen zwischen den afferenten Fasern und den arteriellen Blutgefäßen (AV) verstärkt. CGRP aus den trigeminalen Endigungen führt zur Vasodilatation, Stickstoffmonoxid (NO) aus dem Endothel wirkt ebenfalls vasodilatorisch und kann wiederum die Neuropeptidfreisetzung verstärken. Fortgeleitete Aktionspotentiale (gestrichelte Pfeile) werden nicht nur über das Ganglion trigeminale in das ZNS geleitet, sondern auch in Axonkollateralen (sog. Axonreflex). Die Transmission im spinalen Trigeminuskern wird hauptsächlich durch den klassischen Neurotransmitter Glutamat (Glu) erbracht, wobei Neuropeptide wie CGRP und NO (aus Neuronen und Gliazellen) die Transmission verstärken, vorwiegend durch präsynaptische Wirkungen. Im Ganglion trigeminale sind wahrscheinlich die Gliazellen (Satellitenzellen, SC) an vielfachen humoralen Wechselwirkungen mit den Neuronen (Aδ, C) beteiligt.

schmerzhaften Migräneattacke kommt oder nicht. Sicher ist, dass auch dort der universelle Neurotransmitter Glutamat das wichtigste Übertragungssystem bildet, aber daneben sind noch weitere Mediatoren beteiligt, wie Prostaglandine und die sogenannten Gasotransmitter Stickstoffmonoxid (NO) und Schwefelwasserstoff (H_2S), die lokal von Gliazellen wie auch von Neuronen gebildet werden können und ebenfalls die synaptische Transmission verstärken (☞ Abb. 1.7). NO und H_2S bilden das eigentlich wirksame Molekül Nitroxyl (NO^-), welches wahrscheinlich präsynaptisch vermehrt Neurotransmitter und Neuropeptide freisetzt (Eberhardt et al., 2014). Neuropeptide wie Substanz P und CGRP spielen als Neuromodulatoren wahrscheinlich eine wichtige Nebenrolle (☞ folgende Kapitel). Auf die Neurone im spinalen Trigeminuskern wirken vielfältige erregende und hemmende neuronale Einflüsse aus anderen Kerngebieten des Hirnstamms, des Hypothalamus und insbesondere der inhibitorischen absteigenden Systeme ein (Kobayashi and Nakaya, 2020). Die hemmenden Systeme benutzen in der Regel inhibitorische Interneurone, welche durch die Produktion hemmender Neurotransmitter wie γ-Aminobuttersäure (GABA), Glycin und/oder endogene Opiate gekennzeichnet sind.

1.7. Periphere und zentrale Sensibilisierungsvorgänge

Die oben genannten Rezeptoren der sensorischen Endigungen tragen wesentlich zur peripheren Sensibilisierung bei, indem sie bei ihrer Aktivierung intrazelluläre Signalkaskaden anstoßen, durch die am Ende phosphorylierende Kinasen wie die Proteinkinasen A und C (PKA, PKC) oder die Calcium-Calmodulin-Kinase II entstehen (Dux et al., 2020). Die Kinasen phosphorylieren nicht nur Transduktionskanäle wie TRPV1, sondern auch spannungsgesteuerte Ionenkanäle (z.B. Calciumkanäle), was dazu führt, dass diese leitfähiger werden und leichter zu öffnen sind (☞ Abb. 1.6B). Dies ist das Grundprinzip der Sensibilisierung von Ionenkanälen; deren physiologische Wirkung bei Nozizeptoren ist eine abgesenkte Aktivierungsschwelle und eine stärkere und längere Erregung sowie verstärkte Neuropeptidfreisetzung, welche zur neurogenen Entzündung führt (s.u.). Der pulsierende Schmerzcharakter der Migräne und die Verstärkung des Schmerzes durch körperliche Aktivität könnten Folge der Sensibilisierung von mechanosensitiven Ionenkanälen sein. Möglich ist auch der Einbau neuer Rezeptoren und Ionenkanäle in die Nozizeptormembran. Wahrscheinlich werden bei der Migräneattacke auch verschiedene sensibilisierende Mediatoren gebildet, zum Beispiel Prostaglandine, die wiederum als Liganden an die entsprechenden Rezeptoren binden. Die Hemmung der Prostaglandinsynthese könnte somit Teil der therapeutischen Wirkung von nichtsteroidalen Antiphlogistika (NSAIDs) bei Migräne sein (☞ Kap. 9.).

Im Prinzip sind die Vorgänge bei der zentralen Sensibilisierung ähnlich, bei der sowohl die prä- als auch die postsynaptischen Membranen leitfähiger werden können, was zu einer lang dauernden verstärkten synaptischen Transmission führt (Ren and Dubner, 1999). Präsynaptisch kommt es dabei vor allem durch den Einstrom von Calcium zur verstärkten Freisetzung von Neurotransmittern, postsynaptisch zur Erhöhung der Leitfähigkeit verschiedener Glutamatrezeptoren, bei andauernder synaptischer Aktivität zur Neubildung und Integration von Kanälen in die postsynaptische Membran. Die postsynaptische Aktivierung von Enzymen kann dazu führen, dass "Gasotransmitter" wie NO gebildet werden, die retrograd die Transmitterfreisetzung aus den Präsynapsen verstärken (☞ Abb. 1.7, 1.8). Das gesamte molekulare Geschehen, was sich im Prinzip vermutlich auch in den nachfolgenden Umschaltstationen der "Schmerzbahn" im Thalamus und in kortikalen Arealen wiederholen kann, ist der Langzeitpotenzierung kortikaler Neurone nicht unähnlich, weshalb man auch von der Bildung eines "Schmerzgedächtnisses" spricht. Die spinalen Vorgänge der Sensibilisierung sind aber erst rudimentär bekannt, was die beteiligten Neuronenpopulationen und deren Interaktionen anbetrifft. Als typisches Zeichen einer zentralen Sensibilisierung gilt die Allodynie, eine mechanische Hyperalgesie, die wahrscheinlich von Aβ-Fasern vermittelt wird, und die bei etwa zwei von drei Migränepatienten während der Migräneattacke im Bereich der Kopfhaut oder im Gesicht auftritt (Burstein et al., 2000). Tierexperimentell konnten durch Reizung der Dura mater mit Entzündungsmediatoren sekundäre trigeminale Neurone im kaudalen spinalen Trigeminuskern und tertiäre trigeminale Neurone im posterioren Thalamus sensibilisiert

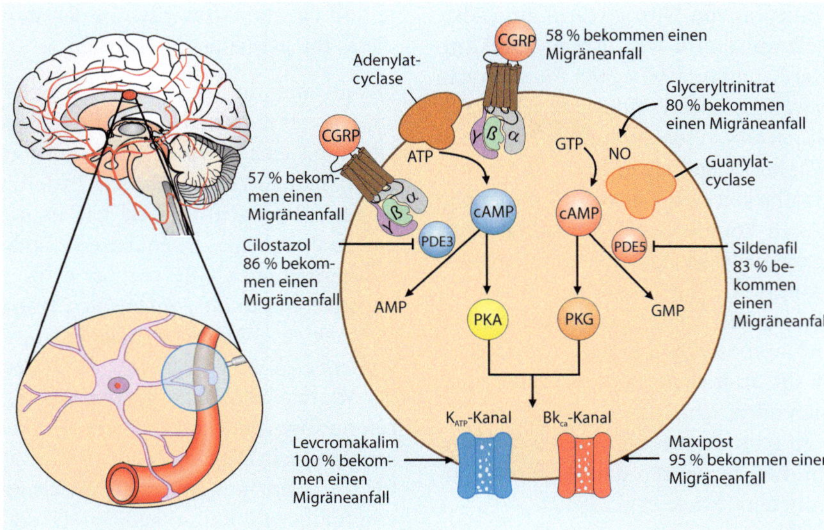

Abb. 1.8: Wichtige molekulare Signalwege nach neueren Befunden zur vaskulären Migränehypothese. In der rechten Bildhälfte ist eine glatte Muskelzelle von intrakranialen Arterien dargestellt. Die molekularen Signalwege wurden u.a. durch Provokationsmanöver beim Menschen charakterisiert. Diese Triggersubstanzen umfassen u.a. CGRP (*Calcitonin Gene-Related Peptide*), PACAP (*Pituitary Adenylate Cyclase-Activating Polypeptide*), Glyceroltrinitrat (ein wie NO wirkender Aktivator der Guanylatcyclase), Cilostazol (ein PDE3-Inhibitor), Sildenafil (ein PDE5-Inhibitor) und Levcromakalim (ein K_{ATP}-Kanalöffner). Die cyclischen Monophosphate cAMP (*cyclic Adenosine MonoPhosphate*) und cGMP (*cyclic Guanosine MonoPhosphate*) sind die *second messenger* bei den Aktivierungskaskaden von CGRP, PACAP und NO. Die dadurch aktivierten Proteinkinasen A (PKA) und C (PKC) verstärken die Öffnung von ATP-gesteuerten Kaliumkanälen (K_{ATP}) oder Calcium-abhängigen Kaliumkanälen (BK_{Ca}), das ausströmende Kalium führt zur Hyperpolarisation und damit Relaxation der glatten Muskelzelle, wodurch das Blutgefäß dilatiert. Modifiziert nach Al-Karagholi et al., 2020.

werden. Als klinischer Ausdruck dieser Sensibilisierung bei Migräne wird die Allodynie am Kopf (spinal) bzw. am Rumpf und den Extremitäten (thalamisch) angesehen (Burstein et al., 2010). Ein Teil der Patienten mit chronischer Migräne berichtet auch über eine außerhalb der Attacke persistierende Allodynie. Diese wird als Zeichen einer anhaltenden zentralen Sensibilisierung betrachtet, die möglicherweise zur Chronifizierung der Migräne beiträgt (Dodick and Silberstein, 2006).

1.8. Vaskuläre Hypothesen der Migräne

Der pulsierende Charakter des Migräneschmerzes war lange bekannt, bevor die frühen Migräneforscher um Harold Wolff erste systematische Untersuchungen vornahmen. Sie generalisierten ihre Beobachtung, dass im Migräneanfall häufig die Arteria temporalis dilatiert und pulsiert und stellten dabei die Hypothese auf, dass die pulsierenden Kopfschmerzen durch die periodische mechanische Stimulation von Schmerzfasern entstehen, die den extra- und intrakranialen Arterien anliegen (Ray and Wolff, 1940). Diese Vorstellung passte zu der Erfahrung, dass Nitrovasodilatoren wie Nitroglycerin bei Migränepatienten Kopfschmerz auslösen können, und umgekehrt, dass die gegen Migräne wirksamen Ergotamine die arterielle Dilatation aufheben (Graham and Wolff, 1938). In den 1970er Jahren zeigten neue bildgebende Verfahren, dass während der Migräneattacke die Flussgeschwindigkeit in der A. cerebri media abnimmt, was als Zeichen einer Vasodilatation interpretiert wurde und die frühe vaskuläre Migränehypothese bestärkte (Friberg et al., 1991). Allerdings ergaben weitere Messungen, dass der erhöhte regionale Blutfluss nicht generell mit der Kopfschmerzphase zusammenfällt (Olesen et al., 1990). Später kamen angiographische Methoden hinzu, die mit klinischen Experimenten kombiniert wurden. Dadurch wurde die klassische vaskuläre Migränehypothese weiter in Frage gestellt, denn eine z.B. durch Infusion von Nitroglycerin ausgelöste zerebrale Gefäßdilatation war bereits abgeklungen, bevor der Kopfschmerz begann (Schoonman et al., 2008), während eine kräftige arterielle Vasodilatation durch das vasoaktive intestinale Polypeptid (VIP) bei Migränepatienten kaum von Kopfschmerzattacken begleitet war (Rahmann et al., 2008). Auch konnte tierexperimentell keine Aktivierung meningealer Afferenzen im spinalen Trigeminuskomplex ausgelöst werden, wenn Vasodilatoren wie CGRP auf die Dura mater gegeben wurden (Levy and Strassman, 2002). Schließlich scheint auch die arterielle Pulsation alleine nicht für die pulsierenden Schmerzen bei Migräne verantwortlich zu sein, denn nach neueren Messungen stimmen die Frequenzen der beiden Phänomene nicht überein (Mirza et al., 2012).

Die Vorstellungen über die arterielle Dilatation als Migräneschmerzauslöser und die vaskulären Wirkungen der Ergotamine haben allerdings die Entwicklung der modernen Migränetherapie durch Triptane, angefangen mit dem Sumatriptan, wesentlich mitbestimmt. Triptane aktivieren (weitgehend spezifisch) Subgruppen von Serotonin (5-Hydroxytryptamin-1, kurz 5-HT_1)-Rezeptoren, nämlich die von glatten Gefäßmuskelzellen exprimierten 5-HT_{1B}-Rezeptoren und die von vielen trigeminalen Afferenzen gebildeten 5-HT_{1D}-Rezeptoren. Die 5-HT_1-Rezeptoren sind in der Zellmembran mit inhibitorischen G-Proteinen gekoppelt, welche intrazellulär die Konzentration des cyclischen Adenosinmonophosphats herabsetzen, wodurch die Triptane einerseits der Vasodilatation und andererseits der Neuropeptidfreisetzung entgegenwirken (☞ Kap. 1.10.). Die Erfahrungen aus der pharmakologischen Migränetherapie sind allerdings ebenso wenig hilfreich, vaskuläre Mechanismen bezüglich des Migräneschmerzes zu interpretieren. Zwar geht die vaskuläre Wirkung der Triptane mit der schmerzmindernden Wirkung einher, aber neue pharmakotherapeutische Entwicklungen lassen erkennen, dass zur Behandlung der Migräne keine vasokonstriktorische Wirkung notwendig ist. Sowohl die CGRP-Rezeptorantagonisten (Gepante) als auch der rein neuronal wirkende 5-HT_{1F}-Rezeptoragonist Lasmiditan sind effektiv in der Behandlung der akuten Migräne, ohne dass diese Substanzen nennenswert vasokonstriktorisch wirken (Petersen et al., 2005; Nelson et al., 2010). Die klinischen Effekte der Gepante und Lasmitidan werden in den Kap. 6. und 7. dieses Buches näher beschrieben.

Damit sind die vaskulären Migränehypothesen aber immer noch nicht am Ende, ja sie scheinen im Gegenteil eine gewisse Renaissance zu erfahren. Denn in neueren klinischen Experimenten mit längerer Beobachtungszeit hat man festgestellt, dass praktisch alle anwendbaren vasodilatorischen Substanzen wie CGRP (Asghar et al., 2011), NO-Donatoren, *Pituitary Adenylate Cyclase Activating Polypeptide* (PACAP) (Amin et al., 2014), einschließlich VIP (Pellesi et al., 2020) bei einem Teil der Migränepatienten migräneartige Kopfschmerzen auslösen, die um mehrere bis viele Stunden verzögert sein können. Als das wichtigste vasodilatorische Prinzip wurde die Aktivierung von ATP-empfindlichen Kaliumkanälen (K_{ATP}) und von Calcium-abhängigen Kaliumkanälen mit großer leitfähigkeit (BK_{Ca}) der glatten Gefäßmuskulatur identifiziert, denn alle genannten vasodilatorischen Substanzen sensibilisieren letztlich diese Ionenkanäle (Al-Karagholi et al., 2021; Kokoti et al., 2020) (☞ Abb. 1.8). Da auch der spezifische K_{ATP}-Öffner Levromakalim bei Patienten verzögerte Migräneschmerzen auslöst, wird neuerdings wieder verstärkt über die Wirkung von arterieller Vasodilatation als Migränetrigger diskutiert, wobei man immer noch nach dem missing link sucht. Erklärungsversuche für die nozizeptive Wirkung dilatierter Gefäße sind die Freisetzung von ATP aus der Muskulatur oder perivaskulärer Zellen wie Mastzellen und die nachfolgende Aktivierung purinerger Rezeptoren der perivaskulären Afferenzen (Koroleva et al., 2019) oder die Freisetzung noxischer Zytokine aus Immunzellen (Jacobs and Dussor, 2016), aber alle diese aus tierexperimentellen Befunden stammenden Hypothesen sind bisher nicht gesichert.

1.9. Neurogene Entzündungshypothese der Migräne

Etwa zeitgleich mit der Entwicklung der Triptane wurde die neurogene Entzündung der Dura mater von einigen Forschergruppen als bevorzugte Hypothese der Migräneentstehung diskutiert (Moskowitz, 1993). In präklinischen Experimenten hatte man entdeckt, dass Neuropeptide wie Substanz P, Neurokinin A und *Calcitonin Gene-Related Peptide* (CGRP) von den aktivierten perivaskulären Nervenfasern in den Hirnhäuten freigesetzt werden. Diese verursachen eine sterile Entzündung mit Plasmaextravasation, arterieller Vasodilatation und Degranulation von Mastzellen. Dabei kann es auch zur Freisetzung von Entzündungsmediatoren kommen, welche schließlich die meningealen Nozizeptoren aktivieren und Kopfschmerz verursachen sollten (Waeber and Moskowitz, 2005). Die neurogene Entzündungshypothese der Migräne erfuhr während dieser Zeit große Unterstützung durch klinische Befunde, nach denen vor allem CGRP bei Migräneanfällen im Blutplasma der V. jugularis externa erhöht ist (Goadsby and Edvinsson, 1993) (☞ Abb. 1.9a). CGRP war zwar als stärkster Vasodilatator an intrakranialen Arterien bekannt (Edvinsson et al., 1987), aber man hatte sich von der Vorstellung abgewandt, dass die Vasodilatation alleine Migräneschmerz auslöst. Vielmehr wurde nun die Plasmaextravasation, die in erster Linie durch Substanz P vermittelt wird, als wichtigstes Element der neurogenen Entzündung in den Vordergrund gestellt (Moskowitz and Buzzi, 1991). Daraufhin wurden Antagonisten für Substanz P-Rezeptoren (NK-1-Antagonisten) entwickelt, welche experimentell die Plasmaextravasation vollständig blockierten. Deren klinische Wirkung war aber enttäuschend, ja sie erwiesen sich bei der Migränebehandlung als weitgehend wirkungslos (Goldstein et al., 1997). Da bei Migräneanfällen auch kein signifikanter Anstieg der Plasmakonzentration von Substanz P zu messen war (☞ Abb. 1.9a), wurde schließlich die Hypothese, dass der Plasmaextravasation in der Pathophysiologie der Migräne eine kausale Rolle zukommt, nicht weiter aufrechterhalten. Das dritte Element der neurogenen Entzündung, die Degranulation von Mastzellen durch Neuropeptide, wird zwar weiterhin diskutiert, ist aber als Migräneauslöser umstritten. Durch Infusion von Histamin, einem Hauptbestandteil der Granula in Mastzellen, konnten bei Migränepatienten immerhin verzögerte Kopfschmerzen ausgelöst werden (Krabbe and Olesen, 1980), was aber wiederum auf die vasodilatorische Wirkung von Histamin zurückgeführt werden kann. Histamin mit seinen vier unterschiedlich wirkenden Rezeptortypen ist zwar ein starker Vasodilatator, aber nur ein schwacher Aktivator meningealer Afferenzen (Schwenger et al., 2007). Bisherige auf Histaminrezeptoren zielende therapeutische Versuche bei Migräne sind eher ernüchternd (Worm et al., 2019). Andere Mediatoren in Mastzellen sind kaum untersucht worden, was ihre nozizeptiven Eigenschaften im trigeminovaskulären System anbetrifft.

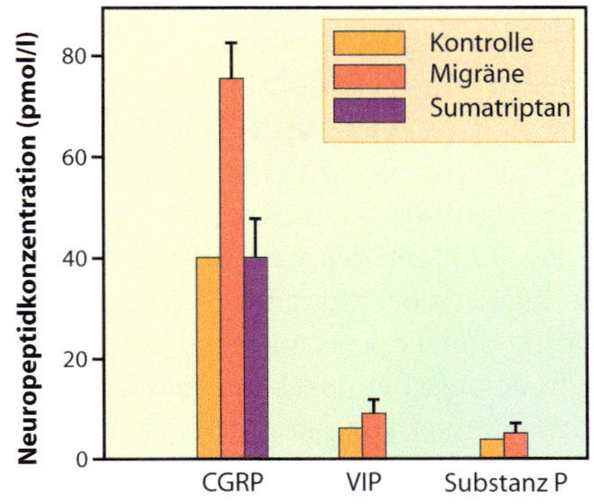

Modifiziert nach Goadsby P & Edvission L, Ann Neurol 1993; 33:48 und Brain 1994; 117;427

a

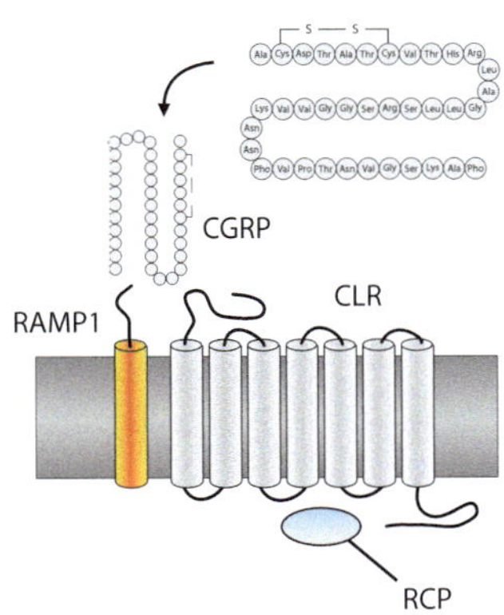

Modifiziert nach Juaneda et al. Trends Pharmacol Sci 2000; 21:432

b

Abb. 1.9a+b: **a:** Neuropeptidkonzentrationen in der Vena jugularis während des Migräneanfalls. Nur CGRP zeigt eine signifikante Erhöhung, die durch Sumatriptan wieder rückgängig gemacht wird. VIP = vasoaktives intestinales Polypeptid. **b:** Strukturmodell von CGRP mit der Aminosäureabfolge und des CGRP-Rezeptors. CGRP bindet in der Membran zwischen der kleinen Rezeptorkomponente RAMP1 (*Receptor Activity Modifying Protein 1*) und der großen Komponente CLR (*Calcitonin receptor-Like Receptor*). Die dritte Komponente RCP (*Receptor Component Protein*) ist für die intrazelluläre Signalkaskade wichtig.

Immerhin hat auch die neurogene Entzündungshypothese die Entwicklung der Triptane, allen voran Sumatriptan, entscheidend vorangetrieben. Diese erwiesen sich nämlich tierexperimentell als sehr effektiv, um die neurogene Entzündung der Dura mater zu hemmen (Ferrari and Saxena, 1992). Während die Aktivierung der 5-HT_{1B}-Rezeptoren an den arteriellen Gefäßen die Vasodilatation durch Absenken der intrazellulären cAMP-Konzentration und Zügelung der K_{ATP}-Kanalöffnung verhindert (Humphrey and Feniuk, 1991), blockiert die Aktivierung der 5-HT_{1D}-Rezeptoren an den meningealen Afferenzen die Freisetzung der Neuropeptide. Tatsächlich ließ sich auch zeigen, dass Triptane den CGRP-Spiegel im Plasma der V. jugularis bei Migräne wieder normalisieren (Goadsby and Edvinsson, 1993) (☞ Abb. 1.9a). Die physiologischen Mechanismen für diese neuronale Hemmwirkung konnten später in Experimenten an Zellkulturen trigeminaler Afferenzen teilweise entschlüsselt werden: Sumatriptan hemmt spannungsgesteuerte Calciumkanäle und erleichtert die Öffnung von (hyperpolarisierenden) spannungsgesteuerten Kaliumkanälen (Harriott et al., 2012). Dies wirkt sich vor allem so aus, dass die sensibilisierende Wirkung von Entzündungsmediatoren neutralisiert wird, die trigeminalen Neurone also weniger leicht erregbar sind. Die aktivierende Wirkung auf 5-HT_{1D}-Rezeptoren der trigeminalen Afferenzen mit einer Reduktion des intrazellulären cAMP-Spiegels scheint also die Grundlage für die effektive Migränetherapie durch Triptane zu sein.

1.10. Neuropeptidwirkungen als Ziel medikamentöser Migränetherapien

Nachdem eine entscheidende Rolle von Substanz P bei der Migräneentstehung nicht weiter postuliert wurde, rückte in Folge der neurogenen Migränehypothese das Neuropeptid CGRP wieder in das Zentrum der Migräneforschung. CGRP ist ein Neuropeptid aus 37 Aminosäuren, das in zwei sehr ähnlichen Varianten (α- und β-CGRP) vor allem in afferenten Neuronen durch alternatives Spleißen aus den Calcitonin-Genen gebildet wird (Wimalawansa, 1997). Es wird in die peripheren und zentralen Fortsätze der Neurone transportiert, aus denen es bei Stimulation der Nervenfasern, wie oben beschrieben, freigesetzt wird (Kageneck et al., 2014). Die CGRP-Rezeptoren sind ein Komplex aus drei spezifischen Proteinen, dem großen *Calcitonin receptor-Like Receptor* (CLR), dem kleinen *Receptor Activity-Modifying Protein 1* (RAMP1) sowie dem intrazellulären *Receptor Component Protein* (RCP) (Poyner et al., 2009). CGRP-Rezeptoren werden im trigeminovaskulären System von glatten arteriellen Muskelzellen, einem Teil der trigeminalen Ganglien- und Gliazellen sowie von Mastzellen und anderen Immunozyten exprimiert (Lennerz et al., 2008). CGRP bindet an den Rezeptor in einer Tasche zwischen RAMP1 und CLR, benötigt also beide Rezeptorkomponenten (☞ Abb. 1.9b). Allerdings kann die CLR-Komponente auch durch den Calcitonin-Rezeptor (CTR) ersetzt werden, wobei sich der Amylin-1-Rezeptor bildet, an den CGRP mit ähnlicher Affinität wie an den originären CGRP-Rezeptor bindet (Hendrikse et al., 2019). Dies hat mögliche Auswirkungen auf die Kreuzerregbarkeit von CGRP und Amylin, einem ähnlichen Peptid aus der gemeinsamen Peptidfamile.

In Tiermodellen kann freigesetztes CGRP als direktes Maß für die Aktivierung trigeminaler Afferenzen verwendet werden (Messlinger et al., 2011), wobei berücksichtigt werden muss, dass weniger als die Hälfte der nozizeptiven Afferenzen CGRP enthält. Klinisch gilt der CGRP-Spiegel in verschiedenen Kompartimenten als der derzeit beste Bioindikator für episodische und chronische Migräne (Ferroni et al., 2019), obwohl es große Unsicherheiten und Unterschiede bei der Quantifizierung gibt. Erhöhte CGRP-Konzentrationen konnten bei Migräne aber nicht nur im Blutplasma, sondern auch im Mundspeichel (Bellamy et al., 2006) und neuerdings auch in der Tränenflüssigkeit nachgewiesen werden (Kamm et al., 2019). Die zunehmende Bedeutung von CGRP in der Migräneforschung lag auch daran, dass sich CGRP-Rezeptorantagonisten wie Olcegepant und Telcagepant bei klinischen Testreihen als therapeutisch wirksam erwiesen haben. Da Olcegepant oral nicht verfügbar war und Telcagepant bei einzelnen Patienten nach mehrfacher Gabe einen deutlichen Anstieg der Leber-Transaminasen verursachte (Villalón and Olesen, 2009), wurden die "Gepante" aber zunächst nicht weiterentwickelt. Mittlerweile gibt es eine neue Generation von Gepanten ohne dieses Gefährdungspotential (Moreno-Ajona et al., 2020), welche die klinischen Prüfungen durchlaufen haben und in den USA bereits zugelassen wurden bzw. sich im Zulassungsverfahren befinden (☞ Kap. 6.). Rimegepant wurde 2022 in Europa zugelassen. Als Alternative hat man schon vor Jahren monoklonale humanisierte oder humane Antikörper gegen CGRP oder CGRP-Rezeptoren entwickelt, die sich mittlerweile weltweit in der Prophylaxe chronischer und hochfrequenter episodischer Migräne ohne ernsthafte Nebenwirkungen bewährt haben (Drellia et al., 2021).

Zwar ist aufgrund dieser Erkenntnisse die experimentelle und klinische Forschung um CGRP weiter fortgeschritten und die Publikationen über dieses Thema vermehren sich geradezu explosionsartig, und doch ist es nach wie vor unklar, welche Rolle CGRP bei der Migräneschmerzentstehung spielt (Messlinger et al., 2011). CGRP wirkt nämlich nicht, oder zumindest nicht akut erregend auf trigeminale Afferenzen (Levy et al., 2005) und löst bei einer Injektion auch keine Schmerzen aus. Da nach immunhistochemischen Befunden zwar die periphere Glia (Schwann-Zellen) aber nicht die Axone peripherer Nervenfasern CGRP-Rezeptoren tragen, ist dies auch nicht zu erwarten (Lennerz et al., 2008). Allerdings gibt es zu diesem Punkt auch andere Meinungen. Zum Beispiel wurde angenommen, dass CGRP aus C-Fasern in den Ranvierschen Schnürringen von benachbarten Aδ-Fasern wirkt, indem es dort über die Phosphorylierung von spannungsgesteuerten Ionenkanälen die Erregbarkeit steigert, was allerdings einem neuropathischen Mechanismus gleichkäme (Edvinsson et al., 2019). Nach neuesten experimentellen Arbeiten wirkt CGRP aus C-Fasern auf die Schwann-Zellen benachbarter Aδ-Fasern und löst dort über komplexe Signalkaskaden die Produktion von NO an, welches die Aδ-Axone sensibilisieren kann (De Logu et al., 2022). Auch eine Wirkung von CGRP im Ganglion trigeminale wird diskutiert, wo CGRP-Rezeptoren nicht nur in einem Teil der Neurone, sondern auch in den umgebenden Gliazellen, den Satellitenzellen, exprimiert sind (Messlinger et al., 2020). CGRP könnte dort zur Bildung und Freisetzung von NO und ATP aus benachbarten Neuronen oder Satellitenzellen führen sowie zur Produktion von Interleukinen wie IL-1β oder dem *Brain-Derived Neurotrophic Factor* (BDNF), Mediatoren, die dann wieder auf die Neurone zurückwirken könnten (☞ Abb. 1.10). Auch andere Peptide wie Amylin oder das *Pituitary Adenylate Cyclase Activating Peptide* (PACAP) könnten eine Rolle ähnlich wie CGRP spielen (Edvinsson et al., 2018), und auch Immunzellen wie Makrophagen könnten in das Geschehen eingebunden sein (Messlinger and Russo, 2019). Alle diese genannten Mechanismen wurden in Zellkulturen von Neuronen und Gliazellen gefunden, aber es gibt bis heute keinen Nachweis, dass sie auch im intakten Ganglion verwirklicht sind. Der Charme dieser Hypothesen besteht darin, dass das Ganglion trigeminale keine Blut-Hirn-Schranke besitzt, so dass es auch für große Moleküle wie monoklonale Antikörper erreichbar ist, die dort ihre therapeutische Wirkung entfalten könnten. Eine Interaktion von CGRP mit anderen Mediatoren scheint jedenfalls notwendig zu sein, um peripher nozizeptiv wirksam zu werden. Bemerkenswert ist zum Beispiel der tierexperimentelle Befund, dass nach Vorbehandlung mit einem NO-Donator die nozizeptive Schwelle in der Gesichtshaut absinkt, es also zur Sensibilisierung für mechanische Reize kommt, die einer Allodynie ähnelt (Capuano et al., 2014).

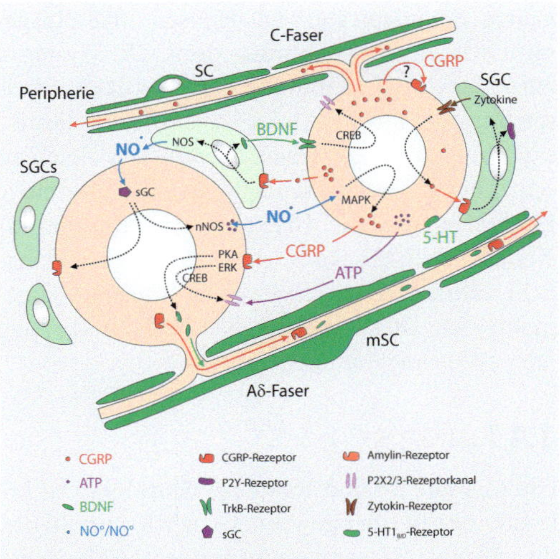

Abb. 1.10: Postulierte interzelluläre Signalvorgänge im Ganglion trigeminale. NO aus Neuronen und Satellitenzellen (SGC) wirkt auf benachbarte Neurone, fördert die Expression von CGRP und CGRP-Rezeptoren. CGRP kann umgekehrt in Satellitenzellen die NO-Produktion fördern. Weitere Mediatoren wie der *Brain-Derived Neurotrophic Factor* (BDNF), Zytokine und ATP können ebenfalls zwischen den Ganglienzellen vermitteln. SC und mSC = unmyelinisierende und myelinisierende Schwannzellen.

Die trigeminalen Afferenzen im spinalen Trigeminuskern befinden sich innerhalb der Blut-Hirn-Schranke und sind demnach von großen peripher freigesetzten Molekülen wie CGRP abgeschottet. Dennoch hat CGRP dort eine wichtige Signalfunktion, wenn es lokal aus den zentralen trigeminalen Endigungen freigesetzt wird. Es wirkt nämlich als Neuromodulator, wobei es die synaptische Übertragung verstärken kann (Storer et al., 2004). Dass dieser zentrale Angriffspunkt auch relevant für die Migränetherapie ist, zeigt sich an den neuen 5-HT_{1F}-Agonisten, den "Ditanen", die neben der peripheren Wirkung auf trigeminale Afferenzen auch eine zentrale Wirkung haben, indem sie im Trigeminuskern die Neurotransmitter- und Neuropeptidfreisetzung hemmen. Auch in anderen Kerngebieten wie dem hypothalamischen A11-Kern sind CGRP-erge Übertragungsmechanismen gefunden worden, und CGRP findet sich in fast allen Bereichen des zentralen Nervensystems, aber funktionell ist wenig darüber bekannt. Die Diskussion um die zentralen CGRP-Wirkungen, mögliche Leckstellen der Blut-Hirn-Schranke und Zugangswege großmolekularer Therapeutika ist im Gange (Edvinsson and Tfelt-Hansen, 2008). Insgesamt scheint die Hemmung des CGRP-Systems, entweder durch Hemmung der Neuropeptidfreisetzung oder ihrer Wirkung, nach wie vor die einzigen migränespezifischen Therapieprinzipien zu sein. Dies gilt wahrscheinlich auch für alternative Methoden wie die Injektion von Botulinum-Neurotoxin A (Lackovic et al., 2016) oder pflanzliche Substanzen wie die Petasine (Kleeberg-Hartmann et al., 2021), welche die CGRP-Freisetzung oder -Wirkung hemmen können.

1.11. Fazit

Die Migräne ist eine komplexe neurologische Erkrankung mit einer polygenetischen Komponente, die trotz intensiver experimenteller und klinischer Forschung bisher nur ansatzweise verstanden wird. Das Gehirn von Migränepatienten zeigt Anzeichen einer dauerhaft verstärkten Erregbarkeit. Ein zyklisches endogenes Geschehen, das wahrscheinlich vom Hypothalamus ausgeht, sorgt für eine periodische Empfänglichkeit für endogene oder exogene Trigger, die nach einer Kaskade nozizeptiver Vorgänge in einen voll ausgebildeten Migräneanfall mit Beteiligung autonomer und sensorischer Systeme münden kann. Absteigende inhibitorische Systeme haben wahrscheinlich ebenfalls eine wichtige Funktion bei der Initiierung und Termination von Migräneattacken. Die Auraphase während einer Migräne mit Aura ist wahrscheinlich ein fakultativer Teil der endogenen Erregungsprozesse. Das trigeminovaskuläre System bildet die strukturelle Grundlage für die Kopfschmerzen beim Migräneanfall. Durch Aktivierung und Sensibilisierung von trigeminalen Nozizeptoren, die insbesondere die großen Gefäße in den Meningen innervieren, kommt es zur Erregung sekundärer und höherer Neurone des nozizeptiven Netzwerks, woraus die Schmerzempfindung und andere Migränesymptome resultieren. Dabei wurden experimentell vielfältige nozizeptive Signalmechanismen und Interaktionen entdeckt, aber die initial erregenden Faktoren für einen Migräneanfall sind nach wie vor unbekannt. Die intrakraniale arterielle Vasodilatation wie auch die neurogene Entzündung der Hirnhäute scheinen dabei eher Epiphänomene darzustellen, die durch freigesetzte Neuropeptide entstehen. Das Neuropeptid CGRP nimmt eine zentrale Stellung in der Migränepathophysiologie ein, aber der entscheidende Wirkmechanismus im trigeminovaskulären System ist noch nicht klar. Die Hemmung des CGRP-Signalsystems, entweder durch Hemmung der Neuropeptidfreisetzung, der CGRP-Rezeptoren oder des CGRP-Moleküls selbst hat aber bereits mehrere erfolgreiche Wege bei der Pharmakotherapie der Migräne eröffnet. Wichtige molekulare Signalwege bei der Migräne werden zusammenfassend in Abb. 1.10 dargestellt.

Literatur

Al-Karagholi, M.A.-M., Ghanizada, H., Waldorff Nielsen, C.A., Skandarioon, C., Snellman, J., Lopez-Lopez, C., Hansen, J.M., Ashina, M. (2021). Opening of BKCa channels causes migraine attacks: a new downstream target for the treatment of migraine. Pain 162, 2512-2520.

Al-Karagholi, M.A.-M., Gram, C., Nielsen, C.A.W., Ashina, M. (2020). Targeting BKCa Channels in Migraine: Rationale and Perspectives. CNS Drugs 34, 325-335.

Amin, F.M., Hougaard, A., Schytz, H.W., Asghar, M.S., Lundholm, E., Parvaiz, A.I., de Koning, P.J.H., Andersen, M.R., Larsson, H.B.W., Fahrenkrug, J., Olesen, J., Ashina, M. (2014). Investigation of the pathophysiological mechanisms of migraine attacks induced by pituitary adenylate cyclase-activating polypeptide-38. Brain 137, 779-794.

Andreou, A.P., Edvinsson, L. (2019). Mechanisms of migraine as a chronic evolutive condition. J Headache Pain 20, 117.

Asghar, M.S., Hansen, A.E., Amin, F.M., van der Geest, R.J., Koning, P. van der, Larsson, H.B.W., Olesen, J., Ashina, M. (2011). Evidence for a vascular factor in migraine. Ann Neurol 69, 635-645.

Aurora, S.K., Barrodale, P., Chronicle, E.P., Mulleners, W.M. (2005). Cortical inhibition is reduced in chronic and episodic migraine and demonstrates a spectrum of illness. Headache 45, 546-552.

Bartsch, T., Goadsby, P.J. (2011). Central mechanisms of peripheral nerve stimulation in headache disorders. Prog Neurol Surg 24, 16-26.

Bellamy, J.L., Cady, R.K., Durham, P.L. (2006). Salivary levels of CGRP and VIP in rhinosinusitis and migraine patients. Headache 46, 24-33.

Borsook, D., Burstein, R. (2012). The enigma of the dorsolateral pons as a migraine generator. Cephalalgia 32, 803-812.

Burstein, R., Jakubowski, M., Garcia-Nicas, E., Kainz, V., Bajwa, Z., Hargreaves, R., Becerra, L., Borsook, D. (2010). Thalamic sensitization transforms localized pain into widespread allodynia. Ann Neurol 68, 81-91.

Burstein, R., Noseda, R., Borsook, D. (2015). Migraine: multiple processes, complex pathophysiology. J Neurosci 35, 6619-6629.

Burstein, R., Yarnitsky, D., Goor-Aryeh, I., Ransil, B.J., Bajwa, Z.H. (2000). An association between migraine and cutaneous allodynia. Ann Neurol 47, 614-624.

Capuano, A., Greco, M.C., Navarra, P., Tringali, G. (2014). Correlation between algogenic effects of calcitonin-gene-related peptide (CGRP) and activation of trigeminal vascular system, in an in vivo experimental model of nitroglycerin-induced sensitization. Eur J Pharmacol 740, 97-102.

Charbit, A.R., Akerman, S., Holland, P.R., Goadsby, P.J. (2009). Neurons of the dopaminergic/calcitonin gene-related peptide A11 cell group modulate neuronal firing in the trigeminocervical complex: an electrophysiological and immunohistochemical study. J Neurosci 29, 12532-12541.

De Logu, F., Nassini, R., Hegron, A., Landini, L., Jensen, D.D., Latorre, R., Ding, J., Marini, M., Souza Monteiro de Araujo, D., Ramírez-Garcia, P., Whittaker, M., Retamal, J., Titiz, M., Innocenti, A., Davis, T.P., Veldhuis, N., Schmidt, B.L., Bunnett, N.W., Geppetti, P. (2022). Schwann cell endosome CGRP signals elicit periorbital mechanical allodynia in mice. Nat Commun 13, 646.

Dodick, D., Silberstein, S. (2006). Central sensitization theory of migraine: clinical implications. Headache 46 Suppl 4, S182-191.

Drellia, K., Kokoti, L., Deligianni, C.I., Papadopoulos, D., Mitsikostas, D.D. (2021). Anti-CGRP monoclonal antibodies for migraine prevention: A systematic review and likelihood to help or harm analysis. Cephalalgia 41, 851-864.

Dussor, G., Cao, Y.-Q. (2016). TRPM8 and Migraine. Headache 56, 1406-1417.

Dux, M., Rosta, J., Messlinger, K. (2020). TRP Channels in the Focus of Trigeminal Nociceptor Sensitization Contributing to Primary Headaches. Int J Mol Sci 21.

Eberhardt, M., Dux, M., Namer, B., Miljkovic, J., Cordasic, N., Will, C., Kichko, T.I., de la Roche, J., Fischer, M., Suárez, S.A., Bikiel, D., Dorsch, K., Leffler, A., Babes, A., Lampert, A., Lennerz, J.K., Jacobi, J., Martí, M.A., Doctorovich, F., Högestätt, E.D., Zygmunt, P.M., Ivanovic-Burmazovic, I., Messlinger, K., Reeh, P., Filipovic, M.R. (2014). H2S and NO cooperatively regulate vascular tone by activating a neuroendocrine HNO-TRPA1-CGRP signalling pathway. Nat Commun 5, 4381.

Edelmayer, R.M., Vanderah, T.W., Majuta, L., Zhang, E.-T., Fioravanti, B., De Felice, M., Chichorro, J.G., Ossipov, M.H., King, T., Lai, J., Kori, S.H., Nelsen, A.C., Cannon, K.E., Heinricher, M.M., Porreca, F. (2009). Medullary pain facilitating neurons mediate allodynia in headache-related pain. Ann Neurol 65, 184-193.

Edvinsson, J.C.A., Warfvinge, K., Krause, D.N., Blixt, F.W., Sheykhzade, M., Edvinsson, L., Haanes, K.A. (2019). C-fibers may modulate adjacent Aä-fibers through axon-axon CGRP signaling at nodes of Ranvier in the trigeminal system. J Headache Pain 20, 105.

Edvinsson, L., Ekman, R., Jansen, I., McCulloch, J., Uddman, R. (1987). Calcitonin gene-related peptide and cerebral blood vessels: distribution and vasomotor effects. J Cereb Blood Flow Metab 7, 720-728.

Edvinsson, L., Tajti, J., Szalárdy, L., Vécsei, L. (2018). PACAP and its role in primary headaches. J Headache Pain 19, 21.

Edvinsson, L., Tfelt-Hansen, P. (2008). The blood-brain barrier in migraine treatment. Cephalalgia 28, 1245-1258.

Ellrich, J., Messlinger, K., Chiang, C.Y., Hu, J.W. (2001). Modulation of neuronal activity in the nucleus raphé magnus by the 5-HT(1)-receptor agonist naratriptan in rat. Pain 90, 227-231.

Ferrari, M.D., Saxena, P.R. (1992). Clinical effects and mechanism of action of sumatriptan in migraine. Clin Neurol Neurosurg 94 Suppl, S73-77.

Ferroni, P., Barbanti, P., Spila, A., Fratangeli, F., Aurilia, C., Fofi, L., Egeo, G., Guadagni, F. (2019). Circulating Biomarkers in Migraine: New Opportunities for Precision Medicine. Curr Med Chem 26, 6191-6206.

Fontaine, D., Almairac, F., Santucci, S., Fernandez, C., Dallel, R., Pallud, J., Lanteri-Minet, M. (2018). Dural and pial pain-sensitive structures in humans: new inputs from awake craniotomies. Brain 141, 1040-1048.

Freilinger, T., Anttila, V., de Vries, B., Malik, R., Kallela, M., Terwindt, G.M., Pozo-Rosich, P., Winsvold, B., Nyholt, D.R., van Oosterhout, W.P.J., Artto, V., Todt, U., Hämäläinen, E., Fernández-Morales, J., Louter, M.A., Kaunisto, M.A., Schoenen, J., Raitakari, O., Lehtimäki, T., Vila-Pueyo, M., Göbel, H., Wichmann, E., Sintas, C., Uitterlinden, A.G., Hofman, A., Rivadeneira, F., Heinze, A., Tronvik, E., van Duijn, C.M., Kaprio, J., Cormand, B., Wessman, M., Frants, R.R., Meitinger, T., Müller-Myhsok, B., Zwart, J.-A., Färkkilä, M., Macaya, A., Ferrari, M.D., Kubisch, C., Palotie, A., Dichgans, M., van den Maagdenberg, A.M.J.M., International Headache Genetics Consortium (2012). Genome-wide association analysis identifies susceptibility loci for migraine without aura. Nat Genet 44, 777-782.

Friberg, L., Olesen, J., Iversen, H.K., Sperling, B. (1991). Migraine pain associated with middle cerebral artery dilatation: reversal by sumatriptan. Lancet 338, 13-17.

Goadsby, P.J., Edvinsson, L. (1993). The trigeminovascular system and migraine: studies characterizing cerebrovascular and neuropeptide changes seen in humans and cats. Annals of Neurology 33, 48-56.

Goadsby, P.J., Holland, P.R., Martins-Oliveira, M., Hoffmann, J., Schankin, C., Akerman, S. (2017). Pathophysiology of Migraine: A Disorder of Sensory Processing. Physiol Rev 97, 553-622.

Goldstein, D.J., Wang, O., Saper, J.R., Stoltz, R., Silberstein, S.D., Mathew, N.T. (1997). Ineffectiveness of neurokinin-1 antagonist in acute migraine: a crossover study. Cephalalgia 17, 785-790.

Gormley, P., Anttila, V., Winsvold, B.S., Palta, P., Esko, T., Pers, T.H., Farh, K.-H., Cuenca-Leon, E., Muona, M., Furlotte, N.A., Kurth, T., Ingason, A., McMahon, G., Ligthart, L., Terwindt, G.M., Kallela, M., Freilinger, T.M., Ran, C., Gordon, S.G., Stam, A.H., Steinberg, S., Borck, G., Koiranen, M., Quaye, L., Adams, H.H.H., Lehtimäki, T., Sarin, A.-P., Wedenoja, J., Hinds, D.A., Buring, J.E., Schürks, M., Ridker, P.M., Hrafnsdottir, M.G., Stefansson, H., Ring, S.M., Hottenga, J.-J., Penninx, B.W.J.H., Färkkilä, M., Artto, V., Kaunisto, M., Vepsäläinen, S., Malik, R., Heath, A.C., Madden, P.A.F., Martin, N.G., Montgomery, G.W., Kurki, M.I., Kals, M., Mägi, R., Pärn, K., Hämäläinen, E., Huang, H., Byrnes, A.E., Franke, L., Huang, J., Stergiakouli, E., Lee, P.H., Sandor, C., Webber, C., Cader, Z., Muller-Myhsok, B., Schreiber, S., Meitinger, T., Eriksson, J.G., Salomaa, V., Heikkilä, K., Loehrer, E., Uitterlinden, A.G., Hofman, A., van Duijn, C.M., Cherkas, L., Pedersen, L.M., Stubhaug, A., Nielsen, C.S., Männikkö, M., Mihailov, E., Milani, L., Göbel, H., Esserlind, A.-L., Christensen, A.F., Hansen, T.F., Werge, T., International Headache Genetics Consortium, Kaprio, J., Aromaa, A.J., Raitakari, O., Ikram, M.A., Spector, T., Järvelin, M.-R., Metspalu, A., Kubisch, C., Strachan, D.P., Ferrari, M.D., Belin, A.C., Dichgans, M., Wessman, M., van den Maagdenberg, A.M.J.M., Zwart, J.-A., et al. (2016). Meta-analysis of 375,000 individuals identifies 38 susceptibility loci for migraine. Nat Genet 48, 856-866.

Graham, J.R., Wolff, H.G. (1938). Mechanism of migraine headache and action of ergotamine tartrate. Arch Neurol Psychiatry 39, 737-763.

Hadjikhani, N., Sanchez Del Rio, M., Wu, O., Schwartz, D., Bakker, D., Fischl, B., Kwong, K.K., Cutrer, F.M., Rosen, B.R., Tootell, R.B., Sorensen, A.G., Moskowitz, M.A. (2001). Mechanisms of migraine aura revealed by functional MRI in human visual cortex. Proc Natl Acad Sci USA 98, 4687-4692.

Harriott, A.M., Scheff, N.N., Gold, M.S. (2012). The complex actions of sumatriptan on rat dural afferents. Cephalalgia 32, 738-749.

Harriott, A.M., Schwedt, T.J. (2014). Migraine is associated with altered processing of sensory stimuli. Curr Pain Headache Rep 18, 458.

Hautakangas, H. et al. (2022). Genome-wide analysis of 102,084 migraine cases identifies 123 risk loci and subtybe-specific risk alleles. Nat Genet 54(2), 152-160.

Heinricher, M.M., Tavares, I., Leith, J.L., Lumb, B.M. (2009). Descending control of nociception: Specificity, recruitment and plasticity. Brain Res Rev 60, 214-225.

Hendrikse, E.R., Bower, R.L., Hay, D.L., Walker, C.S. (2019). Molecular studies of CGRP and the CGRP family of peptides in the central nervous system. Cephalalgia 39, 403-419.

Hodkinson, D.J., Wilcox, S.L., Veggeberg, R., Noseda, R., Burstein, R., Borsook, D., Becerra, L. (2016). Increased Amplitude of Thalamocortical Low-Frequency Oscillations in Patients with Migraine. J Neurosci 36, 8026-8036.

Holland, P., Goadsby, P.J. (2007). The hypothalamic orexinergic system: pain and primary headaches. Headache 47, 951-962.

Humphrey, P.P., Feniuk, W. (1991). Mode of action of the anti-migraine drug sumatriptan. Trends in Pharmacological Sciences 12, 444-446.

Jacobs, B., Dussor, G. (2016). Neurovascular contributions to migraine: Moving beyond vasodilation. Neuroscience 338, 130-144.

Julius, D. (2013). TRP channels and pain. Annu Rev Cell Dev Biol 29, 355-384.

Kageneck, C., Nixdorf-Bergweiler, B.E., Messlinger, K., Fischer, M.J. (2014). Release of CGRP from mouse brainstem slices indicates central inhibitory effect of triptans and kynurenate. J Headache Pain 15, 7.

Kamm, K., Straube, A., Ruscheweyh, R. (2019). Calcitonin gene-related peptide levels in tear fluid are elevated in migraine patients compared to healthy controls. Cephalalgia 39, 1535-1543.

Khan, S., Schoenen, J., Ashina, M. (2014). Sphenopalatine ganglion neuromodulation in migraine: what is the rationale? Cephalalgia 34, 382-391.

Kleeberg-Hartmann, J., Vogler, B., Messlinger, K. (2021). Petasin and isopetasin reduce CGRP release from trigeminal afferents indicating an inhibitory effect on TRPA1 and TRPV1 receptor channels. J Headache Pain 22, 23.

Kobayashi, M., Nakaya, Y. (2020). Anatomical aspects of corticotrigeminal projections to the medullary dorsal horn. J Oral Sci 62, 144-146.

Kokoti, L., Al-Karagholi, M.A.-M., Ashina, M. (2020). Latest Insights into the Pathophysiology of Migraine: the ATP-Sensitive Potassium Channels. Curr Pain Headache Rep 24, 77.

Koroleva, K., Gafurov, O., Guselnikova, V., Nurkhametova, D., Giniatullina, R., Sitdikova, G., Mattila, O.S., Lindsberg, P.J., Malm, T.M., Giniatullin, R. (2019). Meningeal Mast Cells Contribute to ATP-Induced Nociceptive Firing in Trigeminal Nerve Terminals: Direct and Indirect Purinergic Mechanisms Triggering Migraine Pain. Front Cell Neurosci 13, 195.

Krabbe, A.A., Olesen, J. (1980). Headache provocation by continuous intravenous infusion of histamine. Clinical results and receptor mechanisms. Pain 8, 253-259.

Lackovic, Z., Filipovic, B., Matak, I., Helyes, Z. (2016). Activity of botulinum toxin type A in cranial dura: implications for treatment of migraine and other headaches. Br J Pharmacol 173, 279-291.

Lauritzen, M. (1994). Pathophysiology of the migraine aura. The spreading depression theory. Brain 117 (Pt 1), 199-210.

Lennerz, J.K., Rühle, V., Ceppa, E.P., Neuhuber, W.L., Bunnett, N.W., Grady, E.F., Messlinger, K. (2008). Calcitonin receptor-like receptor (CLR), receptor activity-modifying protein 1 (RAMP1), and calcitonin gene-related peptide (CGRP) immunoreactivity in the rat trigeminovascular system: differences between peripheral and central CGRP receptor distribution. J Comp Neurol 507, 1277-1299.

Levy, D., Burstein, R., Strassman, A.M. (2005). Calcitonin gene-related peptide does not excite or sensitize meningeal nociceptors: implications for the pathophysiology of migraine. Ann Neurol 58, 698-705.

Levy, D., Strassman, A.M. (2002). Distinct sensitizing effects of the cAMP-PKA second messenger cascade on rat dural mechanonociceptors. J Physiol (Lond) 538, 483-493.

Lipton, R.B., Bigal, M.E., Diamond, M., Freitag, F., Reed, M.L., Stewart, W.F., AMPP Advisory Group (2007). Migraine prevalence, disease burden, and the need for preventive therapy. Neurology 68, 343-349.

Malick, A., Strassman, R.M., Burstein, R. (2000). Trigeminohypothalamic and reticulohypothalamic tract neurons in the upper cervical spinal cord and caudal medulla of the rat. J Neurophysiol 84, 2078-2112.

Maniyar, F.H., Sprenger, T., Monteith, T., Schankin, C., Goadsby, P.J. (2014). Brain activations in the premonitory phase of nitroglycerin-triggered migraine attacks. Brain 137, 232-241.

Marmura, M.J. (2018). Triggers, Protectors, and Predictors in Episodic Migraine. Curr Pain Headache Rep 22, 81.

Messlinger, K., Balcziak, L.K., Russo, A.F. (2020). Cross-talk signaling in the trigeminal ganglion: role of neuropeptides and other mediators. J Neural Transm (Vienna) 127, 431-444.

Messlinger, K., Dostrovsky, J.O., Strassman, A. (2006). Anatomy and physiology of head pain. In The Headaches, (Philadelphia: Lippincott Williams & Wilkins), pp. 95-109.

Messlinger, K., Ellrich, J. (2001). Meningeal nociception: electrophysiological studies related to headache and referred pain. Microsc Res Tech 53, 129-137.

Messlinger, K., Fischer, M.J.M., Lennerz, J.K. (2011). Neuropeptide effects in the trigeminal system: pathophysiology and clinical relevance in migraine. Keio J Med 60, 82-89.

Messlinger, K., Hanesch, U., Baumgärtel, M., Trost, B., Schmidt, R.F. (1993). Innervation of the dura mater encephali of cat and rat: ultrastructure and calcitonin gene-related peptide-like and substance P-like immunoreactivity. Anat Embryol 188, 219-237.

Messlinger, K., Russo, A.F. (2019). Current understanding of trigeminal ganglion structure and function in headache. Cephalalgia 39, 1661-1674.

Meyer, B., Keller, A., Wöhlbier, H.-G., Overath, C.H., Müller, B., Kropp, P. (2016). Progressive muscle relaxation reduces migraine frequency and normalizes amplitudes of contingent negative variation (CNV). J Headache Pain 17, 37.

Mirza, A.F., Mo, J., Holt, J.L., Kairalla, J.A., Heft, M.W., Ding, M., Ahn, A.H. (2012). Is there a relationship between throbbing pain and arterial pulsations? J Neurosci 32, 7572-7576.

Moreno-Ajona, D., Pérez-Rodríguez, A., Goadsby, P.J. (2020). Gepants, calcitonin-gene-related peptide receptor antagonists: what could be their role in migraine treatment? Curr Opin Neurol 33, 309-315.

Moskowitz, M.A. (1993). Neurogenic inflammation in the pathophysiology and treatment of migraine. Neurology 43, S16-20.

Moskowitz, M.A., Buzzi, M.G. (1991). Neuroeffector functions of sensory fibres: implications for headache mechanisms and drug actions. J Neurol 238 Suppl 1, S18-22.

Moulton, E.A., Becerra, L., Johnson, A., Burstein, R., Borsook, D. (2014). Altered hypothalamic functional connectivity with autonomic circuits and the locus coeruleus in migraine. PLoS ONE 9, e95508.

Mulder, E.J., Van Baal, C., Gaist, D., Kallela, M., Kaprio, J., Svensson, D.A., Nyholt, D.R., Martin, N.G., MacGregor, A.J., Cherkas, L.F., Boomsma, D.I., Palotie, A. (2003). Genetic and environmental influences on migraine: a twin study across six countries. Twin Res 6, 422-431.

Murthy, S.E., Loud, M.C., Daou, I., Marshall, K.L., Schwaller, F., Kühnemund, J., Francisco, A.G., Keenan, W.T., Dubin, A.E., Lewin, G.R., Patapoutian, A. (2018). The mechanosensitive ion channel Piezo2 mediates sensitivity to mechanical pain in mice. Sci Transl Med 10, eaat9897.

Nassini, R., Materazzi, S., Vriens, J., Prenen, J., Benemei, S., De Siena, G., la Marca, G., Andrè, E., Preti, D., Avonto, C., Sadofsky, L., Di Marzo, V., De Petrocellis, L., Dussor, G., Porreca, F., Taglialatela-Scafati, O., Appendino, G., Nilius, B., Geppetti, P. (2012). The "headache tree" via umbellulone and TRPA1 activates the trigeminovascular system. Brain 135, 376-390.

Nelson, D.L., Phebus, L.A., Johnson, K.W., Wainscott, D.B., Cohen, M.L., Calligaro, D.O., Xu, Y.C. (2010). Preclinical pharmacological profile of the selective 5-HT1F receptor agonist lasmiditan. Cephalalgia?: An International Journal of Headache 30, 1159-1169.

Noseda, R., Burstein, R. (2013). Migraine pathophysiology: anatomy of the trigeminovascular pathway and associated neurological symptoms, cortical spreading depression, sensitization, and modulation of pain. Pain 154 Suppl 1, S44-53.

Noseda, R., Constandil, L., Bourgeais, L., Chalus, M., Villanueva, L. (2010). Changes of meningeal excitability mediated by corticotrigeminal networks: a link for the endogenous modulation of migraine pain. J Neurosci 30, 14420-14429.

Olesen, J., Burstein, R., Ashina, M., Tfelt-Hansen, P. (2009). Origin of pain in migraine: evidence for peripheral sensitisation. The Lancet Neurology 8, 679-690.

Olesen, J., Friberg, L., Olsen, T.S., Iversen, H.K., Lassen, N.A., Andersen, A.R., Karle, A. (1990). Timing and topography of cerebral blood flow, aura, and headache during migraine attacks. Ann Neurol 28, 791-798.

Pellesi, L., Al-Karagholi, M.A.-M., Chaudhry, B.A., Lopez, C.L., Snellman, J., Hannibal, J., Amin, F.M., Ashina, M. (2020). Two-hour infusion of vasoactive intestinal polypeptide induces delayed headache and extracranial vasodilation in healthy volunteers. Cephalalgia 40, 1212-1223.

Penfield, W., McNaughton, M. (1940). Dural headache and innervation of the dura mater. Arch Neurol Psychiatr 44, 43-75.

Petersen, K.A., Birk, S., Lassen, L.H., Kruuse, C., Jonassen, O., Lesko, L., Olesen, J. (2005). The CGRP-antagonist, BIBN4096BS does not affect cerebral or systemic haemodynamics in healthy volunteers. Cephalalgia?: An International Journal of Headache 25, 139-147.

Poyner, D.R., Hay, D.L., Conner, A.C. (2009). CGRP receptor antagonists: design and screening. Expert Opin Drug Discov 4, 1253-1265.

Rahmann, A., Wienecke, T., Hansen, J.M., Fahrenkrug, J., Olesen, J., Ashina, M. (2008). Vasoactive intestinal peptide causes marked cephalic vasodilation, but does not induce migraine. Cephalalgia 28, 226-236.

Ray, B.S., Wolff, H.G. (1940). Experimental studies on headache: pain sensitive structures of the head and their significance in headache. Arch Surg 1, 813-856.

Ren, K., Dubner, R. (1999). Central nervous system plasticity and persistent pain. J Orofac Pain 13, 155-163; discussion 164-171.

Roch, M., Messlinger, K., Kulchitsky, V., Tichonovich, O., Azev, O., Koulchitsky, S. (2007). Ongoing activity in trigeminal wide-dynamic range neurons is driven from the periphery. Neuroscience 150, 681-691.

Russell, M.B., Ducros, A. (2011). Sporadic and familial hemiplegic migraine: pathophysiological mechanisms, clinical characteristics, diagnosis, and management. Lancet Neurol 10, 457-470.

Russell, M.B., Olesen, J. (1996). A nosographic analysis of the migraine aura in a general population. Brain 119 (Pt 2), 355-361.

Schepelmann, K., Ebersberger, A., Pawlak, M., Oppmann, M., Messlinger, K. (1999). Response properties of trigeminal brain stem neurons with input from dura mater encephali in the rat. Neuroscience 90, 543-554.

Schoonman, G.G., van der Grond, J., Kortmann, C., van der Geest, R.J., Terwindt, G.M., Ferrari, M.D. (2008). Migraine headache is not associated with cerebral or meningeal vasodilatation—a 3T magnetic resonance angiography study. Brain 131, 2192-2200.

Schueler, M., Messlinger, K., Dux, M., Neuhuber, W.L., De Col, R. (2013). Extracranial projections of meningeal afferents and their impact on meningeal nociception and headache. Pain 154, 1622-1631.

Schulte, L.H., May, A. (2016). The migraine generator revisited: continuous scanning of the migraine cycle over 30 days and three spontaneous attacks. Brain 139, 1987-1993.

Schwenger, N., Dux, M., de Col, R., Carr, R., Messlinger, K. (2007). Interaction of calcitonin gene-related peptide, nitric oxide and histamine release in neurogenic blood flow and afferent activation in the rat cranial dura mater. Cephalalgia 27, 481-491.

Stankewitz, A., Aderjan, D., Eippert, F., May, A. (2011). Trigeminal nociceptive transmission in migraineurs predicts migraine attacks. J Neurosci 31, 1937-1943.

Stankewitz, A., Keidel, L., Rehm, M., Irving, S., Kaczmarz, S., Preibisch, C., Witkovsky, V., Zimmer, C., Schulz, E., Toelle, T.R. (2021). Migraine attacks as a result of hypothalamic loss of control. Neuroimage Clin 32, 102784.

Storer, R.J., Akerman, S., Goadsby, P.J. (2004). Calcitonin gene-related peptide (CGRP) modulates nociceptive trigeminovascular transmission in the cat. Br J Pharmacol 142, 1171-1181.

Strupf, M., Fraunberger, B., Messlinger, K., Namer, B. (2019). Cyclic changes in sensations to painful stimuli in migraine patients. Cephalalgia 39, 585-596.

de Tommaso, M., Lo Sito, L., Di Fruscolo, O., Sardaro, M., Pia Prudenzano, M., Lamberti, P., Livrea, P. (2005). Lack of habituation of nociceptive evoked responses and pain sensitivity during migraine attack. Clin Neurophysiol 116, 1254-1264.

Villalón, C.M., Olesen, J. (2009). The role of CGRP in the pathophysiology of migraine and efficacy of CGRP receptor antagonists as acute antimigraine drugs. Pharmacol Ther 124, 309-323.

Waeber, C., Moskowitz, M.A. (2005). Migraine as an inflammatory disorder. Neurology 64, S9-15.

Weiller, C., May, A., Limmroth, V., Jüptner, M., Kaube, H., Schayck, R.V., Coenen, H.H., Diener, H.C. (1995). Brain stem activation in spontaneous human migraine attacks. Nat Med 1, 658-660.

Wimalawansa, S.J. (1997). Amylin, calcitonin gene-related peptide, calcitonin, and adrenomedullin: a peptide superfamily. Crit Rev Neurobiol 11, 167-239.

Worm, J., Falkenberg, K., Olesen, J. (2019). Histamine and migraine revisited: mechanisms and possible drug targets. J Headache Pain 20, 30.

2. Historische Aspekte der Migräne

2.1. Antike

Die Migräne ist eine Erkrankung, die der Menschheit bereits sehr lange bekannt ist. Die vermutlich ersten schriftlichen Beschreibungen stammen aus **Mesopotamien** und sind damit aus der Zeit um ca. 3000 vor Christus (Alvarez et al., 1963; Pearce, 1986). In dieser Zeit entwickelte sich die Schrift. So wird in einem Gedicht des Papyrus "Deluge" aus Sumerien der Fall eines Patienten beschrieben, der im Rahmen seiner Kopfschmerzanfälle einen Gesichtsfeldausfall hatte. Heutzutage würden wir diese Attacken am ehesten als Migräne mit visueller Aura klassifizieren.

Zuvor zeigten Funde aus der **meso- und neolithischen Zeit** (d.h. ab ~10.000 vor Christus), dass bereits damals Schädeltrepanationen durchgeführt wurden (Rutkow, 2000). Hintergründe waren allerdings eher magisch-animistische Vorstellungen. Man ging offensichtlich davon aus, dass "böse Geister oder Dämonen" aus dem geöffneten Schädel austreten konnten und damit der Patient geheilt wurde (☞ Abb. 2.1).

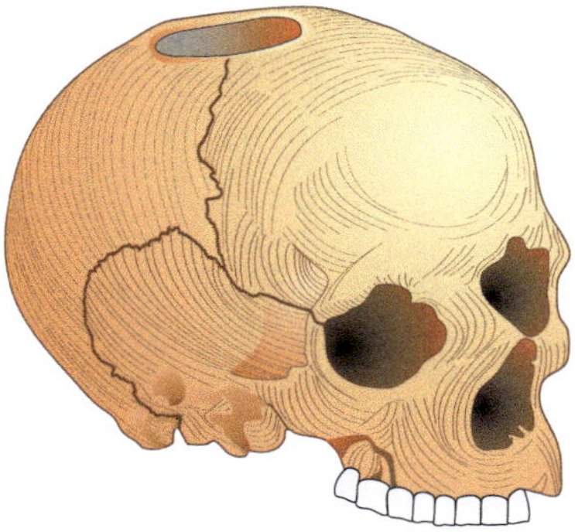

Abb. 2.1: Trepanierter Schädel.

Weitere Beschreibungen von Kopfschmerzen finden sich u.a. im **alten Ägypten** (z.B. bei betroffenen Pharaonen und Göttern), im **alten China** sowie bei **Hippokrates von Kos** (460 bis 370 v. Chr.).

Eine Behandlung von Kopfschmerzen bei den Ägyptern bestand u.a. darin (Popko, 2018; Lance, 1998), dass ein tönernes Krokodil mit magischen Kräutern im Mund auf den Kopf des Patienten gebunden wurde (☞ Abb. 2.2.).

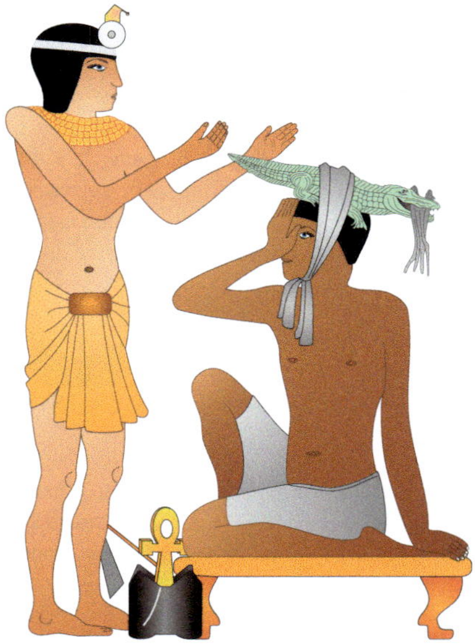

Abb. 2.2: Behandlung von Kopfschmerzen im alten Ägypten: ein Krokodil aus Ton mit magischen Kräutern im Mund wird einem Patienten auf dem Kopf gebunden. Modifiziert nach P. Cunningham in J.W. Lance, 1998.

Hippokrates von Kos berichtet über den folgenden Fall eines Patienten (Hippokrates, nach Allory, 1859):

"Er sah einen Lichtschein vor sich, der mehr in einem Teil des rechten Auges sichtbar war. Als der Lichtschein nachließ, kam es zu einem heftigen Schmerz in der rechten Schläfe, dann im ganzen Kopf und im Nacken. Als es zum Erbrechen kam, ließ der Schmerz nach."

Hier handelt es sich ganz offensichtlich um eine frühe Schilderung einer Migräne mit Aura.

Aufgrund der verschiedenen klinischen Charakteristika der Kopfschmerzen unterschied später der griechische Arzt **Aretaios von Kappadokien** (geb. 80 oder 81 n. Chr. in Kappadokien in Kleinasien; gestorben zwischen 130 und 138 in Alexandria in Ägypten) eine **"Cephalalgia"** (ein **episodischer** Kopfschmerz) von einer **"Cephalea"** (ein **dauerhafter** Kopfschmerz). Eine Spezialform der Cephalalgia war die sog. **"Heterocrania"**, bei der ein einseitiger Kopfschmerz vorliegt. Auch mit diesem episodischen halbseitigen Kopfschmerz dürfte wohl nach heutigen Gesichtspunkten eine

Migräne gemeint sein (Koehler und van de Wiel, 2001; Amiri et al., 2022).

Der griechische Arzt, Anatom und Philosoph **Galenos von Pergamon** (129–199 n. Chr.) lebte in der zweiten Hälfte seines Lebens in Rom. Er führte den Begriff **"Hemicrania"** für episodische und halbseitige Kopfschmerzen ein. Als Anhänger der von Hippokrates begründeten "Säftelehre" war er der Meinung, dass Kopfschmerzen durch das Aufsteigen von kalten oder warmen Dämpfen entstehen würden (Balyeat, 1933; Amiri et al., 2022).

Aus der Bezeichnung **"Hemicrania"** leitet sich zum einen der Begriff **"Megrim"** ab, der lange im Englischen verwendet wurde. Zum anderen entwickelte sich daraus im Französischen der heutige Begriff **"Migräne"** (Pearce, 1986).

2.2. Mittelalter

Im Mittelalter wurden die Aspekte der Humoralpathologie mit Erkenntnissen der Kräuter- und Klostermedizin ergänzt. Nach wie vor war man teilweise der Meinung, dass aufsteigende (gelbe oder schwarze) Galle zu Kopfschmerzen führt. Eine beliebte Therapie war daher bei unerträglichen Kopfschmerzen der Aderlass. Weitere Therapien waren u.a. das Auflegen von Schwämmen, die mit Essig oder Opiumtinkturen getränkt waren.

Berühmte Beschreibungen von (vermutlichen) Migräneauren stammen aus dieser Zeit von **Hildegard von Bingen** (1098–1179). Sie gilt als eine der ersten Mystikerinnen des Mittelalters. Der amerikanische Neurologe Oliver Sacks (Sacks, 1992) interpretiert die Visionen der Hildegard von Bingen (☞ Abb. 2.3) eindrucksvoll in seinem berühmten Buch *"Migraine"*.

Hildegard von Bingen schreibt u.a. (aus SCIVIAS – Wisse die Wege, 2021):

"Ich sah ein überhelles heiteres Licht und darin eine saphirblaue Menschengestalt, die völlig von einem sanften rötlichen Feuer durchglüht war. Und das helle Licht überstrahlte das ganze rötliche Feuer und das rötliche Feuer das ganze helle Licht und das helle Licht und das rötliche Feuer die ganze Menschengestalt, so dass sie ein einziges Licht in derselben Stärke und Leuchtkraft bildeten."

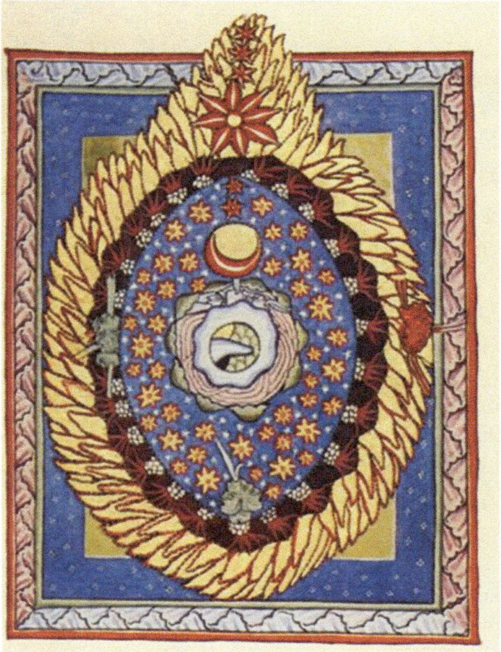

Abb. 2.3: Darstellung der Welt bzw. des Weltalls aus dem Buch "Scivias" von Hildgard von Bingen. Die visuellen Halluzinationen von Hildegard werden häufig als visuelle Auren gedeutet.

Im ausgehenden Mittelalter schreibt der holländische Arzt **Jason Pratensis** (1486–1558) sein Buch *"De cerebri morbis"*. Dieses Buch ist vermutlich das erste Lehrbuch über Neurologie und behandelt in den ersten neun Kapiteln bezeichnenderweise ausschließlich Kopfschmerzen (Pratensis, 1549). Auch hier wird u.a. die "Hemicrania" erwähnt.

2.3. Neuzeit

Im Jahr 1664 prägte der Londoner Arzt **Thomas Willis** (1621–1675) in seinem Buch "Cerebri Anatome" (Die Anatomie des Gehirns) den Begriff "Neurologie". Er beschrieb den berühmten arteriellen Gefäßkreislauf an der Schädelbasis, der bis heute mit seinem Namen verbunden ist (Circulus arteriosus Wilisii). In seinem späteren Werk "De animae brutorum" befindet sich eine Einteilung von Kopfschmerzen im Teil 1 des Kapitels "De Cephalalgia" (Willis, 1672). Unterschieden werden dabei insbesondere der Ort der Kopfschmerzen (u.a. innerhalb oder außerhalb des Kopfes, gesamter oder Teile des Kopfes, vorne, hinten oder seitlich) sowie deren zeitliche Dynamik (u.a. kurz, intermittierend und kontinuierlich). Wilis war aufgrund von Autopsiebefunden der Meinung, dass Kopfschmerzen durch eine Vasodilatation entstehen dürften. Dies ist vermutlich die erste klare Formulierung einer vaskulären Hypothese der Migräne (Pearce, 1986; Amiri et al., 2022).

In der Folgezeit gab es mehrere teilweise widersprüchliche Ideen zur Migräneentstehung:

Der Großvater von Charles Darwin, **Erasmus Darwin** (1731–1802) war Arzt und schloss sich der These der Vasodilatation von Kopfarterien an. Er schlug vor, dass man durch eine Zentrifugation des Patienten das Blut aus dem Kopf in den Körper bringen könnte und entwickelte entsprechende Apparaturen für die Rotation von Patienten (Kunkle et al., 1948).

Der Schweizer Arzt **Samuel Auguste Tissot** (1728–1797) schreibt im Jahre 1781 in seinem Buch *"Traité des nerfs et de leurs maladies"* ein 83 Seiten langes Kapitel über die Migräne. Basierend auf Beobachtung an sich selbst, seinen klinischen Erfahrungen und einer Synopse der Literatur beschrieb er ausführlich und korrekt die Charakteristika einer Migräneattacke (Pearce, 2000). Da er beobachtete, dass häufig eine Übelkeit vor dem eigentlichen Kopfschmerzanfall auftritt, vermutete er, dass initial Magennerven gereizt sind, deren Erregung sich dann zunehmend auf Kopfnerven (N. supraorbitalis) ausbreiten würde. Berühmt wurde Tissot durch seine Meinung, dass viele Erkrankungen – auch Kopfschmerzen – durch Masturbation erzeugt werden könnten.

Neben diesen *vaskulären Hypothesen* zur Kopfschmerzentstehung existierten bereits auch Gedanken über eine *neuronale Genese.* In seinem 1873 publizierten Buch "On Megrim, Sick-headache, and Some Allied Disorders: A Contribution to the Pathology of Nervestorms" schilderte **Edward Liveing** (1832–1919) die Migräne als eine Art "Nervensturm", der im Gehirn (insbesondere im Thalamus) seinen Ursprung nimmt. Er nahm auch eine Verwandtschaft zur Epilepsie an, bei der es im Gehirn zu intermittierenden elektrischen Entladungen kommt (Liveing, 1873).

Der berühmte Neurologe **Wiliam Gowers** (1845–1915) nahm ebenfalls eine neuronale Genese an. 1888 veröffentlichte er sein Standardwerk "A Manual of Diseases of the Nervous System". Hier beschrieb er unter anderem die höhere Prävalenz der Migräne bei Frauen, die Notwendigkeit einer gesunden Ernährung und die Differenzierung in eine Attackentherapie und Prophylaxe. Empfohlene Behandlungen waren u.a. Cannabis und eine alkoholische Mischung aus Nitroglycerin mit anderen Substanzen wie Bromidsalzen (Gowers, 1886).

Im Gegensatz zu Liveing formulierte **Peter Wallwork Latham** (1832–1923) eine klare vaskuläre Hypothese. Er postulierte im Migräneanfall eine erhöhte sympathische Aktivität, die zu einer Kontraktion von Gehirngefäßen führen soll. Schließlich führt die "Erschöpfung" der Sympathikusaktivität zu einer Vasodilatation, die mit Kopfschmerzen einhergeht (Weatherall, 2012).

Damit gab es im 19. Jahrhundert zwei gegensätzliche Auffassungen zur Migränegenese, die **Hughling Jackson** (1835–1911) wie folgt mit seiner eigenen Ansicht zusammenfasst (Jackson, 1958):

I believe cases of migraine to be epilepsies (sensory epilepsies). Dr Latham thinks the paroxysm in migraine to be owing to arterial contraction in the region of the posterior cerebral artery; Dr Liveing that there is a nerve storm" traversing the optic thalamus and other centres. I think the sensory symptoms of the paroxysm are owing to a discharging lesion of convolutions evolved out of the optic thalamus, i.e. of sensory middle centres analagous to the motor middle centres. I believe the headache to be post-paroxysmal."

2.4. Das 20. und 21. Jahrhundert

Das 20. Jahrhundert und die bisherigen Jahre des 21. Jahrhunderts brachten wichtige Durchbrüche für das Verständnis der Migräne und ihrer Abgrenzung zu anderen Kopfschmerzerkrankungen, was schließlich auch zu einem differenzierten Klassifikationssystem führte.

Grundlagen waren insbesondere sorgfältige empirische Forschungsansätze, die über die Zeit immer elaborierter wurden. Somit wurden die zwei großen sich widersprechenden Hypothesen des 19. Jahrhunderts – vaskuläre/vasomotorische Genese *versus* neuronale Genese- näher charakterisiert und teilweise sogar vereint.

Besonders hervorzuheben ist dabei, dass es durch das bessere Verständnis der Pathophysiologie auch gelang, innovative und spezifischere Therapieansätze zu entwickeln. Insbesondere in den letzten 10-15 Jahren hat sich somit eine neue Ära der Migränetherapie entwickelt.

Eine umfassende Übersicht über den aktuellen Stand des Wissens über die Pathophysiologie der Migräne findet sich im Kap. 1.. Im Folgenden sollen historisch besonders bedeutende Meilensteine des 20./21. Jahrhunderts skizziert werden.

Zu Beginn des 20. Jahrhunderts war sicherlich ein erster wichtiger Meilenstein die Isolation und der Einsatz von **Ergotamin**. Arthur Stoll (1887–1971) isolierte im Jahre 1918 Ergotamin aus dem Mutterkornpilz (☞ Abb. 2.4) (Stoll, 1918). In der Folge wurde die Substanz erfolgreich in der Migränetherapie eingesetzt. Initial ging man davon aus, dass die Substanz sympathikolytisch sei. Daher stellte man sich vor, dass Ergotamin bei einer Reihe von Erkrankungen mit erhöhten Sympathikotonus (☞ die Hypothesen des 19. Jahrhunderts, Kap. 2.3.) hilfreich sein könnte.

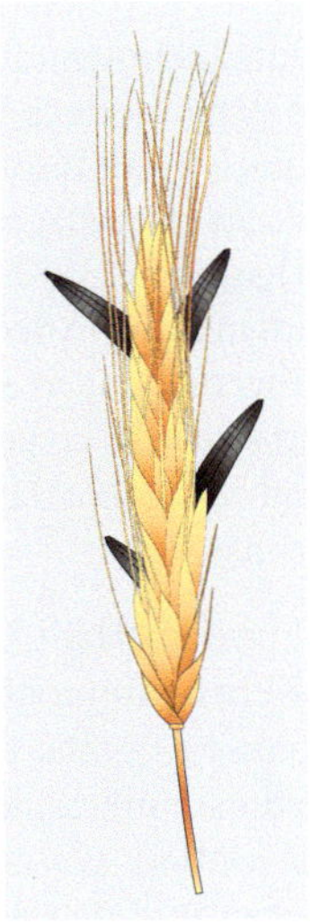

Abb. 2.4: Roggenähre mit Mutterkorn (*Claviceps purpurea*). Der Schlauchpilz wächst als Parasit auf dem Getreide und enthält u.a. Mutterkornalkaloide wie Ergotamin. Grundstruktur der meisten Mutterkornalkaloide ist die Lysergsäure.

Neben der Migräne behandelte man mit Ergotamin u.a. Asthma, Morbus Basedow und psychiatrische Erkrankungen (Maier, 1926).

Später stellte sich heraus, dass Ergotamin in niedrigen Dosen **vasokonstriktorisch** wirkt. 1938 publizierten **John Graham** (1909–1990) und **Harold Wolff** (1898–1962) ihre Meilensteinstudie über die Wirksamkeit von Ergotamin bei der Migräne (Graham und Wolff, 1938). Sie beobachteten während eines Migräneanfalls vermehrte Pulsationen der Temporalarterie, die sich nach Injektion von Ergotamin deutlich reduzierten (☞ Abb. 2.5). Damit einhergehend war eine Reduktion der Kopfschmerzen. Auf diese Weise widerlegten sie die "sympathikotone" Hypothese der Migräne und entwickelten eine vasomotorische. Grundlage war nunmehr eine Vasodilatation. In ihrer Studie schrieben sie (Graham und Wolff, 1938):

"....the most acceptable explanation of the headache-ending effect is that cranial arterial walls which are painfully stretched and dilated are caused to narrow through the vasoconstrictor action of ergot."

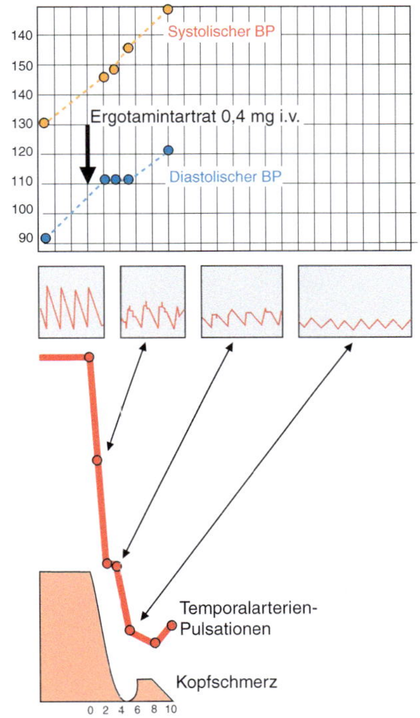

Abb. 2.5: Pulsationen der A. temporalis im Migräneanfall vor und nach Injektion von Ergotamin. Ebenfalls dargestellt ist der Verlauf der Kopfschmerzintensität. Modifiziert nach Graham and Woolf, 1938.

Für viele Jahre waren dann im Anschluss Ergotamin und sein Derivat Dihydroergotamin die einzigen *spezifischen* Migränetherapeutika.

1940 beschrieben **Bronson Ray** (1904–1993) und **Harold Wolff** (1898–1962) ihre Stimulationsversuche beim Menschen (Ray und Wolff, 1940). Bei neurochirurgischen Wachoperationen hatten die beiden Gelegenheit verschiedene intra- und extrakranielle Strukturen elektrisch zu stimulieren und die kooperativen Patienten zu befragen, welche Sensationen sie verspürten. Stimulationen am Gehirn oder Schädelknochen waren nicht schmerzhaft. Wohl aber u.a. Stimulationen an den meningealen Gefäßen, intrakraniellen Venen und großen Sinus. Die Schmerzen wurden mehrfach in extrakranielle Strukturen projiziert. So führte die Stimulation der mittleren meningealen Arterie zu Schmerzen in der ipsilateralen Temporalregion (☞ Abb. 2.6). In dieser Studie wurden damit wichtige intrakranielle Strukturen identifiziert, die Kopfschmerzen verursachen können.

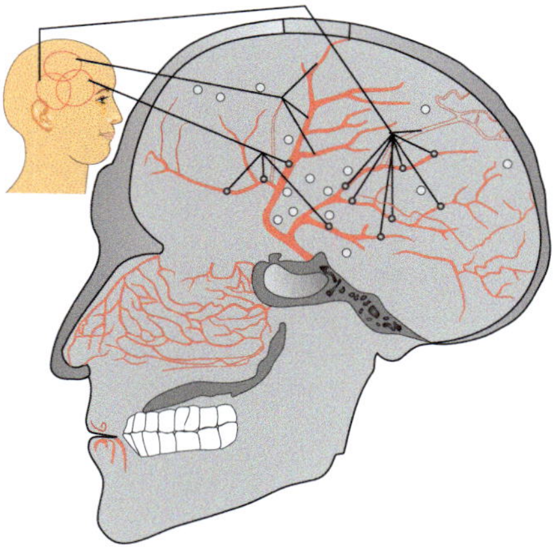

Abb. 2.6: Stimulation der mittleren meningealen Arterie führt zu Schmerzen in der ipsilateralen Temporalregion. Modifiziert nach Woolf and Ray, 1940.

1941 beschrieb **Karl Lashley** (1890-1958) detailliert die Phänomenologie der visuellen Aura einer Migräne anhand seiner eigenen Migräneauren (Lashley, 1941). Er differenzierte ein zentrales Skotom von einem Flimmern und postulierte, dass das Skotom vermutlich auf inhibitorischen Mechanismen, das Flimmern dagegen auf exzitatorischen Prozessen resultieren könnte. Auch die Propagation des Flimmerskotoms und seine proportionale Integrität während des Anfalls wurden von ihm detailliert beschrieben.

Der brasilianische Neurophysiologe **Aristides Leão** (1914–1993) entdeckte 1943 die sogenannte **Cortical Spreading Depression (CSD)**. Dabei kommt es nach einer lokalen elektrischen Reizung der Hirnrinde überraschenderweise zu einer wellenförmigen Ausbreitung einer Hemmung ("Depolarisation") über die Hirnrinde (Leão, 1944). Die Ausbreitungsgeschwindigkeit beträgt ca. 3 mm/min. Später konnte Leão zeigen, dass mit der Ausbreitung einer CSD eine Dilatation von Gefäßen der Pia Mater einhergeht (Leão, 1944). Diese Befunde wurden zunächst in einem Labor für Epilepsieforschung erhoben und nicht primär in einen Zusammenhang mit der Migräne gebracht. Erst später wurde auf einen (möglichen) Zusammenhang zwischen einer Migräne mit Aura und einer CSD hingewiesen (Milner, 1958).

Dieser Zusammenhang wurde ab den 1980er Jahren schließlich immer besser charakterisiert und auch beim Menschen nachgewiesen. Ab **1983** beschrieben **Lauritzen und Kollegen** in einer Serie von Arbeiten eine sequentielle Reduktion des regionalen zerebralen Blutflusses (*regional Cerebral Blood Flow*; rCBF) während der Auraphase (Lauritzen et al., 1983a, 1983b, 1984). Die Ortsauflösung des eingesetzten bildgebenden Multikanalsystems betrug allerdings nur ca. 1 cm, während dem Experiment musste Xenon-133 in die Arteria carotis der Studienteilnehmer injiziert werden. Die Oligämie breitete sich innerhalb von 15-45 Minuten von okzipital nach frontal aus und man vermutete bereits damals als Grundlage die von Leão beschriebene CSD (Lauritzen, 1987). In den 1990ern wurden diese Studien immer wieder repliziert und durch SPECT-Untersuchungen ergänzt. Als generelles Muster fand sich eine Hypoperfusion in der Auraphase, gefolgt von einer Hyperperfusion in der Kopfschmerzphase.

2001 wanden schließlich **Hadjikhani und Kollegen** funktionelle Kernspintomographie (fMRI) bei 3 Patienten mit einer Migräne mit Aura an und konnten die Ergebnisse mit hoher Ortsauflösung und direkter Korrelation zwischen den BOLD-Signalveränderungen und den visuellen Symptomen der Patienten bestätigen (Hadjikhani et al., 2001).

Ab den **1950ern** wurde zunehmend die Rolle von **Serotonin** in der Migräneentstehung untersucht. Serotonin wurde zunächst als Substanz aus dem Serum ("*sero*") mit einer vasokonstriktorischen Wirkung ("*tonin*") beschrieben. Bei einer perivaskulären Injektion konnte Serotonin einen Migräneähnlichen Kopfschmerz auslösen (Koehler und Tfelt-Hansen, 2008; Wolff et al., 1958). Daher wurde versucht einen Serotoninantagonisten zu entwickeln. Auf diese Weise wurde Methysergid entwickelt. Der italienische Neurologe **Federico Sicuteri** (1923–2003) zeigte daraufhin die positive

Wirksamkeit von Methysergid bei der Migräne. Ebenso wies er erhöhte 5-HIAA-Spiegel während einer Migräneattacke nach und zeigte somit die Rolle von Serotonin bei der Migräneentstehung (Sicuteri et al., 1961). Auch randomisierte Studien zeigten positive Effekte (Southwell et al., 1964; Pedersen et al., 1966). Leider wurden in den Folgejahren auch zunehmend schwere Nebenwirkungen einer langfristigen Einnahme von Methysergid bekannt, nämlich die Entwicklung von retroperitonealen Fibrosen sowie von pulmonalen und kardialen Fibrosen (Graham et al., 1966).

In den **1960ern** wurden schließlich verschiedene Substanzen als Migräneprophylaxe getestet, die teilweise bis heute eingesetzt werden. U.a. wurden so positive Effekte von Beta-Blockern, trizyklischen Antidepressiva, Calcium-Antagonisten und Antikonvulsiva beschrieben (Amiri et al., 2022; Tfelt-Hansen und Koehler, 2011).

In den **1980ern** wurde die Rolle von Serotonin in der Migräneentstehung weiter charakterisiert. Die intravenöse Injektion von Serotonin beendete zwar Migräneanfälle, hatte aber viele Nebenwirkungen (Anthony et al., 1967; Kimball et al., 1960). Beflügelt durch die positive Wirkung von Methysergid versuchte man die zugrundeliegenden Rezeptoren aufzudecken. Methysergid induzierte im Tierexperiment eine selektive Vasokonstriktion im Gefäßsystem der Arteria carotis und man vermutete dort einen "atypischen Serotoninrezeptor" (Saxena und Verdouw, 1984). Serotonin selbst führte dagegen zu einer **generellen** Vasokonstriktion (Apperley et al., 1980).

Sir Patrick Humphrey entwickelte in der Folge Sumatriptan und es stellte sich heraus, dass Sumatriptan über seine Wirkweise am 5HT1B-Rezeptor zu einer selektiven Konstriktion der cerebralen Gefäße führt (Humphrey, 2008) Zentrale neuronale Effekte werden insbesondere über 5HT1D-Rezeptoren vermittelt (Humphrey, 2008). Zwei randomisierte kontrollierte Studien zeigten schließlich die Effektivität von 6 mg Sumatriptan subkutan in der Migräneattacke und die Substanz wurde 1991 in Europa für die Therapie der Migräneattacke zugelassen (Humphrey, 2008). In der Folge wurden erfolgreich mehrere Triptane entwickelt. Die Triptantherapie ist heute eine der wichtigsten Säulen für die Behandlung der Migräneattacke (☞ Kap. 9.).

In den **1990ern** gab es mehrere wichtige Einblicke in die Pathophysiologie der Migräne:

1990 beschrieben **Peter Goadsby und Kollegen** eine erhöhte Konzentration des Neuropeptides *"Calcitonin Gene-Related Peptide"* (CGRP) während einer Migräneattacke in der Vena jugularis externa (Goadsby et al., 1990). Bereits **1984** hatte **Michael Moskowitz** die Hypothese vorgetragen, dass eine Aktivierung von trigeminalen Fasern zu einer neurogenen Entzündung an der Dura mater während der Migräneattacke führen könnte (Moskowitz, 1984). Dabei spielen verschiedene Neuropeptide eine Rolle, zu denen u.a. Substanz P und CGRP gehören. Wie sich später herausstellte, kann die neurogene Entzündung u.a. durch NSAR, Ergotamin und Sumatriptan gehemmt werden (Tfelt-Hansen und Koehler, 2011).

1995 zeigten **Cornelius Weiller und Kollegen** in einer PET-Studie, dass es im Rahmen einer Migräneattacke zu einer Aktivierung von Hirnstammstrukturen kommt. Diese Strukturen wurden griffig als "Migränegenerator" bezeichnet und spielen eine wichtige Rolle bei der endogenen Schmerzhemmung und -fazilitierung (u.a. handelt es sich um die Raphekerne). Die Hirnstammaktivierung persistierte nach Terminierung der Migräneattacke durch 6 mg Sumatriptan subkutan (Weiller et al., 1995). Eine Illustration der Hirnstammaktivierungen während einer Migräneattacke zeigt Abb. 2.7.

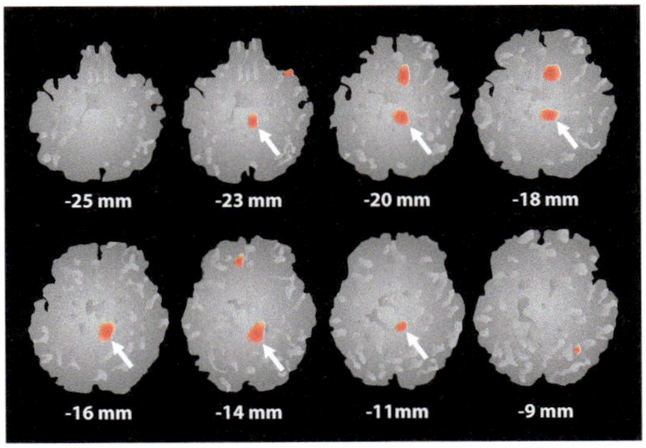

Abb. 2.7: Aktivierung des Hirnstamms während einer Migräneattacke (weiße Pfeile). Man spricht allgemein vom sog. "Migränegenerator". Modifiziert nach Weiller et al., 1995.

Spätere Studien aus der Arbeitsgruppe von **Arne May** konnten mittels fMRT auch eine pathologische Konnektivität zwischen Hypothalamus und

Hirnstamm *vor* einer Migräneattacke demonstrieren (Schulte et al., 2020). Damit könnten Symptome der prodromalen Migränephase erklärt werden (☞ Kap. 1.).

1996 konnten **Roel Ophoff und Kollegen** nachweisen, dass eine häufige Form der familiären hemiplegischen Migräne durch eine *missense mutation* im spannungsabhängigen Calciumkanal P/Q bedingt ist (Ophoff et al., 1996). Dies war die erste klare Genmutation, die mit einer Migräne assoziiert war.

Genom-weite Assoziationsstudien konnten mittlerweile mehrere Genorte identifizieren, die überzufällig häufig mit einer Migräne assoziiert sind. In einer Studie aus dem Jahr **2016** konnten Gene nachgewiesen werden, die mit vaskulären Strukturen, oxidativen Stress und dem NO-Stoffwechsel in Verbindung stehen (Gormley et al., 2016).

2000 wies schließlich Rami Burstein mit seiner Arbeitsgruppe nach, dass ein Migräneanfall mit einer kutanen Allodynie vergesellschaftet ist (Burstein et al., 2000). Dies deutet auf das Vorliegen einer zentralen Sensibilisierung im Rahmen der Migräneattacke hin. Die Präsenz einer Allodynie wird als negativer Prädiktor für ein Ansprechen auf ein Triptan diskutiert (Burstein et al., 2004).

Seit 2000 werden die Ergebnisse der pathophysiologischen Forschung zunehmend durch neue und immer zielgerichtetere **therapeutische Ansätze** ergänzt:

Botulinumtoxin wurde bereits Ende der 1970er für die Behandlung des Schielens untersucht und später zugelassen. 2002 erfolgte die Zulassung der FDA (U.S. Food and Drug Administration) für die Behandlung von Falten. Interessanterweise hetten einige Patienten während der Faltenbehandlung auch über eine Reduktion ihrer Migränefrequenz berichtet (Ashina et al., 2021). Dies wurde systematisch untersucht und im Jahre 2010 erfolgte die FDA-Zulassung für die Behandlung der *chronischen Migräne* (Aurora et al., 2010; Diener et al., 2010; Dodick et al., 2010). Das Bundesinstitut für Arzneimittel und Medizinprodukte (BfArM) erteilte die Zulassung im Jahr **2011**.

2004 wurde im Rahmen einer randomisierten kontrollierten Studie von **David Silberstein und Kollegen** die Wirksamkeit von **Topiramat** für die Behandlung in der Migräneprophylaxe gezeigt (Silberstein et al., 2004). Die Substanz wurde noch im selben Jahr von der FDA für die Migränebehandlung zugelassen, die Zulassung in Deutschland erfolgte 2005. Topiramat ist auch wirksam in der Behandlung der chronischen Migräne.

Inspiriert von einer möglichen Relevanz von CGRP in der Migränepathophysiologie erfolgte zunächst ab den späten 1980er Jahren die nähere Charakterisierung der Rolle von CGRP und die Entwicklung von Antagonisten des CGRP-Rezeptors. Dies führte zur Einführung der Gruppe der **Gepante** (Altamura et al., 2022; Ashina et al., 2021).

Olcagepant und **Telcagepant** waren die ersten Vertreter dieser neuen Substanzlasse, die auch in Phase-II-Studien erfolgreich waren. *Olcagepant* hatte allerdings eine niedrige orale Bioverfügbarkeit, weswegen sein Einsatz nicht fortgesetzt wurde. *Telcagepant* war auch in einer Phase-III-Studie wirksam, hatte allerdings leider hepatotoxische Effekte. Die Gepante der ersten Generation haben demzufolge keine Marktreife erlangt.

Daher wurden in der Folge zunächst monoklonale Antikörper gegen CGRP oder seinem Rezeptor entwickelt (Lambru et al., 2018; Ashina et al., 2021). Die Substanzen wurden in großen randomisierten und kontrollierten Zulassungsstudien untersucht. Seit **November 2018** sind nun ein monoklonaler Antikörper gegen den CGRP-Rezeptor (**Erenumab**) und seit **April bzw. Mai 2019** zwei monoklonale Antikörper gegen CGRP selbst (**Galcanezumab** bzw. **Fremanezumab**) zur medikamentösen Prophylaxe der episodischen sowie der chronischen Migräne auf dem Markt. Diese Antikörper werden subkutan appliziert. Ab **Herbst 2022** steht in Deutschland auch ein intravenös zu applizierender Antikörper (**Eptinezumab**) zur Verfügung.

Parallel wurde die Entwicklung der **Gepante** erfolgreich fortgeführt (Altamura et al., 2022; Ashina et al., 2021; Lambru et al., 2018) und in den USA kam es in der Folge zur Zulassung von **Ubrogepant** (zugelassen zur Attackentherapie, FDA-Zulassung am 23.12.2019), **Atogepant** (zugelassen zur Prophylaxe; FDA-Zulassung am 28.9.2021) und **Rimegepant** (FDA-Zulassung zur Attackentherapie am 27.2.2020; FDA-Zulassung für die Prophylaxe am 27.5.2021). **Rimegepant** wurde mittlerweile auch in Europa am **27. April 2022** zur Akuttherapie und Prophylaxe zugelassen.

Eine weitere Entwicklung betrifft die Einführung von selektiven 5-HT1F-Agonisten, die im Gegensatz zu den Triptanen nicht vasokonstriktorisch sind (Lambru et al., 2018; Ashina et al., 2021). Die FDA erteilte am **11.11.2021** die Zulassung für das erste dieser sogenannten **Ditane**: sein Name ist **Lasmitidan.** Es ist in den USA für die Behandlung des akuten Migräneanfalls zugelassen, die Zulassung für Europa erfolgte im Juni 2022.

2.5. Fazit

Im Jahr 2022 (das Jahr der ersten Auflage des vorliegenden Buches) hat man in rasanter Abfolge die Einführung eines großen Arsenals neuer Substanzen für die differenzierte Migränetherapie erlebt.

Für mehrere Pharmaka, die momentan nur in den USA zugelassen sind, ist die europäische Zulassung bereits in Planung bzw. steht kurz vor einer Entscheidung. Darüber hinaus zeichnen sich schon jetzt am Horizont potentiell neue Medikamentengruppen ab, wie beispielsweise die PACAP-Inhibitoren (☞ Kap. 1.).

Über 5000 Jahre nach der ersten schriftlichen Erwähnung der Migräne in Mesopotamien ist damit die Geschichte der Migräne und ihrer Behandlung aktueller und faszinierender wie jemals zuvor. Sie ist ein zentraler Kristallisationspunkt für die Entwicklung neuer und innovativer Wirkprinzipien in der Neurologie und Schmerzmedizin. Schließlich ist sie ein eindrucksvolles Beispiel, wie durch eine gute Verzahnung von Grundlagenwissenschaften und klinischer Forschung neue Behandlungsansätze entwickelt werden können, um so für möglichst viele Patientinnen und Patienten eine deutlich verbesserte Lebensqualität zu ermöglichen.

Literatur

Allory AL. Concerning Migraine. Thesis, Hippocrates. Paris, 1859.

Altamura C, Brunelli N, Marcosano M, Fofi L, Vernieri F. Gepants - a long way to cure: a narrative review. Neurol Sci. 2022;2:1-12. Epub ahead of print.

Alvarez WC. Notes on the history of migraine. Headache. 1963;2:209-13.

Amiri P, Kazeminasab S, Nejadghaderi SA, Mohammadinasab R, Pourfathi H, Araj-Khodaei M, Sullman MJM, Kolahi AA, Safiri S. Migraine: A review on its history, global epidemiology, risk factors, and comorbidities. Front Neurol. 2022;12:800605.

Anthony M, Hinterberger H, Lance JW. Plasma serotonin in migraine and stress. Arch Neurol. 1967;16:544-552.

Apperley E, Feniuk W, Humphrey PPA, Levy GP. Evidence for two types of excitatory receptor for 5-hydroxytryptamine in dog isolated vasculature. Br J Pharmacol. 1980;68:215-224.

Ashina M, Buse DC, Ashina H, Pozo-Rosich P, Peres MFP, Lee MJ, Terwindt GM,

Halker Singh R, Tassorelli C, Do TP, Mitsikostas DD, Dodick DW. Migraine: integrated approaches to clinical management and emerging treatments. Lancet. 2021; 397(10283):1505-1518.

Aurora SK, Dodick DW, Turkel CC, DeGryse RE, Silberstein SD, Lipton RB, Diener HC, Brin MF; PREEMPT 1 Chronic Migraine Study Group. OnabotulinumtoxinA for treatment of chronic migraine: results from the double-blind, randomized, placebo-controlled phase of the PREEMPT 1 trial. Cephalalgia. 2010;30(7):793-803.

Balyeat RM, ed. Migraine Diagnosis and Treatment. Philadelphia: Lippincot, 1933; Kapitel Galen. Decompositione Medicamentorum Secundum Locos. In: Opera Omnia. Ed. Kuhn. Lipsiae: C. Cnoblochii. Tomus XI 1, Liber 1 1, Capl 1I1 (De hemicrania), 1826.

Burstein R, Cutrer MF, Yarnitsky D. The development of cutaneous allodynia during a migraine attack. Clinical evidence for the sequential recruitment of spinal and supraspinal nociceptive neurons in migraine. Brain. 2000;123:1703-1709.

Burstein R, Collins B, Jakubowski M. Defeating migraine pain with triptans: A race against the development of cutaneous allodynia. Ann Neurol. 2004;55:19-26.

Diener HC, Dodick DW, Aurora SK, Turkel CC, DeGryse RE, Lipton RB, Silberstein SD, Brin MF; PREEMPT 2 Chronic Migraine Study Group. Onabotulinumtoxin A for treatment of chronic migraine: results from the double-blind, randomized, placebo-controlled phase of the PREEMPT 2 trial. Cephalalgia. 2010;30(7):804-14.

Dodick DW, Turkel CC, DeGryse RE, Aurora SK, Silberstein SD, Lipton RB, Diener HC, Brin MF; PREEMPT Chronic Migraine Study Group. OnabotulinumtoxinA for treatment of chronic migraine: pooled results from the double-blind, randomized, placebo-controlled phases of the PREEMPT clinical program. Headache. 2010;50(6):921-36.

Goadsby PJ, Edvinsson L, Ekman R. Vasoactive peptide release in the extracerebral circulation of humans during migraine attacks. Ann Neurol. 1990;28:183-187.

Gormley P, Anttila V, Winsvold BS, Palta P, Esko T, Pers TH, Farh KH et al., Meta-analysis of 375,000 individuals identifies 38 susceptibility loci for migraine. Nat Genet. 2016;48(8):856-66.

Gowers WR. Diseases of the Nervous System. Vol 2. 776-92. London: Churchill. 1886.

Graham JR, Suby H, LeCompte PR, Sadowsky NL. Fibrotic disorders associated with methysergide therapy for headache. N Engl J Med. 1966;274:359-368.

Graham JR, Wolff HG. Mechanism of migraine headache and action of ergotamine tartrate. Arch Neurol Psychiatry. 1938;39:737-763.

Hadjikhani N, Sanchez Del Rio M, Wu O, et al. Mechanism of migraine aura revealed by functional MRI in human visual cortex. Proc Natl Acad Sci USA. 2001;98: 4687-4692.

Humphrey PP. The discovery and development of the triptans, a major therapeutic breakthrough. Headache. 2008;48:685-687.

Jackson JH. In: Taylor J, ed. Selected writing of JH Jackson, London: Staples Press. Vol 2. 1958:153, 371 and 372.

Kimball RW, Friedman AP, Valeejo E. Effect of serotonin in migraine patients. Neurology. 1960;10:107-111.

Koehler PJ, van de Wiel TW. Aretaeus on migraine and headache. J Hist Neurosci. 2001;10(3):253-61.

Koehler PJ, Tfelt-Hansen P. History of methysergide in migraine. Cephalalgia. 2008;28:1126-1135.

Kunkle EC, Lund DW, Maher PJ. Studies on headache; analysis of vascular mechanisms in headache by use of the human centrifuge, with observations on pain perception under increased positive G. Arch Neurol Psychiatry. 1948;60(3):253-69.

Lambru G, Andreou AP, Guglielmetti M, Martelletti P. Emerging drugs for migraine treatment: an update. Expert Opin Emerg Drugs. 2018;23(4):301-318.

Lashley KS. Patterns of cerebral integration indicated by the scotomas of migraine. Arch Neurol Psych. 1941;46: 331-339.

Leão AAP. Spreading depression of activity in cerebral cortex. J Neurophysiol. 1944;7:159-390.

Lauritzen M, Olsen TS, Lassen NA, Paulson OB. Changes in regional cerebral blood flow during the course of classic migraine attacks. Ann Neurol. 1983a;13:633-641.

Lauritzen M, Olsen TS, Lassen NA, Paulson OB. Regulation of regional cerebral blood flow during and between migraine attacks. Ann Neurol. 1983b;14:569-572.

Lauritzen M, Olesen J. Regional cerebral blood flow during migraine attacks by Xenon-133 inhalation and emission tomography. Brain. 1984;107:447-461.

Lauritzen M. Cortical spreading depression as a putative mechanism.Trends Neurosci. 1987;10:8-13.

Leão AAP. Pial circulation and spreading depression of activity in cerebral cortex. J Neurophysiol. 1944;7:391-396.

Liveing E. On Megrim, Sick-headache, and some Allied Disorders: A Contribution to the Pathology of Nerve-storms. London: Churchill. 187.

Maier HW. L'ergotamine, inhibiteur du sympathique étudié en clinique, comme moyen

d'exploration et comme agent thérapeutique. Rev Neurol. 1926;33:1104-1108.

Milner PM. Note on the the correspondence between the scotomas of migraine and spreading depression of Leão. Electroencephalogr Clin Neurophysiol. 1958;10:75.

Moskowitz MA. The neurobiology of vascular head pain. Ann Neurol. 1984;16:157-168.

Ophoff RA, Terwindt GM, Vergouwe MN, et al. Familial hemiplegic migraine and episodic ataxia type-2 are caused by mutations in the Ca21 channel gene *CACNL1A4*. Cell. 1996;87:543-552.

Pearce JM. Historical aspects of migraine. J Neurol Neurosurg Psychiatry. 1986;49(10):1097-103.

Pearce JM. Samuel-Auguste Tissot (1728-1797) and migraine. Cephalalgia. 2000;20(7):668-70.

Pedersen E, Møller CE. Methysergide in migraine prophylaxis. Clin Pharmacol Ther. 1966;7:520-526.

Popko L. Some notes on Papyrus Ebers, Ancient Egyptian treatments of migraine, and a crocodile on the patient's head. Bull Hist Med. 2018;92(2):352-366.

Pratensis J. De Cerebri Morbis: Hoc Est, Omnibus Ferme, etc. Basel: Henrichum Petri, 1549.

Ray BS, Wolff HG. Experimental studies on headache. Pain-sensitive structures of the head and their significance in headache. Arch Surg. 1940;41:813-856.

Rutkow IM: Trephination. In: Archives of Surgery. Band 135, Nr. 9, 2000.

Sacks, Oliver. Migraine (revised and expanded ed.). University of California Press, 1992.

Saxena PR, Verdouw PD. Effects of methysergide and 5-hydroxytryptamine on carotid blood flow distribution in pigs: Further evidence for the presence of atypical 5-HT receptors. Br J Pharmacol. 1984;82:817-825.

SCIVIAS – Wisse die Wege: Die Visionen der Hildegard von Bingen (German Edition) Taschenbuch – 8. Mai 2021.

Schulte LH, Mehnert J, May A. Longitudinal Neuroimaging over 30 Days: Temporal Characteristics of Migraine. Ann Neurol. 2020;87(4):646-651.

Sicuteri F, Testi A, Anselmi B. Biochemical investigations in headache: Increase in hydroxyindolacetic acid excretion during migraine attacks. Int Arch Allergy. 1961;19:55-58.

Silberstein SD, et al., for the MIGR-001 Study Group. Topiramate in migraine prevention. Results of a large controlled trial. Arch Neurol 2004;61:490-5

Southwell N,Williams JD, MacKenzie I. Methysergide in the prophylaxis of migraine. Lancet. 1964;1:523-524.

Stoll A. Zur Kenntnis der Mutterkornalkaloide. Verh Schweiz Naturf Ges. 1918;101:190-191.

Tfelt-Hansen PC, Koehler PJ. One hundred years of migraine research: major clinical and scientific observations from 1910 to 2010. Headache. 2011;51(5):752-78.

Weatherall MW. The migraine theories of Liveing and Latham: a reappraisal. Brain. 2012;135(Pt 8):2560-8.

Weiller C, May A, Limroth V, et al. Brain stem activation in spontaneous human migraine attacks. Nat Med. 1995;1:658-660.

Willis T. Two Discourses concerning the soul of brutes (De anima brutorum). Part 1. 1672. cited by Spillane JD. in The Doctrine of the nerves. Oxford: O.U.P. 1981.58-61.

Wolff HG, Ostfeld AM, Chapman LF, Goodell H. Studies in headache: A summary of evidence implicating a locally active chemical agents in migraine. Trans Amer Neurol Ass. 81st Meeting 1956;81st Meeting:356.

3. Epidemiologie und Klassifikation

3.1. Epidemiologie

3.1.1. Allgemeine Bemerkungen zur Epidemiologie von neurologischen Erkrankungen

Es ist allgemein bekannt, dass neurologische Erkrankungen, zu denen auch die Migräne gehört, weltweit zu den häufigsten Erkrankungen des Menschen gehören.

Eindrucksvolle Zahlen resultieren insbesondere aus der *Global Burden of Disease Study*, die seit 1992 regelmäßig u.a. von der Weltgesundheitsorganisation (WHO) und der *Harvard Public School of Health* durchgeführt wird.

Die **Global Burden of Disease Study** analysiert weltweit in 204 Ländern die Prävalenz und Inzidenz von 369 Erkrankungen bzw. Verletzungen und die damit verbundenen Konsequenzen für die jeweiligen Individuen. Die aktuellste Analyse stammt derzeit aus dem Jahr 2019 und wurde 2020 veröffentlicht (GBD 2019 Diseases and Injuries Collaborators, 2020).

Wesentliche Analyseparameter sind die u.a. die **DALYs** (*Disability-Adjusted Life Years*), d.h. die Anzahl verlorener Jahre aufgrund vorzeitigen Todes *und* die mit Krankheit oder Behinderung gelebten Jahre bis zur Genesung oder zum Tod sowie die **YLDs** (*Years Lived with Disability*), d.h. die Jahre, die man mit einer Krankheit oder Behinderung lebt. Da Kopfschmerzen im Rahmen der WHO-Erhebung nicht als Todesursache kodiert werden können, ist der Anteil an den DALYs naturgemäß analysebedingt geringer.

Dennoch waren Kopfschmerzen in der Global Burden of Disease Study aus dem Jahr 2019 weltweit gesehen für beide Geschlechter und alle Altersklassen auf Platz 14 als Ursache für DALYs aufgeführt. Sieben nicht-übertragbare Erkrankungen (*"non-communicable disease"*) nahmen höhere Ränge ein: KHK, Schlaganfall, COPD, Diabetes, Rückenschmerzen, angeborene Erkrankungen und depressive Erkrankungen. Bei Frauen im Alter zwischen 15 und 49 Jahren waren Kopfschmerzen sogar auf Platz 2 der DALYs (nach gynäkologischen Erkrankungen), bei Männern im gleichen Alter auf Platz 10.

Betrachtet man die Jahre mit Behinderung und Krankheit (YLDs), so nehmen die Kopfschmerzen für beide Geschlechter und alle Altersklassen nach Rückenschmerzen und depressiven Erkrankungen den 3. Platz ein. Statistisch gesehen verursachten Kopfschmerzen im Jahr 2019 im Rahmen der GBD2019-Studie 46,6 Millionen Jahre mit einer Behinderung (YLDs). Das entspricht 5,4 % der Gesamt-YLDs. 88,2 % macht dabei die Migräne aus.

In der Altersklasse 15-49 Jahre nehmen die Kopfschmerzen sogar Platz 1 ein, gefolgt von Rückenschmerzen und depressiven Erkrankungen. Betrachtet man die Geschlechter über alle Altersklassen getrennt, dann nehmen Kopfschmerzen bei den Frauen Platz 3 der YLDs (nach Rückenschmerzen und gynäkologischen Erkrankungen), bei den Männern Platz 5 ein (nach Rückenschmerzen, altersbedingte Höreinschränkung, Diabetes und depressiven Erkrankungen).

Chronische Schmerzerkrankungen wie die Migräne zählen damit weltweit zu den Erkrankungen mit den stärksten krankheitsbedingten Einschränkungen und haben v.a. im jüngeren und mittleren Lebensalter besonders starke Auswirkungen auf das Leben der Patienten.

3.1.2. Epidemiologie von Kopfschmerzen

Entsprechend der *Global Burden of Disease Study* aus dem Jahr 2016 (GBD 2016 Disease and Injury Incidence and Prevalence Collaborators, 2016) leiden weltweit ca. 1 Milliarde Menschen an einer Migräne (exakt: 1,04 Milliarden, 95%iges Konfidenzintervall 1,00-1,09 Milliarden).

In einem systematischen Review und einer großen Metaanalyse haben Woldeamanuel und Cowan im Jahr 2017 untersucht, wie hoch die weltweite *prozentuale* Prävalenz einer Migräne ist (Woldeamanuel and Cowen, 2017). Es handelt sich bei dieser Studie um eine der größten Metaanalysen zu dieser Thematik, die verschiedene Regionen berücksichtigte (Afrika, Zentral- und Südamerika, Asien, Nordamerika und Europa). Zusammengefasst wurde in dieser Untersuchung eine weltweite Prävalenz von 11,6 % berechnet.

Grundsätzlich haben ältere epidemiologische Studien häufig das Problem, dass unterschiedliche Kopfschmerzklassifikationssysteme verwendet wurden. Erst seit 1988 gibt es mit der **ersten** IHS-Klassifikation (☞ Kap. 3.2.1.1.) ein allgemein anerkanntes Klassifikationssystem, so dass ab ca. den 1990ern repräsentative Kopfschmerzstudien bzgl. der Epidemiologie möglich waren. Seit dieser Zeit gab es speziell auch in Deutschland mehrere größere Erhebungen (Straube und Ruscheweyh, 2019).

Eine frühe Studie aus dem Jahr 1994 rekrutierte 5000 für die Gesamtbevölkerung repräsentative Personen (Göbel et al., 1994). Es handelte sich um eine Fragebogenstudie. Die Probanden gaben an, dass sie im Mittel 2,8 Kopfschmerztage pro Monat hätten. Ca. 71 % der Probanden berichteten, dass sie schon einmal Kopfschmerzen hatten. 27,5 % hatten eine Migräne, 38,3 % einen Spannungskopfschmerz. Bei 5,6 % konnte die Kopfschmerzart nicht zugeordnet werden. Bei dieser Studie wurde die **Lebenszeitprävalenz** untersucht.

In einer zweiten Studie wurde bei 2000 Studienteilnehmern die 12-Monatsprävalenz einer Migräne untersucht (Ensink et al., 1994). Dabei fanden sich im Vergleich zur ersten Studie divergente Resultate: 23,4 % der Befragten gaben an, an Kopfschmerzen zu leiden, davon hatten 3,6 % eine Migräne.

Seit 2000 gab es schließlich drei größere epidemiologische Studien, die die Prävalenz von verschiedenen Kopfschmerzarten in Deutschland näher untersuchten. In den Studien wurde die IHS-Klassifikation II verwendet (Headache Classification Subcommittee of the International Headache Society, 2004), weswegen sie gut vergleichbar sind:

- Die Studie der Deutschen Migräne- und Kopfschmerzgesellschaft (**DMKG-Studie**) mit finanzieller Unterstützung durch Industriepartner. In diese Studie wurden 7417 Teilnehmer aus verschiedenen Gebieten Deutschlands (d.h. Pommern, Augsburg und Dortmund) eingeschlossen (Pfaffenrath et al., 2009). Der Prävalenzzeitraum betrug 6 Monate, bei der Studie wurde ein persönliches Interview durchgeführt. 6,8 % der Bevölkerung hatte eine Migräne, einen Spannungskopfschmerz hatten 19,9 %. Die Prävalenz des Clusterkopfschmerzes war mit 0,15 % deutlich geringer.
- Im Rahmen einer Telefoninterview-Studie (Radtke et al., 2009) wurde bei 7330 Teilnehmern die 12-Monatsprävalenz von Kopfschmerzen und der Migräne evaluiert (“**Gesundheits-Survey-Studie**”). 60,2 % der Bevölkerung gaben Kopfschmerzen an, eine Migräne hatten 10,6 %.
- In einer **BMBF-geförderten Studie** (BMBF: Bundesministerium für Bildung und Forschung) wurde in 3 deutschen Städten (Essen, Münster und Sigmaringen) die 12-Monatsprävalenz von Kopfschmerzen erhoben (Yoon et al., 2012). 58,8 % der Bevölkerung gab Kopfschmerzen an, 16,6 % hatten eine Migräne, 12,5 % einen Spannungskopfschmerz. 19,9 %. Auch hier war die die Prävalenz des Clusterkopfschmerzes mit 0,12 % deutlich geringer (Evers et al., 2007).

Zusammenfassend betrug damit in diesen 3 Studien die Spannweite für die **Kopfschmerzprävalenz** 47,4-60,2 %, für eine **Migräne** 6,8-16,6 %.

Tab. 3.1. fasst die Kopfschmerzprävalenzen für die drei Studien übersichtlich zusammen.

	DMKG-Studie	Gesundheits-Suvey	BMBF-Studie
Studienteilnehmer	7417	7330	9912
Prävalenzzeitraum	6 Monate	12 Monate	12 Monate
Erhebung	Persönliches Interview	Telefoninterview	Fragebogen
Prävalenz Kopfschmerzen (%)	47,4	60,2	58,8
Migräne (%)	6,8	10,6	16,6
Migräne mit Aura (%)	1,6	3,6	n.e.
Spannungskopfschmerz (%)	19,9	n.e.	12,5
Clusterkopfschmerz (%)	0,15	n.e.	0,12

Tab. 3.1: Kopfschmerzprävalenzen in den drei großen deutschen Studien (modifiziert nach Straube und Ruscheweyh, 2019). n.e.: nicht erhoben.

▶ Geschlechterverteilung

Eine Migräne betrifft Frauen häufiger als Männer (Ashina et al., 2021). Das Geschlechterverhältnis beträgt ca. 2,5-3 : 1 (Ashina et al., 2021). Bei der chronischen Migräne sind sogar 4- bis 4,5-mal mehr Frauen als Männer betroffen. Zahlenmäßig hat einer von 16 Männern eine Migräne und eine von 5 Frauen (Lipton et al., 2007). Neben dieser ungleichen Geschlechterverteilung ist die Prävalenz einer Migräne auch vom Lebensalter abhängig. Basierend auf den Daten der *Global Burden of Disease*-Studie 2016 stellt Abb. 3.1 die Abhängigkeit der Prävalenz von Geschlecht und Alter graphisch dar (Ashina et al., 2021).

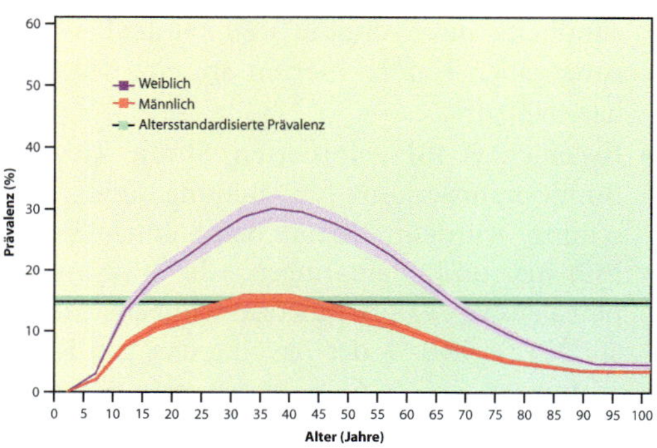

Abb. 3.1: Abhängigkeit der Migräneprävalenz von Geschlecht und Alter. Modifiziert nach Ashina et al., 2021.

▶ Kopfschmerzen bei Kindern

Durchschnittlich leidet ca. ein von 11 Kindern an Kopfschmerzen. In einer DMKG-Studie (Fendrich et al., 2007) wurde bei 3324 Schülern die Kopfschmerzprävalenz über 3 Monate erfasst. 69,4 % gaben an, an Kopfschmerzen zu leiden (59,5 % Jungen, 87,8 % Mädchen). 4,4 % gaben an, mindestens jeden zweiten Tag Kopfschmerzen zu haben. Nach der DMKG (Quelle: www.dmkg.org) beträgt bei Kindern und Jugendlichen "die Prävalenz für Kopfschmerzen 54,4 % und für Migräne 9,1 %. In einer Befragung von 1445 Gymnasiasten im Alter von 12 bis 19 Jahren zeigte sich, dass 83,1 % mindestens einmal in den letzten sechs Monaten an Kopfschmerz gelitten hatten. Davon hatten 41,2 % Spannungskopfschmerzen, 9,4 % Migräne und 32,5 % Kopfschmerz vom Mischtyp mit Migräne und Spannungskopfschmerzen."

▶ Vestibuläre Migräne

Die Lebenszeitprävalenz der vestibulären Migräne wird in der Literatur mit ca. 1 % angegeben (Obermann et al., 2013). Die 12-Monatsprävalenz liegt bei 0,9 %. Frauen sind 1,5- bis 5-mal häufiger betroffen als Männer. Migräniker geben grundsätzlich in Studien an, dass sie neben Schmerzen auch häufiger Schwindel haben. Dabei ist allerdings häufig der Gebrauch des Wortes "Schwindel" unpräzise. Dennoch scheint es unabhängig von der vestibulären Migräne eine überzufällig häufige Assoziation einer Migräne mit Schwindelsymptomen zu geben (Obermann et al., 2013).

▶ Kopfschmerz bei Medikamentenübergebrauch

Die Prävalenz des Kopfschmerzes bei Medikamentenübergebrauch beträgt in Europa ca. 1-2 % (Diener et al., 2020). Frauen sind deutlich häufiger betroffen (bis zu 93 %). Bei Patienten mit chronischen Kopfschmerzen, insbesondere bei chronischen Migränikern, beträgt die Prävalenz bis zu 70 %. Bei ca. 80 % der Patienten mit einem Kopfschmerz mit Medikamentenübergebrauch liegt primär eine Migräne zugrunde.

▶ Chronische Migräne

Die Prävalenz der chronischen Migräne hängt sehr von der zugrundeliegenden Definition ab (Diener et al., 2013). Die chronische Migräne wurde ab der Mitte der 1990er als sogenannte "transfomierte Migräne" beschrieben. Ab 2004 war sie in der 2. Auflage der internationalen Kopfschmerzklassifikation verzeichnet. Ab 2006 erfolgte eine erneute Revision der Kriterien für eine chronische Migräne (☞ Kap. 3.2.2.5.) Entsprechend heterogen sind die in der Literatur zu findenden Prävalenzzahlen. In der DMKG-Studie (Yoon et al., 2012) war eine chronische Migräne bei 0,2 % der untersuchten Population vorhanden (12-Monatsprävalenz). In anderen Studien werden teilweise etwas höhere Prävalenzen berichtet (0,5 % bis zu 2,4 %). Patienten mit einer chronischen Migräne haben durchschnittlich ein höheres Lebensalter (42 Jahre im Mittel), was in erster Linie aus der zeitlichen Entwicklung einer Chronifizierung resultiert (Straube et al., 2012).

3.1.3. Komorbiditäten der Migräne

Es existiert eine Reihe von Erkrankungen, die mit einer Migräne ohne oder mit Aura assoziiert sind.

Diese können eingeteilt werden in vaskuläre Erkrankungen, psychiatrische Erkrankungen, andere Schmerzerkrankungen, audiovestibuläre Erkrankungen und sonstige Erkrankungen. Im Folgenden werden die Prävalenzen und "*Odds Ratios*" für häufige Komorbiditäten angegeben (Daten nach Müller et al., 2013).

▶ Vaskuläre Erkrankungen betreffen insbesondere:

- Behandlungsbedürftige arterielle Hypertonie (Prävalenz 9,4 %; Odds Ratio 1,55)
- Schlaganfall (Prävalenz 1,0 %; Odds Ratio 1,26). V.a. bei Patienten mit einer Migräne mit Aura ist das Schlaganfallrisiko erhöht.
- Koronare Herzerkrankung (Prävalenz 1,1 %; Odds Ratio für Frauen 1,57)

▶ Psychiatrische Erkrankungen:

- Depression (Prävalenz 12-17 %; Odds Ratio 2,2)
- Angsterkrankungen (Prävalenz 5 %; Odds Ratio 2,3-3,8)
- Schlafstörungen (Odds Ratio 3,3)

▶ Andere Schmerzerkrankungen:

- Chronische Lumbalgie, Lumboischialgien (Prävalenz 19,1 %; Odds Ratio 1,7)
- Chronische Nackenschmerzen nach Schleudertrauma der Halswirbelsäule (Prävalenz 5,3 %; Odds Ratio 2,19)
- Chronische Nackenschmerzen (Prävalenz 44,1 %; Odds Ratio 2,61)
- Andere Kopfschmerzen (z.B. Kopfschmerz vom Spannungstyp, primär stechender Kopfschmerz)
- Craniomandibuläre Dysfunktion (CMD, Prävalenz 8 %; Odds Ratio 2,1)
- Fibromyalgie (Prävalenz 0,8 %; Odds Ratio 3,77)
- Gelenkerkrankungen

▶ Audiovestibuläre Erkrankungen (Prävalenz 7-8 %; Odds Ratio 1,29)

- Schwindel
- Morbus Menière (Prävalenz 0,5 %; Odds Ratio 1,64)
- Tinnitus (Prävalenz 7,8 %; Odds Ratio 1,29)

▶ Sonstige Erkrankungen:

- Epilepsie (Prävalenz 1,7 %; Odds Ratio 1,53)
- Schilddrüsenerkrankungen (Prävalenz: 4,5 %; Odds Ratio 1,94)
  - Hyperthyreose (Prävalenz 1,5 %; Odds Ratio 1,80)
  - Hypothyreose (Prävalenz 1,3 %; Odds Ratio 2,11)
- Adipositas (erhöht die Attackenfrequenz; Odds Ratio 1,3-5,7)
- Gastrointestinale Erkrankungen (Odds Ratio 2,7)
- Autoimmunerkrankungen (Prävalenz 7,3 %; Odds Ratio 1,48)
- Asthma bronchiale (Prävalenz 8,7 %; Odds Ratio 1,36)
- Osteoporose (Prävalenz 1,3 %; Odds Ratio 1,89)
- Nierensteine (Prävalenz 3,4 %; Odds Ratio 1,43)
- Erektile Dysfunktion (ED, Odds Ratio 1,63)
- Psoriasis (Prävalenz 4,1 %; Odds Ratio 1,38)

Merke:

Das Erfassen von Komorbiditäten sollte stets im Rahmen einer sorgfältigen Kopfschmerzanamnese erfolgen. Komorbiditäten sollten bei der Auswahl der Medikamente unbedingt berücksichtigt werden.

3.1.4. Fazit

Die Migräne ist eine der häufigsten Erkrankungen des Menschen. Sie geht mit zahlreichen Komorbiditäten einher. Die Mehrzahl der Patienten hat eine episodische Migräne mit oder ohne Aura. Deutlich seltener treten die chronische Migräne, die vestibuläre Migräne und ein Kopfschmerz bei Medikamentenübergebrauch auf. Die meisten Kopfschmerzpatienten können entsprechend dieser Häufigkeiten daher sehr gut ambulant durch eine differenzierte Beratung und Therapie behandelt werden. Deutlich weniger Patienten benötigen spezielle tagesklinische oder stationäre Kopfschmerzprogramme.

3.2. Klassifikation der Kopfschmerzen und Migräne

3.2.1. Allgemeines zur Kopfschmerzklassifikation

3.2.1.1. Geschichte der Kopfschmerzklassifikation

Bereits in der Antike hatte die Menschheit das Bestreben, Kopfschmerzen einzuteilen. Ein Beispiel ist die Differenzierung in **episodisch** ("Cephalalgia") und **chronisch** ("Cephalea") von Aretaios von Kappadokien im 1. bzw. 2. Jahrhundert nach Christus. Eine ausführliche Darstellung der Historie der Migräne inklusive ihrer verschiedenen Einteilungen über die Jahrhunderte findet sich in Kap. 2.

Eine Klassifikation setzt natürlich nicht nur ein tieferes Verständnis der Phänomenologie, sondern auch der Ursachen von Kopfschmerzen voraus. Harald Wolff war im 20 Jahrhundert ein Pionier der vaskulären Hypothese der Migräne (☞ Kap. 2.4.) und federführend daran beteiligt, dass im Jahre 1962 eine Ad-hoc-Kommission der *American Academy of Neurology* eine erste systematische Kopfschmerzklassifikation herausgegeben hat (Ad Hoc Committee on Classification of Headache, 1962). Es wurden hier explizit ätiologische Faktoren bei der Einteilung berücksichtigt und viele Begriffe sind auch heute noch teilweise im neurologischen Sprachgebrauch zu finden. Beispiele sind "Muskelkontraktionsschmerz" oder "vaskulärer Kopfschmerz".

Schließlich wurde im Jahr 1988 von der *International Headache Society* (IHS) die erste Auflage der internationalen Kopfschmerzklassifikation herausgegeben (International Classification of Headache Disorders; ICHD-1; Headache Classification Committee of the International Headache Society 1988). Es folgten verschiedene Überarbeitungen, die zweite Auflage erschien 2004 (ICHD-2; Headache Classification Committee of the International Headache Society, 2004), die 3. Auflage in einer "Beta-Version" im Jahre 2013 als ICHD-3-beta (Headache Classification Committee of the International Headache Society, 2013). Die ICHD-3-beta-Version war im Internet zugänglich und konnte durch entsprechende Vorschläge weltweit modifiziert werden (nach Konsensusbildung im Kopfschmerzklassifikationskomitee). Schließlich wurde daraus 2018 die endgültige 3. Auflage ICHD-3 (Headache Classification Committee of the International Headache Society, 2018). Professor Jes Olesen aus Kopenhagen war Vorsitzender des Komitees. Die Kopfschmerzklassifikation ist nun im Jahr 2022 in der neuen ICD-11 eingegangen. Es ist sicher ein wichtiger Meilenstein, dass damit die Einteilung der Kopfschmerzen nunmehr in den wichtigsten Diagnosekatalog der Medizin aufgenommen wird.

Professor Olesen schreibt in seinem Vorwort zur ICHD-3 (Headache Classification Committee of the International Headache Society, 2018):

"Mit der Kopfschmerzklassifikation in der ICHD-1 wandelten sich Kopfschmerzen von den mit am schlechtesten klassifizierten neurologischen Erkrankungen zu den bestklassifizierten. Wir haben diese Dynamik 30 Jahre lang beibehalten, und die Überlegenheit unserer Klassifikation zeigte sich neulich im Rahmen der Arbeit des Komitees in Genf am neurologischen Teil der ICD-11. Keine andere Fachrichtung innerhalb der Neurologie verfügt über eine derartige systematische Klassifikation samt expliziten Diagnosekriterien für jede Krankheitsentität. Ich hoffe aufrichtig, dass sich diese Tradition in der Zukunft aufrechterhalten lässt und dass die Kopfschmerzklassifikation weiterhin zur kontinuierlichen Wegbereiterin für die Klassifikation von neurologischer Erkrankungen bleiben wird."

3.2.1.2. Aufbau der Kopfschmerzklassifikation ICHD-3

Obwohl es 3 verschiedenen Auflagen der Kopfschmerzklassifikation gibt, wurde stets der grundsätzliche Aufbau beibehalten.

Die verschiedenen Teile der aktuellen Klassifikation sind folgende:

- primäre Kopfschmerzerkrankungen (Teil I)
- sekundäre Kopfschmerzerkrankungen (Teil II)
- schmerzhafte kraniale Neuropathien und andere Gesichtsschmerzen (Teil III)
- Appendix (Teil IV)

Eine detaillierte Übersicht über den Aufbau der Klassifikation wird in Tab. 3.2 dargestellt.

Teil 1: Primäre Kopfschmererkrankungen
• 1. Migräne • 2. Kopfschmerz vom Spannungstyp • 3. Trigeminoautonome Kopfschmerz-erkrankungen • 4. Andere primäre Kopfschmerzerkrankungen
Teil 2: Sekundäre Kopfschmerzerkrankungen
• 5. Kopfschmerz zurückzuführen auf ein Trauma oder eine Verletzung des Kopfes und/oder Halses • 6. Kopfschmerzen zurückzuführen auf eine Erkrankung der Kopf- oder Halsgefäße • 7. Kopfschmerzen zurückzuführen auf eine nichtvaskuläre intrakranielle Erkrankung • 8. Kopfschmerzen zurückzuführen auf eine Substanz oder ihren Entzug • 9. Kopfschmerzen zurückzuführen auf eine Infektion • 10. Kopfschmerzen zurückzuführen auf eine Störung der Homöostase • 11. Kopfschmerzen oder Gesichtsschmerzen zurückzuführen auf eine Erkrankung des Schädels, des Halses, der Augen, der Ohren, der Nase, der Nasennebenhöhlen, der Zähne, des Mundes oder anderer Gesichts- oder Schädelstrukturen • 12. Kopfschmerzen zurückzuführen auf eine psychiatrische Erkrankung
Teil 3: Schmerzhafte kraniale Neuropathien und andere Gesichtsschmerzen
• 13. Schmerzhafte kraniale Neuropathien und andere Gesichtsschmerzen • 14. Andere Kopfschmerzerkrankungen

Tab. 3.2: Aufbau der Internationalen Kopfschmerz-klassifikation (Version ICHD-3).

Die Unterscheidung in **primär** (Teil 1) und **sekundär** (Teil 2) ist dabei eine auch für den klinischen Alltag äußerst relevante Differenzierung. In der Kopfschmerzanamnese und -untersuchung versucht man stets sekundäre, d.h. symptomatische Kopfschmerzen zu abzugrenzen (☞ Kap. 4.).

Grundsätzlich ist die aktuelle Kopfschmerz-Klassifikation nunmehr **phänomenologisch** ausgerichtet. Das heißt die Diagnose der Kopfschmerzen orientiert sich an den **Symptomen** und nicht an der **Ätiologie**.

Es werden **Kopfschmerzen** klassifiziert und keine **Patienten**. Ein Patient kann also durchaus mehrere Kopfschmerzarten haben.

Schließlich hatte bei den Kriterien sehr oft eine hohe Spezifität Vorrang, was teilweise zu Lasten der Sensitivität ging. Nur so kann man aber mit der gebotenen diagnostischen Sicherheit seltenere Kopfschmerzsyndrome (z.B. einen Clusterkopfschmerz) voneinander differenzieren.

3.2.1.3. Wo ist die Kopfschmerzklassifikation erhältlich?

Im **nächsten Kapitel** (3.2.2.) werden wichtige Diagnosekriterien für wesentliche Migräneformen und andere relevante Kopfschmerzen ausführlich dargestellt. Das vorliegende Buch ermöglicht somit im klinischen Alltag ein schnelles Nachschlagen von relevanten Kopfschmerzformen.

Möchte man die **gesamte** Klassifikation einsehen, so werden folgende Zugangswege empfohlen:

Insgesamt werden in der ICHD-3 weit über 300 Kopfschmerzarten differenziert. Auf der Seite www.ihs-headache.org kann man sich online die gesamte Klassifikation durchlesen. Hier kann man sich auch Präsentationen und *pocket cards* downloaden. Ebenfalls gibt es mehrsprachige Übersetzungen, inklusiver einer deutschen Version.

Die deutsche Übersetzung wurde auch in der Zeitung "**Nervenheilkunde**" publiziert. Die relevante Ausgabe ist: Evers S. ICHD-3 Nervenheilkunde 2019;38:S3-S182.

Auf der Homepage der Deutschen Migräne- und Kopfschmerzgesellschaft (DMKG) kann man eine deutsche Version der ICHD-3 als pdf-Datei herunterladen: www.dmkg.de/kopfschmerzklassifikation

Informationen zur ICD-11 finden Sie u.a. unter: www.bfarm.de/DE/Kodiersysteme/Klassifikationen/ICD/ICD-11/_node.html und www.icd.who.int/en

3.2.2. Klassifikation wichtiger Kopfschmerzarten

Im Folgenden sollen wesentliche Diagnosekriterien, die im Rahmen einer Migränesprechstunde besonders relevant sind, aufgeführt werden. Die Texte sind dabei eine Modifikation der deutschen Version der ICHD-3 (www.dmkg.de/kopfschmerzklassifikation).

3.2.2.1. Migräne/allgemeine Unterteilung

Die Migräne befindet sich als wichtige primäre Kopfschmerzerkrankung im Kapitel 1. von Teil I. Im Detail sind folgende Entitäten im Migränekapitel aufgeführt (☞ Tab. 3.3):

1. Migräne
1.1 Migräne ohne Aura
1.2 Migräne mit Aura
1.2.1 Migräne mit typischer Aura
1.2.1.1 Typische Aura mit Kopfschmerz
1.2.1.2 Typische Aura ohne Kopfschmerz
1.2.2 Migräne mit Hirnstammaura
1.2.3 Hemiplegische Migräne
1.2.3.1 Familiäre hemiplegische Migräne (FHM)
1.2.3.1.1 Familiäre hemiplegische Migräne Typ 1 (FHM1)
1.2.3.1.2 Familiäre hemiplegische Migräne Typ 2 (FHM2)
1.2.3.1.3 Familiäre hemiplegische Migräne Typ 3 (FHM3)
1.2.3.1.4 Familiäre hemiplegische Migräne, andere Genloci
1.2.3.2 Sporadische hemiplegische Migräne (SHM)
1.2.4 Retinale Migräne
1.3 Chronische Migräne
1.4 Migränekomplikationen
1.4.1 Status migränosus
1.4.2 Anhaltende Aura ohne Hirninfarkt
1.4.3 Migränöser Infarkt
1.4.4 Epileptische Anfälle, durch Migräneaura getriggert
1.5 Wahrscheinliche Migräne
1.5.1 Wahrscheinliche Migräne ohne Aura
1.5.2 Wahrscheinliche Migräne mit Aura
1.6 Episodische Syndrome, die potenziell mit Migräne einhergehen
1.6.1 Rezidivierende gastrointestinale Störungen
1.6.1.1 Zyklisches Erbrechen
1.6.1.2 Abdominelle Migräne
1.6.2 Gutartiger paroxysmaler Schwindel
1.6.3 Gutartiger paroxysmaler Tortikollis

Tab. 3.3: Unterformen der Migräne.

3.2.2.2. Migräne ohne Aura (Kapitel 1.1 der ICHD-3)

Die Migräne ohne Aura (Kapitel 1.1. der ICHD-3) stellt die wichtigste und häufigste Migräneform dar. Sie liegt bei ca. 85 % aller Migränepatienten vor.

Beschreibung

Wiederkehrende Kopfschmerzerkrankung, die sich in Attacken von 4 bis 72 Stunden Dauer manifestiert. Typische Kopfschmerzcharakteristika sind einseitige Lokalisation, pulsierender Charakter, mäßige bis starke Intensität, Verstärkung durch körperliche Routineaktivitäten und das begleitende Auftreten von Übelkeit und/oder Licht- und Lärmüberempfindlichkeit.

Diagnostische Kriterien

- **A.** Mindestens fünf Attacken, welche die Kriterien B bis D erfüllen
- **B.** Kopfschmerzattacken, die (unbehandelt oder erfolglos behandelt) ***4 bis 72 Stunden*** anhalten
- **C.** Der Kopfschmerz weist mindestens zwei der folgenden vier Charakteristika auf:
  - **1.** einseitige Lokalisation
  - **2.** pulsierender Charakter
  - **3.** mittlere oder starke Schmerzintensität
  - **4.** Verstärkung durch körperliche Routineaktivitäten (z.B. Gehen oder Treppensteigen) oder führt zu deren Vermeidung
- **D.** Während des Kopfschmerzes besteht mindestens eines:
  - **1.** Übelkeit und/oder Erbrechen
  - **2.** Photophobie und Phonophobie
- **E.** Nicht besser erklärt durch eine andere ICHD-3-Diagnose

Anmerkungen

- Zur geforderten Zahl der Attacken: Die Differenzierung einer einmaligen oder von vereinzelten Migräneattacken von symptomatischen migräneartigen Attacken kann schwierig sein. Darüber hinaus kann die Natur einer einmaligen oder die von vereinzelten Attacken schwer zu erfassen sein. Daher werden mindestens fünf Attacken gefordert. Patienten, die ansonsten die Kriterien für eine Migräne ohne Aura erfüllen, aber bisher weniger als fünf Attacken erlitten haben, sollten als "Wahrscheinliche Migräne ohne Aura" kodiert werden.

- Zur Dauer der Attacken: Schläft ein Patient während einer Migräne ein und erwacht kopfschmerzfrei, gilt als Attackendauer die Zeit bis zum Erwachen.
- Bei Kindern und Jugendlichen (im Alter von unter 18 Jahren) können Migräneattacken 2 bis 72 Stunden dauern (eine unbehandelte Dauer von unter 2 Stunden bei Kindern bedarf noch weiterer wissenschaftlicher Untermauerung).

3.2.2.3. Migräne mit Aura (Kapitel 1.2 der ICHD-3)

Die Migräne mit Aura (Kapitel 1.2. der ICHD-3) liegt bei ca. 15 % aller Migränepatienten vor. Das Wort "Aura" leitet sich von der griechischen Göttin Aurora ("Morgenröte") ab, die den Tag ankündigt. Entsprechend kündigt eine Migräneaura die Kopfschmerzattacke an.

Beschreibung

Wiederkehrende, für Minuten anhaltende Attacken mit einseitigen, komplett reversiblen visuellen, sensorischen oder sonstigen Symptomen des Zentralnervensystems, die sich in der Regel allmählich entwickeln und denen in der Regel Kopfschmerzen und damit verbundene Migränesymptome folgen.

Diagnostische Kriterien

- **A.** Mindestens zwei Attacken, die das Kriterium B und C erfüllen
- **B.** Ein oder mehrere der folgenden vollständig reversiblen Aurasymptome:
  - **1.** visuell
  - **2.** sensorisch
  - **3.** Sprechen und/oder Sprache
  - **4.** motorisch
  - **5.** Hirnstamm
  - **6.** retinal
- **C.** Mindestens drei der folgenden sechs Merkmale sind erfüllt:
  - **1.** wenigstens ein Aurasymptom entwickelt sich allmählich über ≥5 Minuten hinweg
  - **2.** zwei oder mehr Aurasymptome treten nacheinander auf
  - **3.** jedes Aurasymptom hält 5 bis 60 Minuten an
  - **4.** mindestens ein Aurasymptom ist einseitig
  - **5.** mindestens ein Aurasymptom ist positiv
  - **6.** die Aura wird von Kopfschmerz begleitet, oder dieser folgt ihr innerhalb von 60 Minuten
- **D.** Nicht besser erklärt durch eine andere ICHD-3-Diagnose.

Anmerkungen

- Treten während einer Aura zum Beispiel drei Symptome auf, so beträgt die maximal akzeptable Dauer 3 × 60 Minuten. Motorische Symptome können bis zu 72 Stunden anhalten.
- Eine Aphasie gilt immer als einseitiges Symptom; bei einer Dysarthrie kann, aber muss es nicht so sein.
- Flimmerwahrnehmungen sowie nadelstichartige Parästhesien sind Positivsymptome einer Aura.

3.2.2.4. Weitere Untergliederungen der Migräne mit Aura

Das Kapitel "1.2. Migräne mit Aura" der ICHD-3 wird noch weiter untergliedert durch die Differenzierung verschiedener Spezialformen der Migräne mit Aura:

3.2.2.4.1. Migräne mit typischer Aura (Kapitel 1.2.1. der ICHD-3)

Beschreibung

Migräne mit Aura, bei der die Aura aus visuellen Symptomen und/oder Sensibilitätsstörungen und/oder Symptomen rund um Sprechen/Sprache besteht, jedoch ohne motorische Schwäche, und von einer allmählichen Entstehung, einem maximal einstündigen Fortbestand eines jeden Symptoms, einer Mischung aus Positiv- und Negativmerkmalen sowie vollständiger Reversibilität gekennzeichnet ist.

Diagnostische Kriterien

- **A.** Die Attacken erfüllen die Kriterien für eine Migräne mit Aura (Kapitel 1.2. der ICHD-3) und folgendes Kriterium B:
- **B.** Aura mit den beiden folgenden Merkmalen:
  - 1. vollständig reversible visuelle Symptome, Sensibilitätsstörungen und/oder Symptome rund um Sprechen/Sprache

- 2. keine motorischen, Hirnstamm- oder retinalen Symptome.

3.2.2.4.2. Typische Aura mit Kopfschmerz (Kapitel 1.2.1.1 der ICHD-3)

Beschreibung

Migräne mit typischer Aura, bei der die Aura von einem Kopfschmerz mit oder ohne Migränecharakteristik begleitet wird oder dieser innerhalb von 60 Minuten auf diese folgt.

Diagnostische Kriterien

- **A.** Die Attacken erfüllen die Kriterien für eine Migräne mit **typischer** Aura (Kapitel 1.2.1. der ICHD-3) und folgendes Kriterium B:
- **B.** Die Aura tritt in Begleitung von Kopfschmerz mit oder ohne Migränecharakteristik auf oder dieser folgt ihr innerhalb von 60 Minuten.

3.2.2.4.3. Typische Aura ohne Kopfschmerz (Kapitel 1.2.1.2 der ICHD-3)

Beschreibung

Migräne mit typischer Aura, bei der die Aura nicht von Kopfschmerz welcher Art auch immer begleitet ist oder der kein Kopfschmerz welcher Art auch immer folgt.

Diagnostische Kriterien

- **A.** Die Attacken erfüllen die Kriterien für eine Migräne mit **typischer** Aura (Kapitel 1.2.1. der ICHD-3) und folgendes Kriterium B:
- **B.** Die Aura tritt nicht in Begleitung von Kopfschmerz auf und es folgt ihr auch innerhalb von 60 Minuten kein solcher.

3.2.2.4.4. Migräne mit Hirnstammaura (Kapitel 1.2.2 der ICHD-3)

Früher verwendete Begriffe: Basilarisarterienmigräne; Basilarismigräne; Migräne vom Basilaristyp.

Beschreibung

Eine Migräne, bei der die Aurasymptome eindeutig dem Hirnstamm zuzuordnen sind und keine motorische Schwäche vorhanden ist.

Diagnostische Kriterien

- **A.** Attacken, die die Kriterien für eine 1.2 Migräne mit Aura (Kapitel 1.2. der ICHD-3) und folgendes Kriterium B erfüllen:
- **B.** Aura, bei denen beide untenstehenden Punkte erfüllt sind:
  - **1.** Mindestens 2 der folgenden vollständig reversiblen Hirnstammsymptome:
    - **a)** Dysarthrie
    - **b)** Schwindel
    - **c)** Tinnitus
    - **d)** Hörminderung
    - **e)** Doppelbilder
    - **f)** Ataxie, die nicht auf ein sensibles Defizit zurückzuführen ist
    - **g)** Bewusstseinsstörung (GCS $\leq$13)
  - **2.** Keine motorischen oder retinalen Symptome.

Anmerkungen

- Zur Dysarthrie: Es sollte die Abgrenzung einer Dysarthrie von einer Aphasie erfolgen.
- Zum Begriff Schwindel: Schwindel beinhaltet keine Benommenheit und ist von dieser abzugrenzen.
- Zur Hörminderung: Dieses Kriterium ist nicht erfüllt, wenn Patienten von einem "Völlegefühl" im Ohr berichten.
- Zu dem Begriff Doppelbilder: Diplopie umfasst kein Verschwommensehen (oder schließt dieses aus).
- Zum Begriff Bewusstseinsstörung: Eine Abschätzung der Bewusstseinsstörung nach der *Glasgow Coma Scale* (GCS) mag bereits bei Aufnahme erfolgt sein; alternativ erlauben eindeutig vom Patienten geschilderte Defizite eine GCS-Einstufung.
- Bei Vorliegen motorischer Symptome wird die Erkrankung als hemiplegische Migräne (Kapitel 1.2.3 der ICHD-3) kodiert.

Es folgen nun weitere spezielle Migräneformen, die mit speziellen Aurasymptomen einhergehen. Diese Kopfschmerzformen sind zwar selten, können aber im klinischen Alltag durchaus eine große diagnostische Herausforderung darstellen.

3.2.2.4.5. Hemiplegische Migräne (Kapitel 1.2.3 der ICHD-3)

Beschreibung

Migräne mit Aura, die eine motorische Schwäche einschließt.

Diagnostische Kriterien

- **A.** Attacken erfüllen die Kriterien für eine Migräne mit Aura (Kapitel 1.2. der ICHD-3) und folgendes Kriterium B:
- **B.** Aura, bei der die beiden untenstehenden Punkte erfüllt sind:
  - 1. Vollständig reversible motorische Schwäche
  - 2. Vollständig reversible visuelle, sensible und/oder sprech-/sprachbezogene Symptome.

Anmerkung

- Der Begriff "plegisch" bezeichnet in den meisten Sprachen eine komplette Lähmung, die meisten Attacken sind jedoch von motorischer Schwäche gekennzeichnet. Es kann teilweise schwer sein, zwischen einer muskulären Schwäche und einem Sensibilitätsverlust zu unterscheiden.
- Die motorischen Symptome halten im Allgemeinen weniger als 72 Stunden an, bei manchen Patienten kann die motorische Schwäche jedoch über Wochen fortbestehen.

3.2.2.4.6. Familiäre hemiplegische Migräne (FHM) (Kapitel 1.2.3.1 der ICHD-3)

Beschreibung

Migräne mit Aura, die eine motorische Schwäche einschließt. Wenigstens ein Verwandter ersten oder zweiten Grades weist ebenfalls Migräneauren mit einer motorischen Schwäche auf.

Diagnostische Kriterien

- **A.** Die Attacken erfüllen die Kriterien für eine hemiplegische Migräne (Kapitel 1.2.3 der ICHD-3)
- **B.** Wenigstens ein Verwandter ersten oder zweiten Grades hat ebenfalls Attacken gehabt, die die Kriterien für eine hemiplegische Migräne (Kapitel 1.2.3 der ICHD-3) erfüllen

Anmerkungen

- Neuere genetische Daten erlauben heute eine präzisere Definition der familiären hemiplegischen Migräne als zuvor. Spezifische genetische Subtypen konnten identifiziert werden: Bei der FHM1 finden sich Mutationen im *CACNA1A*-Gen (Kodierung für einen Kalziumkanal) auf Chromosom 19 und bei FHM2-Mutationen im *ATP1A2*-Gen (Kodierung für eine K/Na-ATPase) auf Chromosom 1; und bei der FHM3 liegen Mutationen im *SCN1A*-Gen (Kodierung für einen Natriumkanal) auf Chromosom 2 vor. Möglicherweise existieren noch weitere, bislang nicht identifizierte Genloci.
- Wurde eine genetische Untersuchung durchgeführt, sollte der genetische Subtyp (sofern ermittelt) an der fünften Stelle angegeben werden.
- Es konnte gezeigt werden, dass bei der familiären hemiplegischen Migräne Kapitel 1.2.3.1 der ICHD-3) zusätzlich zu den typischen Aurasymptomen sehr oft Hirnstammsymptome auftreten und dass Kopfschmerzen praktisch immer vorhanden sind. In seltenen Fällen können während einer FHM-Attacke Bewusstseinsstörungen (bis zum Koma), Verwirrtheitszustände, Fieber und eine Liquorpleozytose auftreten.
- Die familiäre hemiplegische Migräne wird häufig mit einer Epilepsie verwechselt und als solche (erfolglos) behandelt. FHM1-Attacken können durch (leichte) Schädel-Hirn-Traumen getriggert werden. In ungefähr 50 % der Familien mit FHM ritt unabhängig von den Migräneattacken eine chronische progressive zerebelläre Ataxie auf.

Entsprechend ergeben sich nach genetischer Testung folgende Unterformen der familiären hemiplegischen Migräne:

Familiäre hemiplegische Migräne Typ 1 (FHM1; Kapitel 1.2.3.1.1 der ICHD-3)

Diagnostische Kriterien

- **A.** Die Attacken erfüllen die Kriterien für eine familiäre hemiplegische Migräne (Kapitel 1.2.3.1 der ICHD-3)
- **B.** Nachgewiesene Mutation im *CACNA1A*-Gen.

Familiäre hemiplegische Migräne Typ 2 (FHM2; Kapitel 1.2.3.1.2 der ICHD-3)

Diagnostische Kriterien

- **A.** Die Attacken erfüllen die Kriterien für eine familiäre hemiplegische Migräne (Kapitel 1.2.3.1 der ICHD-3)
- **B.** Nachgewiesene Mutation im *ATP1A2*-Gen.

Familiäre hemiplegische Migräne Typ 3 (FHM3; Kapitel 1.2.3.1.3 der ICHD-3)

Diagnostische Kriterien

- **A.** Die Attacken erfüllen die Kriterien für eine familiäre hemiplegische Migräne (Kapitel 1.2.3.1 der ICHD-3)
- **B.** Nachgewiesene Mutation im *SCN1A*-Gen.

Familiäre hemiplegische Migräne, andere Genloci (Kapitel 1.2.3.1.4 der ICHD-3)

Diagnostische Kriterien

- **A.** Die Attacken erfüllen die Kriterien für eine familiäre hemiplegische Migräne (Kapitel 1.2.3.1 der ICHD-3)
- **B.** Genetische Untersuchungen ergaben keine Mutation in den *CACNA1A*-, *ATP1A2*- oder *SCN1A*-Genen.

Sporadische hemiplegische Migräne (SHM; Kapitel 1.2.3.2 der ICHD-3)

Beschreibung

Migräne mit Aura, die eine motorische Schwäche einschließt. Kein Verwandter ersten oder zweiten Grades weist ebenfalls Migräneauren mit einer motorischen Schwäche auf.

Diagnostische Kriterien

- **A.** Die Attacken erfüllen die Kriterien für eine hemiplegische Migräne (entsprechend Kapitel 1.2.3 der ICHD-3)
- **B.** Kein Verwandter ersten oder zweiten Grades erfüllt die Kriterien für eine hemiplegische Migräne (entsprechend Kapitel 1.2.3 der ICHD-3)

Retinale Migräne (Kapitel 1.2.4 der ICHD-3)

Beschreibung

Wiederholte Anfälle von monokulären visuellen Phänomenen wie Flimmern, Skotomen oder Erblindung in Verbindung mit Migränekopfschmerzen.

Diagnostische Kriterien

- **A.** Attacken, die die Kriterien für eine Migräne mit Aura (entsprechend Kapitel 1.2 der ICHD-3) und folgendes Kriterium B erfüllen:
- **B.** Eine Aura, auf welche die beiden folgenden Punkte zutreffen:
  - **1.** vollständig reversible, monokuläre, positive und/oder negative visuelle Phänomene (z.B. Flimmern, Skotome oder Blindheit).
    Der Befund sollte während der Attacke auf einem der beiden folgenden Wege oder durch beide bestätigt werden:
    - **a)** ärztliche Untersuchung des Gesichtsfelds
    - **b)** Zeichnung eines monokulären Gesichtsfelddefekts durch den Patienten (nach vorangehender genauer Instruktion)
  - **2.** Es ist wenigstens einer der folgenden Punkte erfüllt:
    - **a)** entwickelt sich allmählich über ≥5 Minuten hinweg
    - **b)** Symptome halten 5 bis 60 Minuten an
    - **c)** begleitet oder innerhalb von 60 Minuten gefolgt von Kopfschmerzen
- **C.** Nicht besser erklärt durch eine andere ICHD-3-Diagnose. Andere Ursachen einer Amaurosis fugax wurden ausgeschlossen.

Anmerkungen

- Einige Patienten, die eine monokulare Sehstörung beschreiben, haben in Wirklichkeit eine Hemianopsie. Es wurde über einige Fälle ohne begleitende Kopfschmerzen berichtet, bei denen der ursächliche Zusammenhang mit einer Migräne jedoch nicht gesichert ist.
- Die retinale Migräne ist eine außerordentlich seltene Ursache eines vorübergehenden monokularen Sehverlusts. Es wurden auch bereits Fälle eines dauerhaften monokularen Sehverlusts in Verbindung mit Migräne beschrieben. Es sind

geeignete Untersuchungen durchzuführen, um andere Ursachen einer transienten monokularen Blindheit auszuschließen.

3.2.2.5. Chronische Migräne (Kapitel 1.2 der ICHD-3)

Die chronische Migräne stellt für eine Kopfschmerzambulanz eine wichtige Entität dar. Prophylaktische Maßnahmen sollten idealerweise die Transformation einer episodischen in eine chronische Migräne verhindern.

An der chronischen Migräne kann man sich auch die generelle Definition eines chronischen Kopfschmerzes nach der ICHD-3 vergegenwärtigen: Ein chronischer Kopfschmerz liegt vor, wenn dieser über mindestens 3 Monate mindestens an 15 Tagen pro Monat (d.h. mindestens jeden 2. Tag im Monat) auftritt. Dies gilt nicht nur für die Migräne, sondern auch für andere Kopfschmerzformen, wie beispielsweise dem Spannungskopfschmerz.

Beschreibung

Kopfschmerz, der über mehr als 3 Monate an 15 oder mehr Tagen/Monat auftritt und der an mindestens 8 Tagen/Monat die Merkmale eines Migränekopfschmerzes aufweist.

Diagnostische Kriterien

- **A.** Kopfschmerz (migräneartig oder spannungstypartig1) an ≥15 Tagen/Monat über >3 Monate, welcher folgende Kriterien B und C erfüllt:
- **B.** Auftreten bei einem Patienten, der mindestens fünf Attacken gehabt hat, welche die Kriterien B bis D für eine Migräne ohne Aura (entsprechend Kapitel 1.1 der ICHD-3) und/oder die Kriterien B und C für eine Migräne mit Aura (entsprechend Kapitel 1.2 der ICHD-3) erfüllt.
- **C.** An ≥8 Tagen/Monat über >3 Monate, wobei einer der folgenden Punkte erfüllt ist:
  - 1. Kriterium C und D für eine Migräne ohne Aura (entsprechend Kapitel 1.1 der ICHD-3)
  - 2. Kriterium B und C für eine Migräne mit Aura (entsprechend Kapitel 1.2 der ICHD-3)
  - 3. Der Patient geht bei Kopfschmerzbeginn von einer Migräne aus und der Kopfschmerz lässt sich durch ein Triptan- oder Ergotaminderivat lindern
- **D.** Nicht besser erklärt durch eine andere ICHD-3-Diagnose.

Anmerkungen

(aus der deutschen Übersetzung der ICHD-3, modifiziert nach Evers, 2018)

- Der Grund, warum die chronische Migräne von episodischen Migränetypen abgehoben wird ist der, dass es unmöglich ist, die einzelnen Kopfschmerzepisoden bei Patienten mit derart häufigen oder ständigen Kopfschmerzen voneinander abzugrenzen. Tatsächlich kann sich der Kopfschmerzcharakter nicht nur von einem Tag zum anderen, sondern sogar innerhalb desselben Tages ändern. Bei solchen Patienten ist es außerordentlich schwer, auf eine medikamentöse Behandlung zu verzichten, um die natürliche Kopfschmerzgeschichte zu beobachten. In dieser Situation werden Attacken mit wie auch ohne Aura gezählt, ebenso wie sowohl migräneartige als auch spannungstypartige Kopfschmerzen (nicht jedoch sekundäre Kopfschmerzen).
- Eine Charakterisierung eines häufig wiederkehrenden Kopfschmerzes erfordert in der Regel das Führen eines Kopfschmerztagebuchs, in dem Informationen zum Schmerz und den mit ihm verbundenen Symptomen mindestens einen Monat lang tagtäglich aufgezeichnet werden.
- Da Kopfschmerz vom Spannungstyp den diagnostischen Kriterien für eine chronische Migräne entspricht, schließt diese Diagnose die Diagnose eines 2. Kopfschmerzes vom Spannungstyp oder seine Typen aus.
- Ein **neu aufgetretener täglicher Kopfschmerz** kann Merkmale aufweisen, die auf eine chronische Migräne hindeuten. Letztere ist ein Krankheitsbild, das sich im Laufe der Zeit aus einer Migräne ohne Aura und/oder Migräne mit Aura entwickelt. Wenn diese Kriterien A bis C also von einem Kopfschmerz erfüllt sind, der eindeutig täglich auftritt und ab <24 Stunden nach seinem erstmaligen Auftreten nicht nachlässt, sollte er unter "neuaufgetretener täglicher Kopfschmerz" kodiert werden. Wenn keine Erinnerung an den Beginn der Erkrankung besteht oder dieser anderweitig ungewiss ist, sollte sie als chronische Migräne kodiert werden.
- Die häufigste Ursache von Symptomen, die auf eine chronische Migräne hindeuten, ist Medikamentenübergebrauch gemäß Definition unter 8.2 Kopfschmerz zurückzuführen auf einen Me-

dikamentenübergebrauch. Rund 50 % der Patienten, die vermeintlich eine chronische Migräne aufweisen, kehren nach dem Entzug zu einem episodischen Migränetyp zurück; bei diesen Patienten wird die gewissermaßen unberechtigte Diagnose einer chronischen Migräne gestellt. Gleichermaßen gebessert sich der Zustand vieler Patienten mit offensichtlichem Medikamentenübergebrauch nach dem Entzug nicht; für sie kann die Diagnose eines 8.2 Kopfschmerzes zurückzuführen auf einen Medikamentenübergebrauch unangemessen sein (ausgehend von der Annahme, dass die durch Medikamentenübergebrauch induzierte Chronizität immer reversibel ist). Aus diesen Gründen und weil die allgemeine Regel für alle relevanten Diagnosen gilt, sollte bei Patienten, welche die Kriterien für eine 1.3 chronische Migräne und für einen 8.2 Kopfschmerz zurückzuführen auf einen Medikamentenübergebrauch erfüllen, beides kodiert werden. Nach dem Entzug wird die Migräne entweder zu einem episodischen Typ zurückkehren oder chronisch bleiben und sollte dementsprechend neu diagnostiziert werden; bei Letzterem kann die Diagnose eines 8.2 Kopfschmerzes zurückzuführen auf einen Medikamentenübergebrauch aufgehoben werden.

3.2.2.6. Status migränosus (Kapitel 1.4.1 der ICHD-3)

Der Status migränosus ist klinisch relevant und wird in der ICHD-3 als unter den Migränekomplikationen aufgeführt. Er wird die folgt definiert:

Beschreibung

Stark beeinträchtigende Migräneattacke, die länger als 72 Stunden andauert.

Diagnostische Kriterien

- **A.** Die Kopfschmerzattacke erfüllt die folgenden Kriterien B und C
- **B.** Sie tritt bei einem Patienten mit einer Migräne ohne Aura (entsprechend Kapitel 1.1 der ICHD-3) und/oder Migräne mit Aura (entsprechend Kapitel 1.2 der ICHD-3) auf und ist typisch für frühere Attacken mit Ausnahme der Dauer und Intensität
- **C.** Der Kopfschmerz weist beide folgenden Merkmale auf:
  - **1.** Über >72 Stunden anhaltend
  - **2.** Der Schmerz und/oder die mit ihm verbundenen Symptome sind stark beeinträchtigend
- **D.** Nicht besser erklärt durch eine andere ICHD-3-Diagnose.

Eine Unterbrechung durch Schlaf wird nicht berücksichtigt, das gleiche gilt für kurze Unterbrechungen bedingt durch Medikation.

Anmerkungen

- Remissionen von bis zu 12 Stunden Dauer aufgrund von Medikamentengabe oder Schlaf werden anerkannt.
- Leichtere Verläufe, die Kriterium "C2" nicht erfüllen, werden als wahrscheinliche Migräne ohne Aura kodiert.

3.2.2.7. Vestibuläre Migräne (Kapitel A1.6.6 der ICHD-3)

Die Vestibuläre Migräne findet sich im Appendix (Teil 4) der Klassifikation, weil hier in der Literatur und zwischen Fachgesellschaften teilweise (noch) Abstimmungsbedarf besteht, bzw. weil einige Aspekte mitunter heterogen diskutiert werden.

Früher verwendete Begriffe: Migräne-assoziierter Schwindel; migränebedingte Vestibulopathe; migränöser Schwindel.

Diagnostische Kriterien

- **A.** Mindestens fünf Episoden, die die folgenden Kriterien C und D erfüllen:
- **B.** Eine aktuelle Geschichte oder Vorgeschichte einer Migräne ohne Aura (entsprechend Kapitel 1.1 der ICHD-3) oder Migräne mit Aura (entsprechend Kapitel 1.2 der ICHD-3)
- **C.** Vestibuläre Symptome von mittelstarker oder starker Intensität mit einer Dauer zwischen 5 Minuten und 72 Stunden
- **D.** Mindestens die Hälfte der Episoden tritt in Begleitung von wenigstens einem der folgenden drei migränösen Merkmale
  - **1.** Kopfschmerz mit mindestens zwei der folgenden vier Charakteristika:
    - **a)** einseitig lokalisiert
    - **b)** pulsierend
    - **c)** mittelschwere oder schwere Intensität
    - **d)** Verschlechterung durch körperliche Routineaktivitäten

  - **2.** Photophobie und Phonophobie
  - **3.** visuelle Aura
- **E.** Nicht besser erklärt durch eine andere ICHD-3-Diagnose oder durch eine andere vestibuläre Störung.

Anmerkungen

- Die vestibulären Symptome umfassen wie in der Klassifikation vestibulärer Symptome durch die Bárány-Gesellschaft definiert und für die Diagnose einer vestibulären Migräne geeignet folgende Symptome:
  - spontaner Schwindel:
    - innerer Schwindel (das unzutreffende Gefühl, in Bewegung zu sein);
    - äußerer Schwindel (das unzutreffende Gefühl, das visuelle Umfeld würde sich drehen oder fließen);
  - Lagerungsschwindel, auftretend nach Veränderung der Kopfposition;
  - visuell-induzierter Schwindel, ausgelöst durch einen komplexen oder großen sich bewegenden visuellen Stimulus;
  - Durch eine Kopfbewegung induzierter Schwindel, der bei Bewegung des Kopfes ausgelöst wird;
  - Durch eine Kopfbewegung induzierte Benommenheit mit Übelkeit (charakteristisch hierfür ist das Gefühl einer gestörten räumlichen Orientierung; andere Formen von Benommenheit sind aktuell in der Klassifikation der vestibulären Migräne nicht inbegriffen).
- Vestibuläre Symptome werden als mittelstark eingestuft, wenn sie bei Alltagsaktivitäten behindern, diese aber nicht verhindern, und als stark, wenn den Alltagsaktivitäten nicht länger nachgegangen werden kann.
- Die Dauer der Episoden variiert stark. Rund 30 % der Patienten haben Episoden, die Minuten dauern; 30 % haben über Stunden anhaltende Attacken, und weitere 30 % haben Attacken, die sich über mehrere Tage erstrecken. Die restlichen 10 % weisen Attacken auf, die nur Sekunden dauern und die am ehesten wiederholt bei Kopfbewegungen, visueller Stimulation oder nach Veränderungen der Kopfposition eintreten. Bei diesen Patienten wird die Dauer der Episode definiert als der Gesamtzeitraum, in dem kurze Attacken sich wiederholen. Am anderen Ende des Spektrums gibt es Patienten, die womöglich 4 Wochen brauchen, um sich von einer Episode vollständig zu erholen. Die Kernepisode jedoch dauert selten länger als 72 Stunden.
- Ein Symptom während einer einzelnen Episode reicht aus. Bei unterschiedlichen Episoden können unterschiedliche Symptome auftreten. Begleitsymptome können vor den, während der oder nach den vestibulären Symptomen auftreten.
- Vorgeschichte und körperliche Untersuchungen lassen nicht auf eine andere vestibuläre Störung schließen oder eine solche Störung wurde in Betracht gezogen, aber durch entsprechende Untersuchungen ausgeschlossen oder eine solche Störung liegt als komorbide Erkrankung vor, aber die Episoden lassen sich eindeutig hiervon abgrenzen. Migräneattacken können durch vestibuläre Stimulation ausgelöst werden. Die Differenzialdiagnose sollte deshalb andere vestibuläre Störungen mit einbeziehen, bei denen Komplikationen durch überlagernde Migräneattacken auftreten.

3.2.2.8. Kopfschmerz zurückzuführen auf einen Medikamentenübergebrauch (Kapitel 8.2 der ICHD-3)

Auch der Kopfschmerz zurückzuführen auf einen Medikamentenübergebrauch ist eine klinisch wichtige Entität und muss unbedingt erkannt werden. Im Folgenden wird das Kapitel 8.2 der ICHD-3 pragmatisch für die Praxis zusammengefasst.

Früher verwendete Begriffe: Medikamenteninduzierter Kopfschmerz; Kopfschmerz bei Medikamentenmissbrauch; "Rebound"-Kopfschmerz.

Beschreibung

Kopfschmerz an 15 oder mehr Tagen/Monat bei einem Patienten mit einer vorbestehenden primären Kopfschmerzerkrankung, der sich als Folge eines regelmäßigen Übergebrauchs von Kopfschmerz-Akutmedikation für mehr als 3 Monate entwickelt. Als Übergebrauch wird, je nach Medikament, die Einnahme an mindestens 10 oder 15 Tagen/Monat bezeichnet. Dieser Kopfschmerz verschwindet meist, aber nicht immer, nach Beendigung des Übergebrauchs.

Diagnostische Kriterien

- **A.** Kopfschmerz an ≥15 Tagen/Monat bei einem Patienten mit einer vorbestehenden Kopfschmerzerkrankung
- **B.** Regelmäßiger Übergebrauch für >3 Monate eines oder mehrerer Medikamente, die zur Akuttherapie oder symptomatischen Behandlung von Kopfschmerzen eingesetzt werden können
- **C.** Nicht besser erklärt durch eine andere ICHD-3-Diagnose

Die Kopfschmerzen bei Medikamentenübergebrauch können weiter in Subgruppen unterteilt werden, je nachdem welche Substanzen den Kopfschmerz verursacht haben:

- **I.** Einnahme an ≥10 Tagen pro Monat:
  - **a.** Kopfschmerz zurückzuführen auf einen Ergotaminübergebrauch (Kapitel 8.2.1 der ICHD-3)
  - **b.** Kopfschmerz zurückzuführen auf einen Triptanübergebrauch (Kapitel 8.2.2 der ICHD-3)
  - **c.** Kopfschmerz zurückzuführen auf einen Opioidübergebrauch (Kapitel 8.2.4 der ICHD-3)
  - **d.** Kopfschmerz zurückzuführen auf einen Übergebrauch von Schmerzmittelmischpräparaten (Kapitel 8.2.5 der ICHD-3)
  - **e.** Kopfschmerz zurückzuführen auf einen Übergebrauch von Medikamenten aus mehreren Klassen, ohne Übergebrauch der Einzelsubstanzen (Kapitel 8.2.6 der ICHD-3)
  - **f.** Kopfschmerz zurückzuführen auf einen unspezifizierten oder unbestätigten Übergebrauch von Medikamenten aus mehreren Klassen (Kapitel 8.2.7 der ICHD-3)
- **II.** Einnahme an ≥15 Tagen pro Monat:
  - **a.** Kopfschmerz zurückzuführen auf einen Übergebrauch von Nicht-Opioid-Analgetika (Kapitel 8.2.3 der ICHD-3)
  - **b.** Kopfschmerz zurückzuführen auf einen Übergebrauch von Paracetamol (Kapitel 8.2.3.1 der ICHD-3)
  - **c.** Kopfschmerz zurückzuführen auf einen Übergebrauch von nicht-steroidalen Antirheumatika (NSAR) (Kapitel 8.2.3.2 der ICHD-3)
  - **d.** Kopfschmerz zurückzuführen auf einen Übergebrauch von Acetylsalicylsäure (Kapitel 8.2.3.2.1 der ICHD-3)
  - **e.** Kopfschmerz zurückzuführen auf einen Übergebrauch von anderen Nicht-Opioid-Analgetika (Kapitel 8.2.3.3 der ICHD-3)

Literatur

Ad Hoc Committee on Classification of Headache. Classification of headache. Arch Neurol 1962;6:173-176

Ashina M, Katsarava Z, Do TP, Buse DC, Pozo-Rosich P, Özge A, Krymchantowski AV, Lebedeva ER, Ravishankar K, Yu S, Sacco S, Ashina S, Younis S, Steiner TJ, Lipton RB. Migraine: epidemiology and systems of care. Lancet. 2021;397(10283):1485-1495.

Diener HC, Holle D, Müller D, Nägel S, Rabe K. Chronische Migräne. Nervenarzt. 2013; 84(12):1460-6.

Diener HC, Antonaci F, Braschinsky M, Evers S, Jensen R, Lainez M, Kristoffersen ES, Tassorelli C, Ryliskiene K, Petersen JA. European Academy of Neurology guideline on the management of medication-overuse headache. Eur J Neurol. 2020;27(7):1102-1116.

Ensink FB, Bautz M, Brüggenjürgen B, Hanekop GG. Migräneprävalenz in Deutschland. Schmerz. 1994;8(3): 155-61.

Evers S. ICHD-3 Nervenheilkunde 2019;38:S3-S182.

Evers S, Fischera M, May A et al. Prevalence of cluster headache in Germany: results of the epidemiological DMKG study. J Neurol Neurosurg Psychiatry 2007; 78(11):1289-1290.

Fendrich K, Vennemann M, Pfaffenrath V et al. Headache prevalence among adolescents – the German DMKG headache study. Cephalalgia 2007;27(4):347-354.

GBD 2016 Disease and Injury Incidence and Prevalence Collaborators. Global, regional, and national incidence, prevalence, and years lived with disability for 328 diseases and injuries for 195 countries, 1990-2016: a systematic analysis for the Global Burden of Disease Study 2016. Lancet. 2017;390(10100):1211-1259.

GBD 2019 Diseases and Injuries Collaborators. Global burden of 369 diseases and injuries in 204 countries and territories, 1990-2019: a systematic analysis for the Global Burden of Disease Study 2019. Lancet. 2020; 396(10258):1204-1222.

Göbel H, Petersen-Braun M, Soyka D. The epidemiology of headache in Germany: a nationwide survey of a representative sample on the basis of the headache classification of the International Headache Society. Cephalalgia. 1994;14(2):97-106.

Headache Classification Committee of the International Headache Society. Classification and diagnostic criteria for headache disorders, cranial neuralgias and facial pain. Cephalalgia 1988;8(Suppl 7):1-92.

Headache Classification Committee of the International Headache Society. The International Classification of Headache Disorders, 2nd edition. Cephalalgia 2004; 24(Suppl 1):1-160.

Headache Classification Committee of the International Headache Society. The International Classification of Headache Disorders, 3rd edition (beta version). Cephalalgia 2013;33:629-808.

Headache Classification Committee of the International Headache Society. The International Classification of Headache Disorders, 3rd edition. Cephalalgia 2018; 38:1-211.

Müller D, Diener HC, Fritsche G, Huhn JI, RabeKF. Komorbiditäten der Migräne: praktische Behandlungskonsequenzen. Aktuelle Neurologie 2013;40(04):213-223.

Lipton RB, Bigal ME, Diamond M, Freitag F, Reed ML, Stewart WF; AMPP Advisory Group. Migraine prevalence, disease burden, and the need for preventive therapy. Neurology. 2007;68(5):343-9.

Obermann M, Strupp M, Holle D, Straube A, Förderreuther S, Katsarava Z, Diener HC. Vestibuläre Migräne. Akt Neurol 2013;40:494-500.

Pfaffenrath V, Fendrich K, Vennemann M, Meisinger C, Ladwig KH, Evers S, Straube A, Hoffmann W, Berger K. Regional variations in the prevalence of migraine and tension-type headache applying the new IHS criteria: the German DMKG Headache Study. Cephalalgia. 2009; 29(1):48-57.

Radtke A, Neuhauser H. Prevalence and burden of headache and migraine in Germany. Headache 2009;49(1): 79-89.

Straube A, Gaul C, Förderreuther S, Kropp P, Marziniak M, Evers S, Jost WH, Göbel H, Lampl C, Sándor PS, Gantenbein AR, Diener HC; Expertenempfehlung der Deutschen Migräne- und Kopfschmerzgesellschaft/Deutsche Gesellschaft für Neurologie sowie der Österreichischen Kopfschmerzgesellschaft/Schweizerischen Kopfwehgesellschaft. Nervenarzt. 2012; 83(12):1600-8.

Straube A, Ruscheweyh R, Epidemiologie von Kopfschmerzen über die Lebensspanne. Nervenheilkunde 2019;38:735-739.

Woldeamanuel YW, Cowan RP. Migraine affects 1 in 10 people worldwide featuring recent rise: A systematic review and meta-analysis of community-based studies involving 6 million participants. J Neurol Sci. 2017;372: 307-315.

www.dmkg.org

www.dmkg.de/kopfschmerzklassifikation

www.ihs-headache.org

www.icd.who.int/en

www.bfarm.de/DE/Kodiersysteme/Klassifikationen/ICD/ICD-11/_node.html

Yoon MS, Katsarava Z, Obermann M et al. Prevalence of primary headaches in Germany: results of the German Headache Consortium Study. J Headache Pain 2012; 13(3):215-223.

4. Sinnvolle Diagnostik bei Kopfschmerzen und Abklärung symptomatischer Kopfschmerzen

4.1. Sinnvolle Diagnostik bei Kopfschmerzen

Im Rahmen dieses Kapitels werden zunächst die wesentlichen Elemente einer Kopfschmerzanamnese (☞ Kap. 4.1.1.) und der körperlichen Untersuchung (☞ Kap. 4.1.2.) dargestellt. Die klassische Anamnese kann durch das Führen eines Kopfschmerzkalenders und den Einsatz von speziellen Fragebögen ergänzt werden, die teilweise auch in elektronischer Form zur Verfügung stehen (☞ Kap. 4.1.3.).

Zahlreiche apparative Zusatzuntersuchungen (☞ Kap. 4.1.4.) können für die Abgrenzung von sekundären Kopfschmerzen relevant sein. Abschließend wird ein mögliches Vorgehen für den rationalen Einsatz von Zusatzuntersuchungen vorgestellt (☞ Kap. 4.1.5.).

4.1.1. Kopfschmerzanamnese

Die sorgfältige Kopfschmerzanamnese ist sicherlich das wichtigste Fundament für die Diagnose eines Kopfschmerzsyndroms. Wie im Kap. 3.2.1.2 erläutert, ist das Ziel der IHS-Klassifikation die Beschreibung und Detektion von einzelnen **Kopfschmerzformen.** Die Klassifikation ist phänomenologisch und nicht ätiologisch orientiert. Nicht einzelne **Patienten** werden klassifiziert, sondern einzelne **Kopfschmerzformen.** Ein Patient kann daher auch unterschiedliche Kopfschmerzen haben.

Eine sorgfältige Kopfschmerzanamnese liefert wichtige Hinweise für die Einordnung des Kopfschmerzes in **primär** oder **sekundär** und ist damit zusammen mit der körperlichen Untersuchung die Basis für den differenzierten und rationalen Einsatz von Zusatzuntersuchungen.

In vielen Fällen ist bereits nach Erheben der Kopfschmerzanamnese klar, um welche Kopfschmerzform es sich am wahrscheinlichsten handelt.

Die wesentlichen Elemente einer Kopfschmerzanamnese umfassen zeitliche, örtliche und qualitative/quantitative Aspekte des Kopfschmerzes, Begleitsymptome sowie medizinische Aspekte.

Vereinfacht ausgedrückt geht es um die Erfassung folgender Aspekte:

- Wann?
- Wo?
- Was?
- Was noch?
- Was hilft?

Oder etwas leichter zum Merken in der englischen Sprache:

- *When?*
- *Where?*
- *What?*
- *What else?*
- *What helps?*

Diese 5 einzelnen Aspekte werden im Folgenden näher erläutert:

▶ Zeitliche Aspekte

- **Seit *wann* besteht der Kopfschmerz?**
  Erfasst werden die zeitliche Dynamik wie ein akuter Beginn, ein erstmaliger Kopfschmerz sowie ein Auftreten des Kopfschmerzes seit Wochen, Monaten oder Jahren.
- **Wie *lange* dauert der Kopfschmerz?**
  Viele episodische Kopfschmerzen habe einen charakteristischen zeitlichen Ablauf: eine Migräne dauert unbehandelt im Allgemeinen 4-72 Stunden, eine Clusterkopfschmerzattacke 15-180 Minuten und eine Paroxysmale Hemikranie 2-45 Minuten. Daneben können Gesichts- oder Kopfschmerzen auch nur wenige Sekunden oder Sekundenbruchteile andauern (z.B. bei der Trigeminusneuralgie). Schließlich kann der Patient auch einen Dauerkopfschmerz haben.
- **An *wie vielen Tagen im Monat* tritt der Kopfschmerz auf?**
  Die Erfassung der Kopfschmerzfrequenz ist von zentraler Bedeutung für die Einteilung von Kopfschmerzen in episodisch oder chronisch (☞ Kap. 3.2.2.5.). Daneben ist die Kopfschmerzfrequenz relevant als Entscheidungsgrundlage für das Einleiten einer Prophylaxe (☞ Kap. 10., 12.).

Örtliche Aspekte

- **Wo ist der Kopfschmerz lokalisiert?**
  Ein wichtiger Aspekt ist hier das ein- oder beidseitige Auftreten des Kopfschmerzes. Daneben kann der Schmerzort noch näher erfasst werden: häufig werden die Schmerzorte als frontal, parietal, temporal, okzipital, oder holozephal beschrieben. Weitere häufige Deskriptoren sind (v.a. beim Spannungskopfschmerz) "wie ein Band um den Kopf" oder "wie eine Haube". Schließlich können spezielle Schmerzorte auftreten, z.B. retro-orbital/fronto-orbital (v.a. bei trigemino-autonomen Kopfschmerz) oder Schmerzen in der Gesichts- bzw. Wangenregion.

Quantitative bzw. qualitative Aspekte

- **Wie *stark* ist der Kopfschmerz?**
  Meist wird die *Kopfschmerzintensität* anhand einer Numerischen Ratingskala (NRS) abgefragt. Dabei wird die Kopfschmerzstärke in Zahlen von 0 ("kein Schmerz") bis 10 ("der stärkste vorstellbare Schmerz") angegeben. Alternativen sind die visuelle Analogskala (VAS) oder die verbale Ratingskala (kein – mäßig – mittelstark – stark - stärkster vorstellbarer Schmerz). Bei Kindern können auch Smileys mit unterschiedlichen Gesichtern verwendet werden. Clusterkopfschmerzen sind oft sehr stark, Migränekopfschmerzen mittelstark bis stark, Spannungskopfschmerzen dagegen mäßig bis mittelstark.
- **Verändern sich die Kopfschmerzen bei *körperlicher Aktivität*?**
  Typischerweise nehmen die Kopfschmerzen einer Migräneattacke während körperlicher Aktivität zu. Hier kann man praktisch abfragen, ob sich eine Veränderung der Kopfschmerzen beim Treppensteigen, Tragen von Gegenständen, schnellerem Laufen oder Bücken ergibt. Migränepatienten bevorzugen Ruhe während der Attacke und möchten sich am liebsten hinlegen. Patienten mit einer Clusterkopfschmerzattacke neigen dagegen dazu körperlich aktiv zu sein. Dieses Phänomen wird im englischen als *"pacing around"* bezeichnet. Bei myofaszialen Problemen kommt es oft zu einer Besserung während Sport oder körperlicher Betätigung.
- **Welche *Qualität* haben die Kopfschmerzen?**
  Die Schmerzqualität eines Kopfschmerzanfalls zählt zu den klassischen subjektiven Wahrnehmungsformen. Häufig verwendete Adjektive sind dumpf/drückend, pulsierend, stechend und ziehend. Es ist in der Praxis oft hilfreich, wenn man dem Patienten diese Adjektive beispielshaft aufzählt, damit er versteht, was mit dem Begriff "Schmerzqualität" gemeint ist.

Begleitsymptome bzw. begleitende Aspekte

- **Treten bereits *vor* der Kopfschmerzphase Symptome auf?**
  Definitionsgemäß (☞ Kap. 3.2.2.3.) können im Rahmen einer Migräneaura bis zu einer Stunde vor der eigentlichen Kopfschmerzphase neurologische Funktionsstörungen auftreten. Dazu zählen u.a. Flimmerskotome, Gesichtsfeldausfälle, Sprachstörungen, Sensibilitätsstörungen bis hin zu motorischen Funktionsstörungen. Dauert eine Auraphase länger als 60 Minuten an, spricht man von einer prolongierten Aura. Schließlich können auch bereits Tage vor einem Migräneanfall verschiedene Symptome einen Migräneanfall ankündigen. Diese Phase bezeichnet man als Prodromalphase (☞ Kap. 1.4.). Mögliche Symptome sind dabei Heißhungerattacken, Stimmungsschwankungen und eine Gereiztheit.
- **Treten *während* der Kopfschmerzphase noch andere Symptome auf?**
  - Klassischerweise zählen zu den möglichen Begleitsymptomen einer Migräne Übelkeit, Erbrechen, Phonophobie, Photophobie und Osmophobie.
  - Autonome Phänomene können auf einen Trigeminoautonomen Kopfschmerz (TAK; z.B. Clusterkopfschmerz) hindeuten: gerötetes Auge, tränendes Auge, Horner-Syndrom, Ptosis, Miosis, Nasenlaufen, vermehrte ipsilaterale Schweißproduktion an Gesicht bzw. Kopf.
  - Eine Reihe von anderen Begleitsymptomen zählen zu den sog. *"red flags"* und können auf einen sekundären Kopfschmerz hindeuten: dazu gehören v.a. Fieber, Nackensteifigkeit, neurologische Funktionsstörungen sowie quantitative bzw. qualitative Bewusstseinsstörungen (☞ Kap. 4.2.).
- **Gibt es *mögliche Auslöser* einer Kopfschmerzattacke?**
  Auslösefaktoren zu erfassen ist wichtig, da diese Information bereits die Basis für die Entwicklung einer nicht-medikamentösen Intervallpro-

phylaxe sein kann. Möglich Triggerfaktoren sind u.a.:
- Aufregung/Stress
- Erholung
- Menstruation
- bestimmte alkoholische Getränke (z.B. Rotwein)
- bestimmte Nahrungsmittel (z.B. Käse)
- Änderungen des Wetters
- Änderungen des Schlaf-/Wachrhythmus
- schließlich sind zahlreiche andere individuelle Triggerfaktoren möglich

- **Gibt es noch *andere Familienmitglieder* mit Kopfschmerzen?**
  Die Migräne ist bekanntermaßen eine Erkrankung, die eine familiäre Häufung aufweist. Daher sollte man (mindestens) abfragen, ob Eltern, Geschwister oder Kinder ebenfalls Kopfschmerzen haben.

▶ Medizinische Aspekte

- **Welche Medikamente *helfen* in der Kopfschmerzattacke?**
  Häufig haben Patienten mit Kopfschmerzen bereits gängige Schmerzmedikamente (z.B. NSAIDs wie Ibuprofen) in der Vergangenheit eingenommen und können über ein Ansprechen auf diese Medikamente berichten. Eventuell wurden auch bereits spezifische Medikamente (z.B. Triptane oder eine Prophylaxe) eingesetzt.
- **Welche Medikamente helfen *nicht* in der Kopfschmerzattacke?**
  Auch das Nicht-Ansprechen auf Medikamente in der Vergangenheit ist eine wichtige Information für die Therapie. Dabei ist zu berücksichtigen, dass die Medikamente in einer ausreichenden Dosierung verwendet wurden.
- **Welche Medikamente wurden als Kopfschmerzprophylaxe bereits in der Vergangenheit eingesetzt?**
  Wichtig ist hier differenziert zu erfragen, ob die Medikamente eine Wirkung gezeigt haben (in einer suffizienten Dosierung), wegen Nebenwirkungen abgesetzt wurden oder ob Kontraindikationen für bestimmte Medikamente bestehen. Manche Intervallprophylaktika (v.a. die Antikörpertherapien bei Migräne) können erst ab einem ausreichenden Einsatz von Vortherapien eingesetzt werden (☞ Kap. 5., 8., 9.).
- **An wie vielen Tagen pro Monat werden Schmerzmedikamente eingenommen?**
  Diese Frage ist wichtig, um die Diagnose eines Kopfschmerzes bei einem Medikamentenübergebrauch zu stellen. Ebenfalls wäre bei der hochfrequenten Einnahme von Medikamenten die Einleitung einer medikamentösen Prophylaxe sinnvoll.
- **Welche nicht-medikamentösen Intervallprophylaktischen Maßnahmen wurden in der Vergangenheit angewandt?**
  Nicht-medikamentöse Verfahren sind ein wichtiger Bestandteil einer modernen Migränetherapie (☞ Kap. 12). Nicht selten werden sie unregelmäßig angewandt oder sind überhaupt noch nicht eingesetzt worden.

4.1.2. Körperliche Untersuchung bei Kopfschmerzen

4.1.2.1. Neurologische Untersuchung

Eine neurologische Untersuchung sollte standardmäßig bei jedem Kopfschmerzpatienten durchgeführt werden. Zu den Grundelementen einer neurologischen Untersuchung zählen:

- Prüfung der Hirnnervenfunktionen
- Testung auf meningeale Reizzeichen/Dehnungszeichen (bei V.a. Meningitis, Multipler Sklerose):
  - Brudzinski-Zeichen
  - Lhermitte-Zeichen
  - Lasègue-Zeichen
  - Kernig-Zeichen
- Testung der Motorik:
  - Arm-Vorhalte-Versuch
  - Bein-Halte-Versuch
  - ggf. Einzelkraftprüfungen
- Testung der Sensibilität:
  - Oberflächensensibilität: Berührung, Vibration, Schmerz, Temperatur
  - Tiefensensibilität: Lagesinn
- Testung der Reflexe:
  - Muskeleigenreflexe: Armeigen- und Beineigenreflexe, ggf. Masseterreflex
  - Fremdreflexe: Bauchhautreflexe, Pyramidenbahnzeichen (u.a. Phänomene nach Babinski, Gordon und Oppenheim)
- Koordinationsprüfungen:
  - Finger-Nase-Versuch

- Knie-Hacke-Versuch
- Romberg-Stehversuch
- Unterberger-Tretversuch

Schließlich ist die auch die Testung der "Sensiblen Nervenaustrittspunkte" (SNAP) des N. trigeminus sinnvoll (N. supra- und infraorbitalis, N. mentalis). Druckdolenzen der SNAPs sind (mögliche) Hinweise auf Sinusitis oder eine Nervenreizung.

Die neurologische Untersuchung kann von einem erfahrenen Untersucher sinnvollerweise symptomorientiert abgewandelt bzw. erweitert werden. Beispielsweise wird bei einem Sinus-cavernosus-Syndrom eine sehr genaue Untersuchung der Hirnnerven erfolgen.

4.1.2.2. Spezielle körperliche Untersuchungen

Im individuellen Einzelfall können folgende speziellen körperlichen Untersuchungsbefunde weitere Hinweise auf zugrundeliegende Ursachen von Kopf- bzw. Gesichtsschmerzen geben:

▶ Klopf- und Druckschmerz der Kalotte

Es kann eine Schmerzauslösung bei Kalottenfrakturen oder sonstigen ossären Prozessen auftreten.

▶ Myofasziale Schmerzen

Durch eine sorgfältige Untersuchung der perikraniellen Muskulatur können Hinweise auf eine myofasziale Genese der Schmerzen aufgedeckt werden. Charakteristisch für myofasziale Schmerzen sind folgende Phänomene:

- Auftreten lokaler druckempfindlicher Punkte
- Muskelhartspann (sog. *taut band*): lokale Muskelverspannung
- Triggerpunkte: bei Palpation eines Triggerpunktes kommt es zu einer Schmerzfortleitung (*"referred pain"*)
- *"Twitch response"*: bei Palpation eines Triggerpunktes kommt es zu einer sichtbaren lokalen Muskelzuckung

In der klinischen Praxis setzt man häufig zur Orientierung einschlägige Triggerpunkt-Tafeln ein, deren Grundlagen auf den klinischen Darstellungen von Janet G. Travell und David G. Simons basieren (Donelly, 2022).

Auch die Untersuchung der HWS-Beweglichkeit kann Hinweise auf ossäre bzw. myofasziale Probleme aufzeigen.

▶ Kraniomandibuläre Dysfunktionen (engl: *craniomandibular dysfunction*; CMD)

"Kraniomandibuläre Dysfunktionen" (CMD) sind ein Oberbegriff, der laut der **Deutschen Gesellschaft für Zahn-, Mund- und Kieferheilkunde** (DGZMK) folgende Phänomene zusammenfasst:

- Gesichtsschmerzen, die im Bereich der Kiefermuskulatur- und -gelenke lokalisiert sind
- andere **nicht-schmerzhafte** Symptome.

Ein praktischer Test für das Erkennen von CMD wurde von Ahlers und Jakstat entwickelt (Ahlers und Jakstat, 2011a und 2011b). Dieser CMD-Kurzbefund findet sich zusammengefasst in Tab. 4.1.

CMD-Kurzbefund		
Mundöffnung asymmetrisch		❏
Mundöffnung eingeschränkt		❏
Gelenkgeräusche		❏
Okklusale Geräusche		❏
Muskelpalpation schmerzhaft		❏
Exzentrik traumatisch		❏
CMD	❍ unwahrscheinlich	(≤1)
	❍ wahrscheinlich	(≥2)

Tab. 4.1: Der CMD-Kurzbefund nach Ahlers und Jakstat.

Im Detail werden folgende Punkte erfasst:

▶ Mundöffnung asymmetrisch

Die Mundöffnungsbewegung ist signifikant asymmetrisch, wenn während der Mundöffnung der Unterkiefer mehr als 2 Millimeter zu einer oder sequentiell zu beiden Seiten abweicht (Dworkin und LeResche, 1992).

▶ Mundöffnung eingeschränkt

Mundöffnungseinschränkungen sind typisch für kraniomandibuläre Dysfunktionen (Ahlers, 2015). Sie liegen vor, wenn bei normalen Frontzahnstellungen Schneidekantendistanzen deutlich unter 38 mm vorliegen (Ahlers, 2015). Die Messung erfolgt unter Verwendung eines Lineals, individuell bekannter Maße des Untersuchers (z.B. Fingerlänge) oder mittels eines kommerziell erwerblichen Geräts (CMDmeters, dentaConcept Verlag, www.dentaconcept.de).

▶ Gelenkgeräusche

Knack- oder Reibegeräusche der Kiefergelenke sprechen für das Vorliegen einer CMD, begründen für sich allerdings noch keine Behandlungsindikation. Ein entsprechendes Geräusch ist aber ein positiver Befund bei CMD und wird als solcher erfasst (Ahlers, 2015).

▶ Okklusale Geräusche

Mehrzeitige Okklusionsgeräusche sprechen für ungleichmäßige Kontaktverhältnisse und können wiederum muskuläre Überaktivitäten fördern. Sie werden daher ebenfalls als "positiver" Befund gewertet (Ahlers, 2015).

▶ Muskelpalpation schmerzhaft

Craniomandibuläre Dysfunktionen sind signifikant mit myofaszialen Problemen assoziiert. Im Rahmen des CMD-Kurzbefundes werden Muskeln untersucht, die verschiedene Muskelfunktionen im kraniomandibulären System repräsentieren (M. masseter/pars superficialis, M. temporalis anterior, M. digastricus/venter posterior). Im CMD-Kurzbefund wird jede Missempfindung oder Schmerz bzw. jede tastbare Verhärtung in diesen Muskeln als "positiv" gewertet (Ahlers, 2015).

▶ Exzentrik traumatisch

Bedingt durch das Knirschen (d.h. einer exzentrischen Bewegung des Unterkiefers zur Seite) kann es zu Substanzverlusten am Zahn kommen. Dies wird in der Fachsprache als "Exzentrik traumatisch" bezeichnet und ist bei Vorliegen ebenso ein positiver Befund innerhalb des CMD-Kurzbefundes (Ahlers, 2015).

Nach der Durchführung der klinischen Untersuchung werden alle positiven Befunde zusammengezählt (Ahlers, 2015). Ab einem **Gesamtscore von 2** ist das Vorliegen von CMD wahrscheinlich. Je nach Konstellation kann im Anschluss das Hinzuziehen eines zahnärztlichen Kollegen sinnvoll sein, um die Diagnostik durch eine differenzierte gnathologische Untersuchung zu komplettieren.

▶ Palpation der Arteria temporalis superficialis

Druckdolente und prominente Temporalarterien können einen Hinweis auf eine Arteriitis temporalis darstellen.

▶ Messung des Blutdruckes

Sowohl bei einer **hypertensive Krise** als auch bei einer **Hypertensiven Enzephalopathie (HTE)** können Kopfschmerzen auftreten. Eine hypertensive Krise liegt ab Blutdruckwerten von 180/100 mgHg vor, bei einer HTE tritt eine anhaltende Blutdruckerhöhung auf 180/120 mmHg auf. Eine HTE ist neben Kopfschmerzen oft noch assoziiert mit epileptischen Anfällen, qualitativen oder quantitativen Bewusstseinsstörungen sowie Sehstörungen bis hin zur kortikalen Blindheit.

Es ist allgemeiner Konsensus, dass von einer chronischen Hypertonie, die leicht (140-159/90-99 mmHg) oder moderat (160-179/100-109 mmHg) ist, normalerweise keine Kopfschmerzen ausgelöst werden.

4.1.2.3. Kopfschmerzkalender und spezielle Fragebögen

▶ Kopfschmerzkalender

Das Führen eines Kopfschmerzkalenders ist eine wichtige Grundlage für die Diagnostik und Therapie von Kopfschmerzen. Neben der Kopfschmerzfrequenz werden u.a. Medikation, Begleitsymptome, Triggerfaktoren und Kopfschmerzdauer dokumentiert. Damit ist der Kopfschmerzkalender auch wichtig, um Therapieeffekte im Verlauf zu erfassen.

Es existieren verschiedene Versionen von Kopfschmerzkalendern. Viele davon sind im Internet zu finden. Beispiele sind der Kopfschmerzkalender der DMKG (abzurufen unter www.dmkg.de) oder der Kopfschmerzkalender der Schmerzklinik Kiel (abzurufen unter www.schmerzklinik.de).

Schließlich existieren auch elektronische Kopfschmerzkalender in App-Form. Beispiele sind die MigraineApp der Schmerzklinik Kiel oder M-Sense (☞ Kap. 11.). Apps beinhalten meist noch weitere Funktionen, die im Alltag hilfreich sind, wie beispielsweise Anleitungen für Entspannungsverfahren oder komplexere Auswerteverfahren.

▶ Spezielle Fragebögen

▶ Kieler Kopfschmerz-Fragebogen

Die Migräne und der Kopfschmerz vom Spannungstyp sind die beiden häufigsten Kopfschmerzerkrankungen. Der Kieler Kopfschmerz-Fragebogen (www.schmerzklinik.de) beinhaltet insgesamt 26 Fragen anhand derer die Differenzierung einer Migräne, eines **episodischen** Kopfschmerzes vom Spannungstyp und eines **chronischen** Kopfschmerzes von Spannungstyp vorgenommen werden kann. Die Auswertung ist relativ einfach und kann auch selbst vom Patienten durchgeführt werden.

▶ MIDAS *(Migraine Disability Assessment Score)*

Der MIDAS-Fragebogen ist ein Fragebogen, der die Migräne-bedingten **funktionellen Einschränkungen** erfasst (Agosti, 2009). Der Bogen ist vom Patienten auszufüllen (☞ Abb. 4.1). Anhand der Anzahl der Tage, die der Patient bei den Fragen 1-5 angibt, erfolgt eine Einteilung in Stadium I (wenig oder keine Beeinträchtigung), Stadium II (geringe Beeinträchtigung), Stadium III (mäßige Beeinträchtigung), Stadium IV (schwere Beeinträchtigung).

Der MIDAS-Fragebogen wird häufig als sekundärer Endpunkt in Studien zur Migräneprophylaxe verwendet. Ebenso kann er den Effekt einer Therapie im Verlauf anzeigen, was beispielsweise bei den Antikörpertherapien (☞ Kap. 5.) relevant ist.

▶ HIT-6 *(Headache Impact Test-6)*

Auch der HIT-6-Fragebogen (☞ Abb. 4.2) ist ein Fragebogen, der die Migräne-bedingten **funktionellen Einschränkungen** erfasst (Houts et al., 2020). Insgesamt hat der Fragebogen 6 Fragen, die unterschiedlich gewichtet beantwortet werden können (von "Nie" bis "Immer"). Je nach Antwort werden die Fragen mit 6, 8, 10, 11 oder 13 Punkten gewichtet und schließlich ein Gesamtscore gebildet, der damit Werte zwischen 36 und 78 annimmt.

Wie der MIDAS-Fragebogen wird der HIT-6-Fragebogen häufig als sekundärer Endpunkt in Studien zur Migräneprophylaxe verwendet. Ebenso kann auch er den Effekt einer Therapie im Verlauf anzeigen. Als klinisch bedeutsam wird eine Reduktion von mindestens **5 Punkten** angesehen.

4.1.3. Apparative Zusatzuntersuchungen

4.1.3.1. Bildgebung bei Kopfschmerzen

Die Durchführung einer zerebralen Bildgebung ist oft ein wichtiger Bestandteil der weiterführenden Diagnostik bei Kopfschmerzen, insbesondere, wenn man symptomatische (sekundäre) Kopfschmerzen ausschließen oder bestätigen will.

Die zerebrale Magnetresonanztomographie (cMRT) hat dabei für die Detektion von sekundären Kopfschmerzen generell eine höhere Sensitivität als die zerebrale Computertomographie (cCT).

Grundsätzlich ist bei einer eindeutigen Anamnese, die für einen primären Kopfschmerz spricht und dem Vorliegen eines unauffälligen neurologischen Befundes eine cerebrale Bildgebung nicht obligat. Allerdings ist manchmal auch in dieser Konstellation eine Bildgebung im klinischen Alltag sinnvoll, insbesondere wenn der Patient sehr beunruhigt ist.

In einer Studie konnte tatsächlich gezeigt werden, dass die Durchführung einer Bildgebung die Angst vor einer schwerwiegenden Erkrankung deutlich vermindert. Nach einem Zeitintervall haben Patienten mit Bildgebung im Vergleich zu einer Gruppe ohne Bildgebung sogar weniger Kopfschmerzen (Howard et al., 2005).

▶ cCT

Eine multimodale Computertomographie wird meistens im Rahmen einer Akutdiagnostik eingesetzt. Dabei können Durchblutungsstörungen (z.B. Schlaganfall), Hirnvenen- und Sinusthrombosen sowie Raumforderungen, Hirnblutungen und knöcherne Veränderungen dargestellt werden. In einer aktuellen Studie wurde untersucht, ob sich im Perfusions-CT während einer Migräneaura Veränderungen zeigen (Gonzalez-Martinez et al., 2021). Veränderungen im Perfusions-CT fanden sich allerdings nur bei drei von 25 Patienten. Dabei zeigte sich v.a. eine Hypoperfusion, die charakteristischerweise nicht auf ein vaskuläres Territorium limitiert war. Alle drei Patienten hatten eine Aphasie als präsentierendes Symptom. Das Perfusions-CT war damit in immerhin 88 % der Fälle unauffällig.

▶ cMRT

Die zerebrale Magnetresonanztomographie (cMRT) ist eine wertvolle Methode, um sekundäre Kopfschmerzen auszuschließen. Auch mittels cMRT kann man Durchblutungsstörungen (z.B. Schlaganfall), Hirnvenen- und Hirnsinus-Thrombosen sowie Raumforderungen, Hirnblutungen und knöcherne Veränderungen darstellen.

Eine Auswahl von charakteristischen Beispielen für mittels cMRT nachgewiesene Pathologien, die klinisch mit Kopfschmerzen assoziiert sind, zeigen die Abb. 4.3-4.10.

Dieser Fragebogen kann Ihnen und Ihrem Arzt helfen,
die Behandlung Ihrer Kopfschmerzen zu verbessern.

Leiden Sie an Kopfschmerzen (Migräne)?
(MIDAS-Fragebogen)

Anleitung:

- Bitte beantworten Sie die folgenden Fragen über ALLE Kopfschmerzattacken, die Sie in den letzten drei Monaten hatten.
- Füllen Sie das Kästchen neben jeder Frage mit der entsprechenden Zahl aus.
- Wenn Sie eine Tätigkeit in den vergangenen drei Monaten nicht ausgeführt haben, tragen Sie eine Null ein.

1. An wie vielen Tagen in den letzten drei Monaten sind Sie wegen Kopfschmerzen nicht zur Arbeit gegangen oder haben in der Schule gefehlt?	_____ Tage
2. An wie vielen Tagen war in den letzten drei Monaten Ihre Leistungsfähigkeit am Arbeitsplatz oder in der Schule um die Hälfte oder mehr eingeschränkt? (Zählen Sie die Tage, die Sie bei Frage 1 angaben, NICHT dazu)	_____ Tage
3. An wie vielen Tagen in den letzten drei Monaten konnten Sie wegen Ihrer Kopfschmerzen keine Hausarbeit verrichten?	_____ Tage
4. An wie vielen Tagen in den letzten drei Monaten war Ihre Leistungsfähigkeit im Haushalt um die Hälfte oder mehr eingeschränkt? (Zählen Sie die Tage, die Sie bei Frage 3 angaben, NICHT dazu)	_____ Tage
5. An wie vielen Tagen in den letzten drei Monaten haben Sie an familiären, sozialen oder Freizeitaktivitäten wegen Ihrer Kopfschmerzen nicht teilnehmen können?	_____ Tage
	Ergebnis: _____ Tage
A An wie vielen Tagen hatten Sie in den letzten drei Monaten Kopfschmerzen? (Wenn die Kopfschmerzen länger als einen Tag angehalten haben, zählen Sie jeden Tag)	_____ Tage
B Wie stark waren diese Kopfschmerzen? Bitte geben Sie die Schmerzintensität auf einer Skala von 0 – 10 an. (0 = keine Schmerzen, 10 = unerträgliche Schmerzen)	_____

Bitte zählen Sie die Tage der Fragen 1-5 zusammen, sobald Sie den Fragebogen vollständig ausgefüllt haben. (Die Fragen A und B bitte NICHT dazuzählen)

Auswertung des MIDAS-Fragebogens		
Grad	Definition	Punkte
I	Wenig oder keine Beeinträchtigung	0 – 5
II	Geringe Beeinträchtigung	6 – 10
III	Mäßige Beeinträchtigung	11 – 20
IV	Schwere Beeinträchtigung	21+

Abb. 4.1: Der MIDAS-Fragebogen. Modifiziert nach Agosti, 2009.

HIT-6-Fragebogen zu Auswirkungen von Kopfschmerzen					
Dieser Fragebogen soll Ihnen dabei helfen, zu beschreiben und mitzuteilen wie Sie sich fühlen und was Sie wegen Kopfschmerzen nicht tun können. Bitte kreuzen Sie zu jeder Frage die Antwort an, die am besten auf Sie zutrifft.					
	Nie (6)	Selten (8)	Manchmal (10)	Sehr oft (11)	Immer (13)
Wenn Sie Kopfschmerzen haben, wie oft sind die Schmerzen stark?	❏	❏	❏	❏	❏
Wie oft beeinträchtigen Sie Kopfschmerzen im Alltag bzgl. Haushalt / Arbeit / Schule oder bei Kontakten / Aktivitäten mit anderen Menschen?	❏	❏	❏	❏	❏
Wenn Sie Kopfschmerzen haben, wie oft wünschen Sie sich, dass Sie sich hinlegen könnten?	❏	❏	❏	❏	❏
Wie oft fühlten Sie sich in den letzten 4 Wochen aufgrund von Kopfschmerzen zu müde zum Arbeiten oder für tägliche Aktivitäten?	❏	❏	❏	❏	❏
Wie oft waren Sie in den letzten 4 Wochen aufgrund von Kopfschmerzen gereizt oder hatten alles satt?	❏	❏	❏	❏	❏
Wie oft haben Sie Kopfschmerzen in den letzten 4 Wochen Ihre Fähigkeit eingeschränkt, sich auf die Arbeit / tägliche Aktivitäten zu konzentrieren?	❏	❏	❏	❏	❏

Auswertung					
Punktzahl	____	____	____	____	____
Gesamtpunktzahl	____				

Abb. 4.2: Der HIT-6-Fragebogen zu Auswirkungen von Kopfschmerzen. Modifiziert nach Houts et al., 2020.

- *Dissektionen von hirnversorgenden Gefäßen:* In Abb. 4.3 ist eine Dissektion der Arteria carotis interna (ACI) rechts dargestellt. In der fettgesättigten T1-Wichtung zeigt sich ein Wandhämatom, welches eine Stenose der ACI verursacht. Der Patient hatte seitliche Hals- und Kopfschmerzen in Verbindung mit einem Horner-Syndrom. Der Duplexsonographische Untersuchungsbefund des Patienten ist in Abb. 4.9 dargestellt.

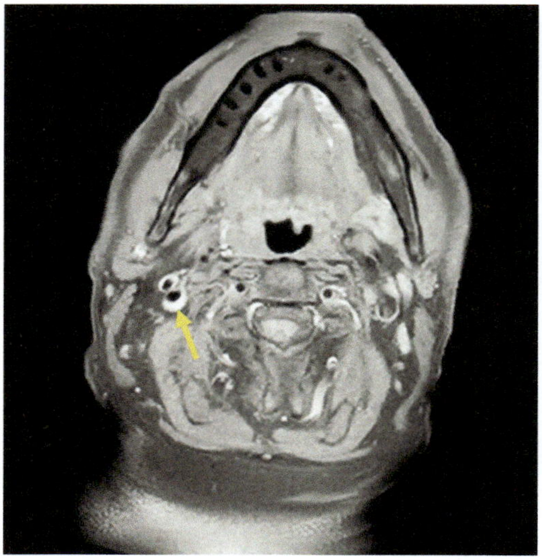

Abb. 4.3: Nachweis einer Dissektion der Arteria carotis interna rechts mittels MRT. Darstellung eines Wandhämatoms (Pfeil) in der fettgesättigten T1-Wichtung. Die korrespondierende Duplexsonographie ist in Abb. 4.11 dargestellt.
Alle MRT-Aufnahmen dieses Kapitels wurden freundlicherweise von Herrn Prof. Dr. Stephan Kloska (Chefarzt Neuroradiologie des Instituts für Radiologie und Neuroradiologie, Klinikum Fürth) zur Verfügung gestellt.

- *Hirnnerven-Sinus-Thrombose*
  In Abb. 4.4 ist in einer MRT-Untersuchung eine langstreckige Thrombose des Sinus transversus und des Sinus sigmoideus rechts dargestellt. Begleitend fand sich ein Stauungsödem rechts temporal. Die Patientin hatte seit ca. zwei Monaten progrediente Kopfschmerzen rechts frontal, drückend, NRS 7/10. Schließlich führte ein generalisierter epileptischer Anfall zur notfallmäßigen Vorstellung in der Neurologie. Kopfschmerzen sind bei 80-90 % aller Patienten mit einer Hirnnerven-Sinus-Thrombose vorhanden.

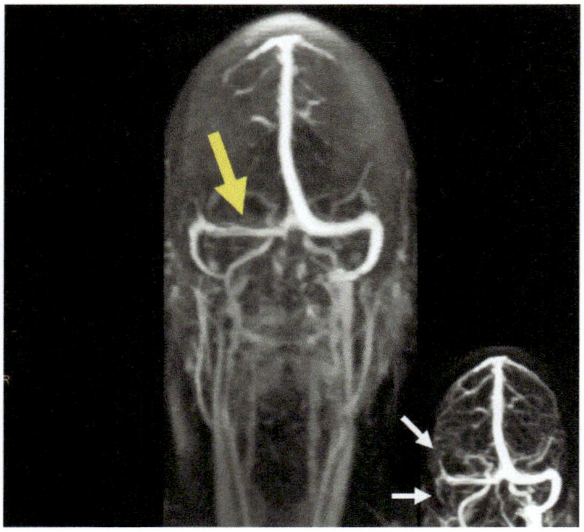

a

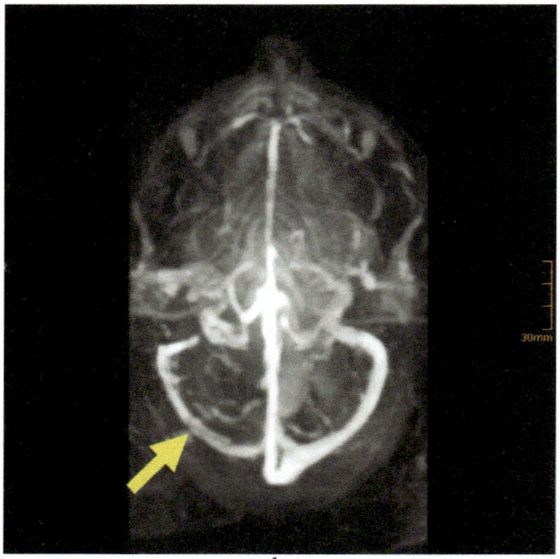

b

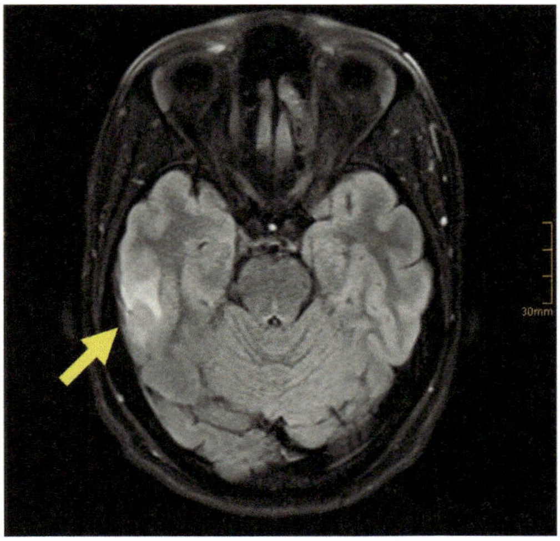

c

Abb. 4.4a-c: Nachweis einer Hirnnerven-Sinus-Thrombose mittels MRT. **a, b:** Langstreckige Thrombose des Sinus transversus und des Sinus sigmoideus bis zum Bulbus venae jugularis reichend (gelbe Pfeile). Im Inset zu **a** ist die Thrombose der V. Labbé und V. jugularis rechts dargestellt (weiße Pfeile). **c:** Stauungsödem im linken Temporallappen (FLAIR-Wichtung, gelber Pfeil).

- *Reversibles cerebrales Vasokonstriktionssyndrom (RCVS)*
  In Abb. 4.5a fallen in der zerebralen MRT-Angiographie mehrere Kaliberschwankungen der intrakraniellen Gefäße auf (v.a. in der A. cerebria media und anterior links). Der Patient war vorstellig, nachdem er schlagartig stärkste holocephale Kopfschmerzen entwickelt hat. Nach einer Therapie mit Nimodipin (einem Calciumantagonisten, der präferentiell auf zerebrale Gefäße einwirkt) normalisierte sich das Bild 5 Tage später (☞ Abb. 4.5b) in einer konventionellen Angiographie der Gehirnarterien (Digitale Subtraktionsangiographie, DSA). Ursächlich für die Auslösung eines RCVS ist eine Reihe von Substanzen, die vasokonstriktorisch wirken. In diesem Fall handelte es sich um das Auftreten eines RCVS nach Cannabiskonsum.

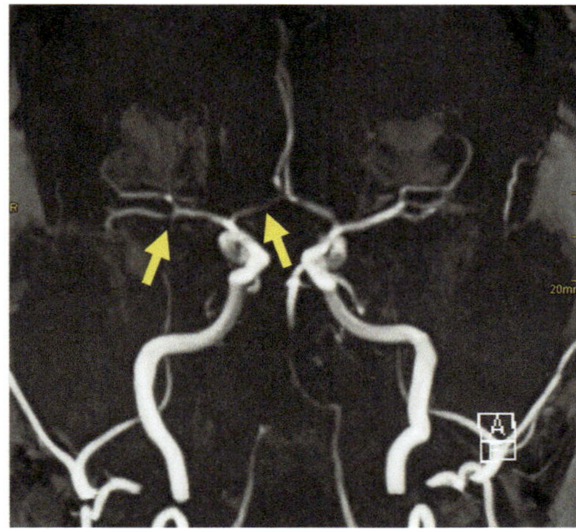

a

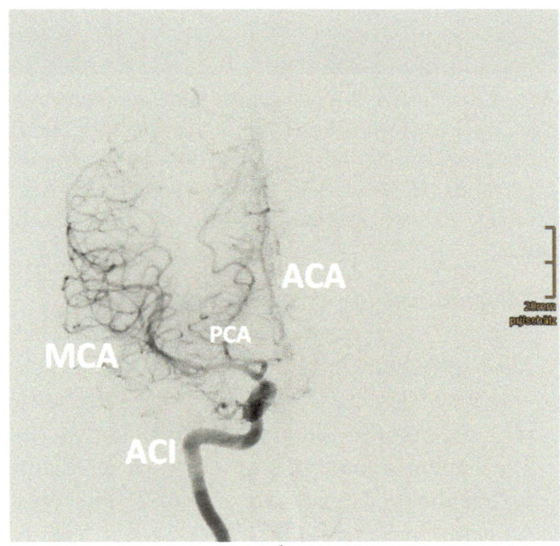

b

Abb. 4.5a+b: Nachweis eines RCVS mittels MRT.
a: Darstellung mehrerer Kaliberschwankungen der intrakraniellen Gefäße in der Arteria cerebri media und anterior (Pfeile). **b:** Normalisierung der Gefäßverhältnisse in einer 5 Tage später durchgeführten Digitalen Subtraktionsangiographie. Nebenbefundlich hat der Patient einen embryonalen Versorgungstyp der Arteria cerebri posterior (Abgang der Arteria cerebri posterior aus der Arteria carotis interna).
ACA: Arteria cerebri anterior, **ACI:** Arteria carotis interna, **MCA:** Arteria cerebri media, **PCA:** Arteria cerebri posterior.

- *Klassische Trigeminusneuralgie*
  In Abb. 4.6 zeigt sich eine Schlingenbildung der Arteria cerebelli superior, die den rechten Nervus trigeminus am Hirnstamm komprimiert. Die Patientin hatte das klinische Bild einer Trigeminusneuralgie.

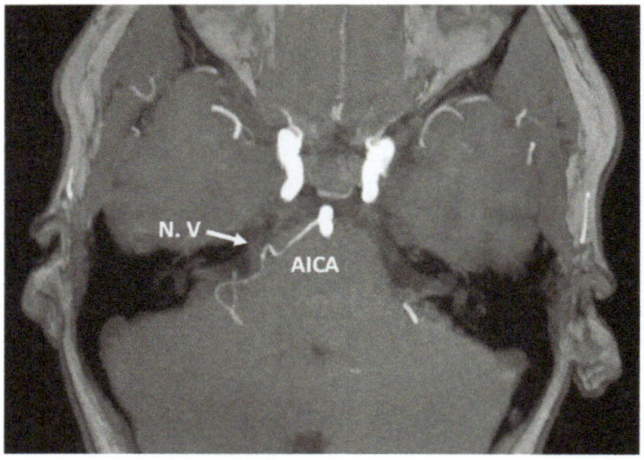

Abb. 4.6: Nachweis einer neurovaskulären Kompression am Hirnstamm bei Trigeminusneuralgie rechts mittels MRT. An der Austrittsstelle des rechten Nervus trigeminus (**N. V**) aus der Brücke besteht ein enger Kontakt zu der Arteria cerebelli anterior inferior (**AICA**).

- *Idiopathische intrakranielle Hypertension*
  Abb. 4.7 zeigt charakteristische Befunde der idiopathischen intrakraniellen Hypertension: erweiterte Opticusscheiden (☞ Abb. 4.7a) sowie eine sogenannte *"empty sella"* (☞ Abb. 4.7b). Die Patientin hatte seit Monaten progrediente holozephale Kopfschmerzen und ein Verschwommensehen.

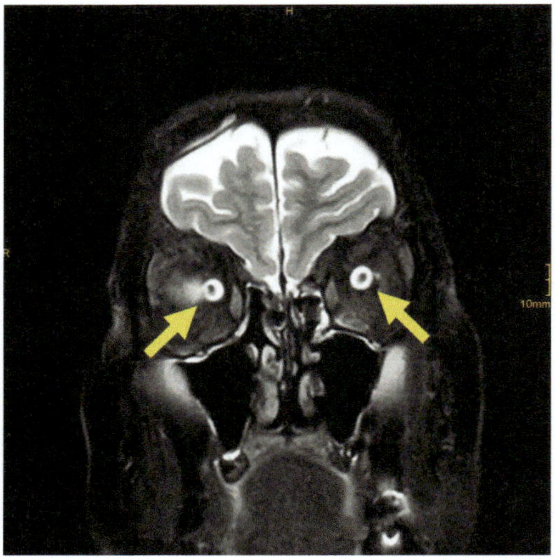

a

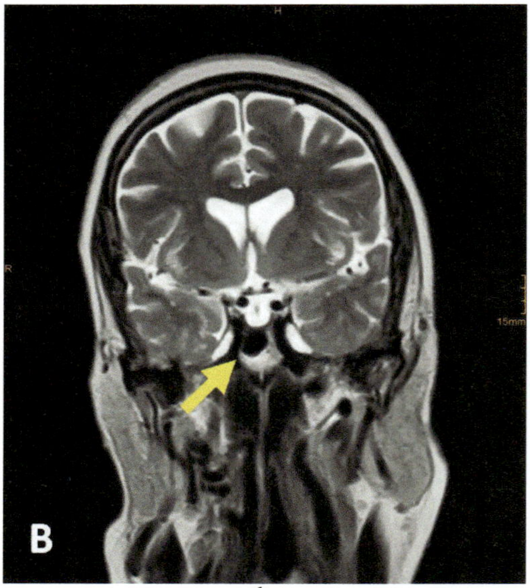

b

Abb. 4.7a+b: Nachweis einer idiopathischen intrakraniellen Hypertension mittels MRT. **a:** Darstellung von erweiterten Scheiden des Nervus opticus (Pfeile) und **b:** einer *"empty sella"* (Pfeil).

- *Hirntumor*
  Abb. 4.8. zeigt exemplarisch den Befund bei einem Glioblastom. Neben der prominenten Ausbildung eines Hirnödems in der FLAIR-Wichtung (☞ Abb. 4.8a) zeigt sich eine girlandenförmige Kontrastmittelaufnahme zweier Läsionen in der T1-Wichtung nach Kontrastmittelgabe (☞ Abb. 4.8b). Die Patientin hatte progrediente temporal links betonte Kopf-

schmerzen in Verbindung mit progredienten Wortfindungsstörungen.

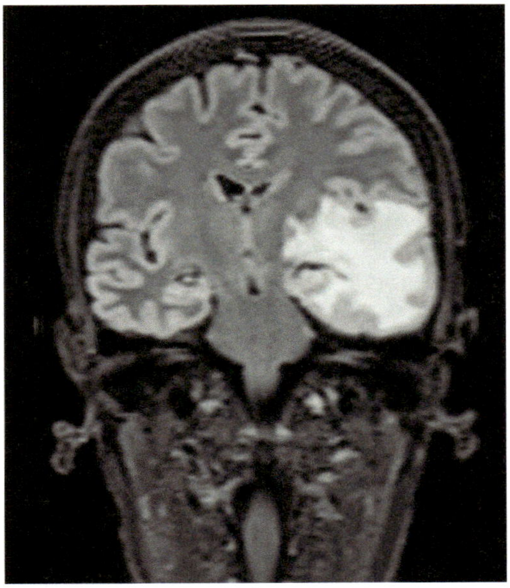

a

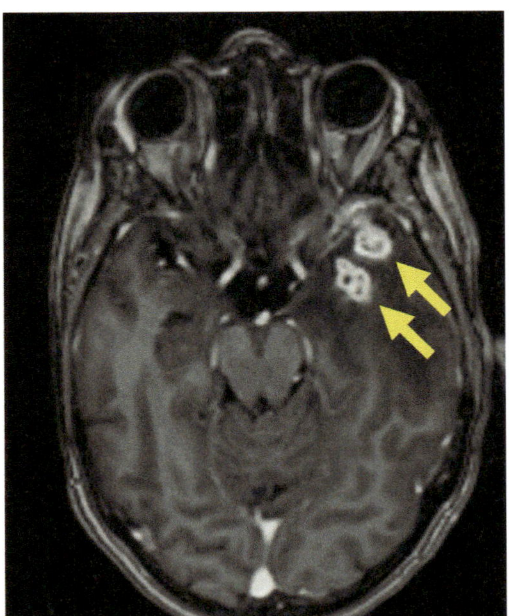

b

Abb. 4.8a+b: Nachweis eines Glioblastoms mittels MRT.
a: Darstellung eines ausgeprägten Ödems im linken Temporallappen sowie einer Mitellinienverlagerung.
b: Girlandenförmige KM-Aufnahme zweier Läsionen (Pfeile).

- *Zerebrale Vaskulitis*
  Die Vaskulitis des zentralen Nervensystems kann als primäre Angiitis des ZNS (PACNS) oder als sekundäre Angiitis (z.B. bei einer bakteriellen oder viralen Entzündung) auftreten. In Abb. 4.9 zeigen sich die für eine Vaskulitis charakteristischen Kalibersprünge in einer Digitalen Subtraktionsangiographie. Die Vorstellung der Patientin erfolgte aufgrund von Kopfschmerzen, die seit vier Wochen bestehen würden. Diese hätten plötzlich begonnen, seien holocephal lokalisiert und hätten einen pochendstechenden Charakter (NRS 9/10) Derartige Kopfschmerzen habe sie zum ersten Mal. Am Aufnahmetag war plötzlich die linke Körperhälfte taub, weshalb notfallmäßig die Vorstellung erfolgte.

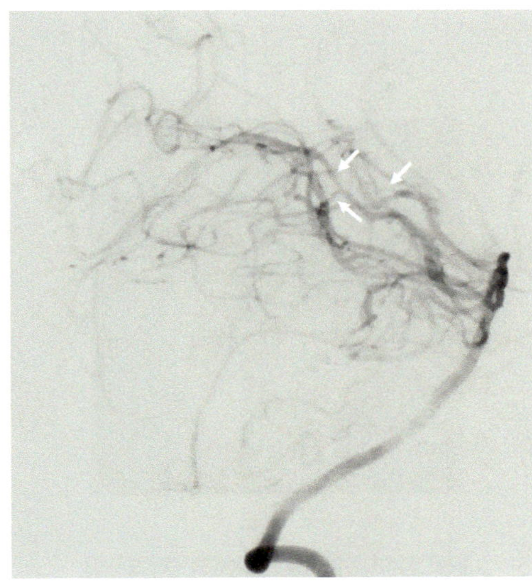

a

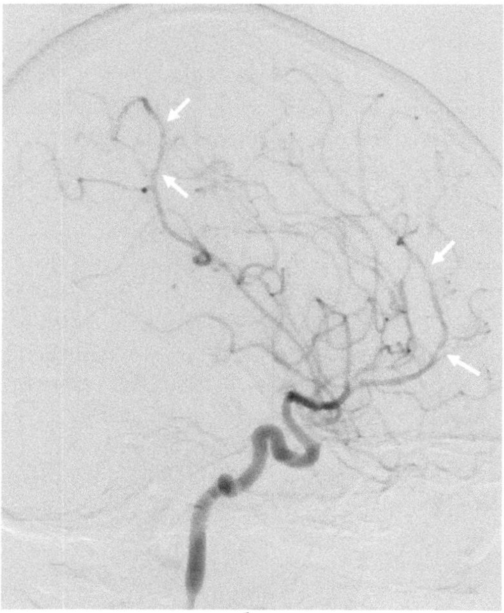

b

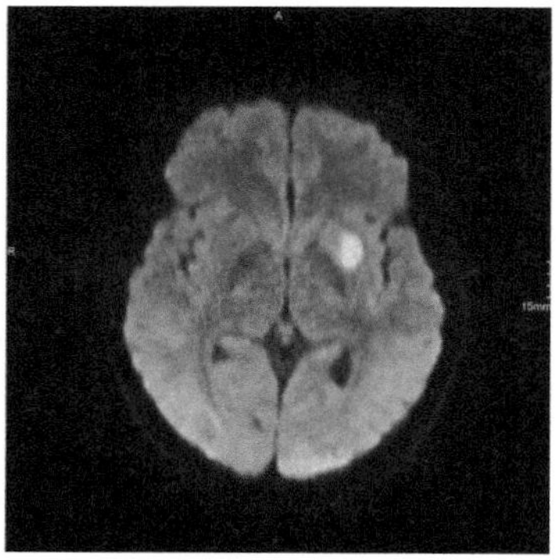

c

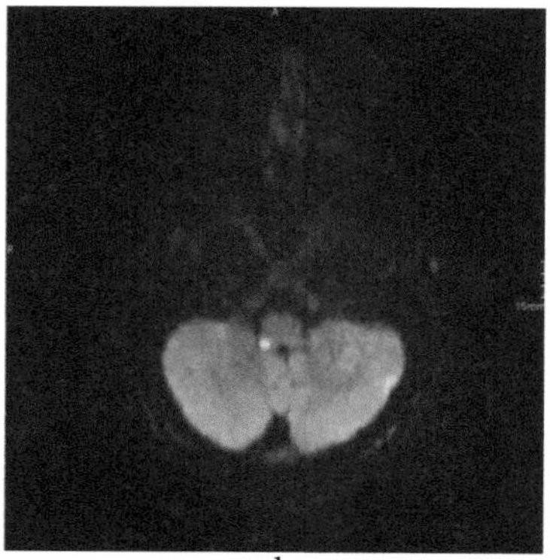

d

Abb. 4.9a-d: Nachweis einer zerebralen Vaskulitis mittels Digitaler Subtraktionsangiographie (DSA).
a: Bei der selektiven Angiographie der rechten Arteria vetebralis fallen feine Kaliberschwankungen einzelner intrazerebraler Arterien auf (Pfeile). Diese finden sich auch im Stromgebiet der rechten Arteria cerebri media (Pfeile). Die Patientin hatte Ischämien in den Basalganglien (**c**) und im Hirnstamm (**d**; Diffusionsbildgebung).

- *CADASIL-Erkrankung*
  CADASIL (*Cerebral Autosomal Dominant Arteriopathy with Subcortical Infarcts and Leukoencephalopathy*) ist eine Erkrankung der Gehirngefäße, der eine Mutation im NOTCH-3-Gen zugrunde liegt. Sie führt zu rezidivierenden Schlaganfällen aufgrund von Pathologien (einer Hyalinose) der kleinen und mittelgroßen Hirngefäße. Initial treten häufig Migräne-artige Kopfschmerzen, oft mit Aura-Phänomenen, auf. Bedingt durch eine fortschreitende Leukenzephalopathie führt die Erkrankung nicht selten zu einer Demenz. Das Verteilungsmuster der Leukenzephalopathie ist *temporopolar* betont (☞ Abb. 4.10), was pathognomonisch für CADASIL ist.

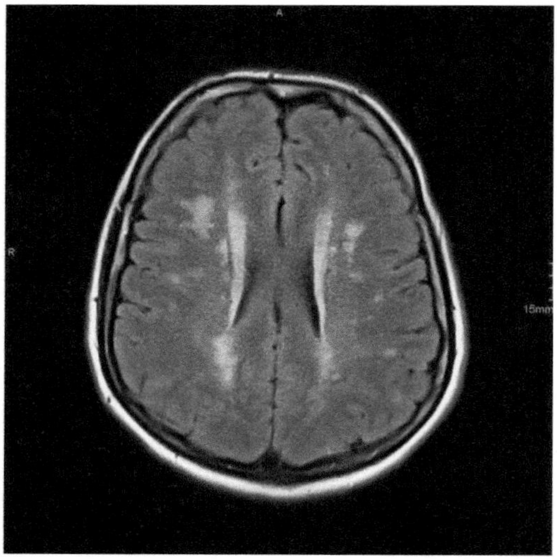

a

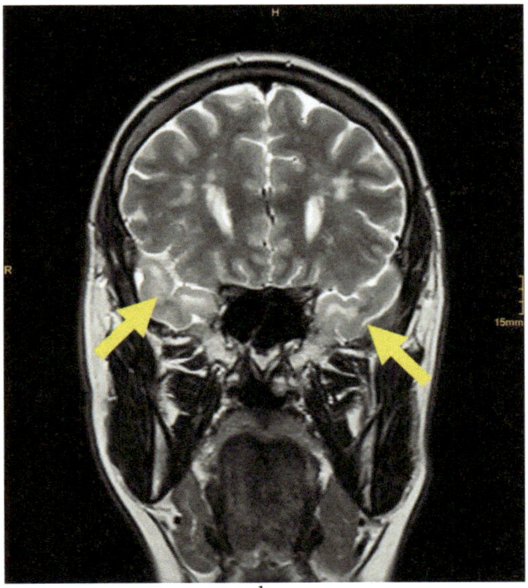

b

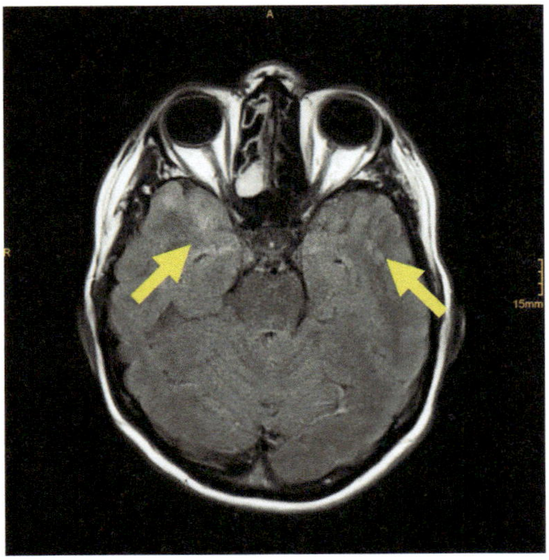

c

Abb. 4.10a-c: Darstellung einer CADASIL-Erkrankung mittels MRT. Neben einer Mikroangiopathie im Marklager der Großhirnhemisphären (**a**) zeigt sich charakteristischerweise eine temporopolare Leukenzephalopathie (**b**, **c**, Pfeile).

Im Falle einer ***Meningoenzephalitis*** oder einer ***Meningeosis carcinomatosa*** kann es zu einer Kontrastmittelaufnahme der Meningen kommen.

Bei ***Enzephalitiden*** findet man häufig hyperintense Läsionen im MRT (FLAIR-Wichtung), die eine vermehrte KM-Aufnahme aufweisen.

Hirnabszesse zeigen in der Bildgebung häufig einzelne oder multiple Ringstrukturen, die nach KM-Gabe ein girlandenförmiges Enhancement zeigen. In der Diffusionswichtung imponiert eine Restriktion (Eiter).

Zusammengefasst sind cCT und cMRT insbesondere im Rahmen der Diagnostik von Kopfschmerzen relevant, die durch **strukturelle** Veränderungen (beispielsweise vaskuläre Ursachen, Tumor, Trauma, Entzündung) herzvorgerufen werden.

4.1.3.2. Labordiagnostik bei Kopfschmerzen

▶ Labor

Laborwerte, die bei der Differentialdiagnose von Kopfschmerzen weiterhelfen können sind Blutbild, CRP, BSG, Elektrolyte, Leberwerte, Nierenwerte sowie Gerinnungslabor inklusive D-Dimere. Die Bestimmung von D-Dimeren bei V.a. zerebrale Hirnnerven-Sinus-Thrombose wird durchaus kontrovers diskutiert. In einer Metaanalyse wurde gezeigt, dass bei einem isolierten Kopfschmerz normale D-Dimer-Spiegel einen hohen negativ prädiktiven Wert haben. Die alleinige Bestimmung der D-Dimere in der Akutsituation wird aber nicht empfohlen, sondern es sollte zusätzlich immer eine Bildgebung erfolgen (Tansilav et al., 2011).

▶ Liquoranalyse

Eine Untersuchung des Liquor cerebrospinalis im Rahmen einer Kopfschmerzabklärung ist bei folgenden Indikationen sinnvoll:

- Nachweis bzw. Ausschluss von entzündlichen Erkrankungen, z.B.
  - Meningitis
  - Enzephalitis
  - Meningoenzephalitis
  - Multiple Sklerose
  - Zerebrale Vaskulitis
- Nachweis bzw. Ausschluss einer Subarachnoidalblutung (SAB) durch:
  - Drei-Gläser-Probe: Drei sukzessiv in Reagenzgläsern gewonnene Liquorproben werden betrachtet. Der normale Liquor ist wasserklar. Bei artifizieller Blutbeimengung i.R. der Punktion kommt es über die drei Reagenzgläser zu einem Verdünnungseffekt. Ist dieser nicht gegeben, liegt der Schluss nahe, dass sich Blut im Liquorraum befindet (z.B. i.R. einer SAB)

- Nachweis von Erythrophagen bzw. Siderophagen in der Liquorzytologie
- Xanthochromie des Liquors: bedingt durch Hämolyse bei länger zurückliegender SAB (cave: eine Xanthochromie des Liquors kann auch bei starker Eiweißerhöhung oder einem Ikterus vorkommen).
- Erhöhte Ferritinwerte im Liquor: Ferritin wird durch Liquormakrophagen produziert und ist entsprechend nach einer SAB erhöht (frühestens ab ca. 8 Stunden, das Maximum wird nach 8-12 Tagen erreicht)

• Nachweis bzw. Ausschluss von Neoplasmen mit oder ohne meningealer Beteiligung (Menigeosis carcinomatosa)
• Nachweis eines erhöhten Liquordruckes im Rahmen einer idiopathischen intrakraniellen Hypertension (frühere Bezeichnung: "Pseudotumor cerebri")
  - Der normale Liquoröffnungsdruck beträgt 5-20 cm Wassersäule.
• Nachweis spezifischer Antikörper im Liquor und Serum, z.B.
  - Borrelien
  - FSME
  - Lues
  - Antineuronale Antikörper bei paraneoplastischen Syndromen oder limbischer Enzephalitis

Die wichtigsten Liquorparameter sind:

• Aussehen (normal: wasserklar)
• Zellzahl (normal: <5/µl)
• Differentialzellbild: normal: ~2/3 Lymphozyten, ~1/3 Monozyten
• Eiweißkonzentration (normal: 200-450 mg/l)
• Glucose (normal: 25-75 mg/l)
• Laktat (normal 10-20 mg/l)
• Bestimmung von einzelnen Immungloblulinklassen (IgG, IgM, IgA)
• Bestimmung von oligoklonalen Banden als Hinweis auf eine intrathekale Immunreaktion des ZNS

Die Liquorwerte werden in Relation zu parallel abgenommenen Blut- bzw. Serumwerten gesetzt.

Das Reiberdiagramm bestimmt schließlich durch die Bildung von Liquor-Serum-Quotienten für die einzelnen Immunglobulinklassen ob eine (i) rein lokale IgG-Synthese, (ii) eine Schrankenstörung, (iii) eine Schrankenstörung mit rein lokaler IgG-Synthese oder ein Normalbefund vorliegt.

4.1.3.3. Duplexsonographische Untersuchungen bei Kopfschmerzen

Die Duplexsonographie der hirnversorgenden Gefäße ist im Rahmen einer Kopfschmerzdiagnostik v.a. relevant für den Nachweis von **Dissektionen.** Unterschieden werden **innere** und **äußere** Dissektionen. Die innere Dissektion befindet sich zwischen Gefäßintima und Tunica media. Die äußere Dissektion befindet sich zwischen Adventitia und Tunica media und ist ggf. mit der Ausbildung eines Pseudo-Aneurysmas assoziiert. Sowohl das Wandhämatom als auch das Pseudo-Aneurysma können in der Duplexsonographie dargestellt werden (☞ Abb. 4.11). Zusätzlich finden sind die klassischen direkten und indirekten Stenosekriterien.

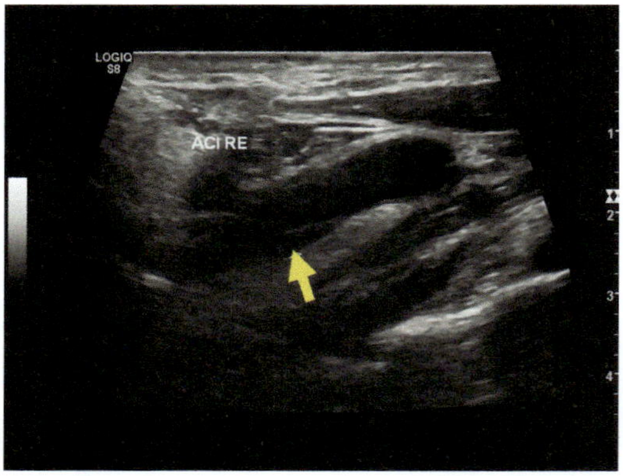

a

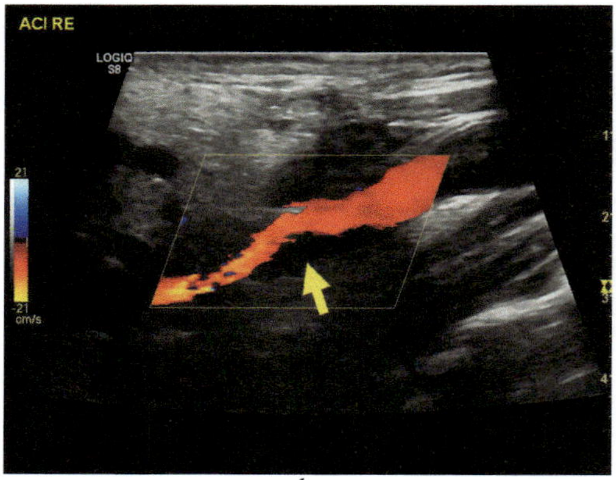

b

Abb. 4.11a+b: Nachweis einer Dissektion der ACI mittels Duplexsonographie.
a: Darstellung eines Wandhämatoms und der Dissek-

tionsmembran im B-Bild (Pfeil). **b:** Darstellung des Wandhämatoms (Pfeil) und der resultierenden ACI-Stenose im Duplex-Bild. Die korrespondierende MRT-Untersuchung ist in Abb. 4.3 dargestellt.
Die Aufnahmen wurden freundlicherweise von Herrn Dr. Stefan Lanz (Leitender Oberarzt der Klinik für Neurologie, Klinikum Fürth) und Herrn Dr. Matthias Stadter (Oberarzt der Klinik für Neurologie, Klinikum Fürth) zur Verfügung gestellt.

Neben Dissektionen können auch **Vasospasmen** (z.B. ausgelöst durch eine SAB oder ein Reversibles Cerebrales Vasokonstriktionssyndrom; RCVS) in der Duplexsonographie zur Darstellung gelangen.

Ein weiteres Einsatzgebiet ist die Darstellung einer echoarmen konzentrischen Wandverdickung im Rahmen einer Riesenzellarteriitis (Arteriitis temporalis) an der Arteria temporalis superficialis (sog. **Halo-Phänomen**, ☞ Abb. 4.12a). Kommt es zu einer Takayasu-Arteriitis, kann sich ein derartiges Halo-Phänomen an der Arteria carotis zeigen (sog. **Makkaroni-Zeichen**, ☞ Abb. 4.12b).

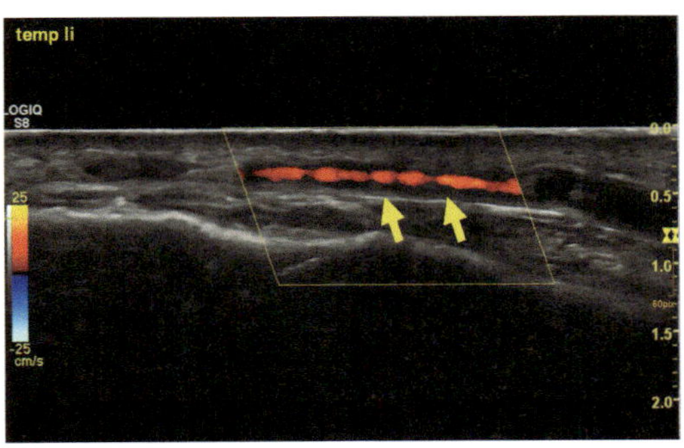

a

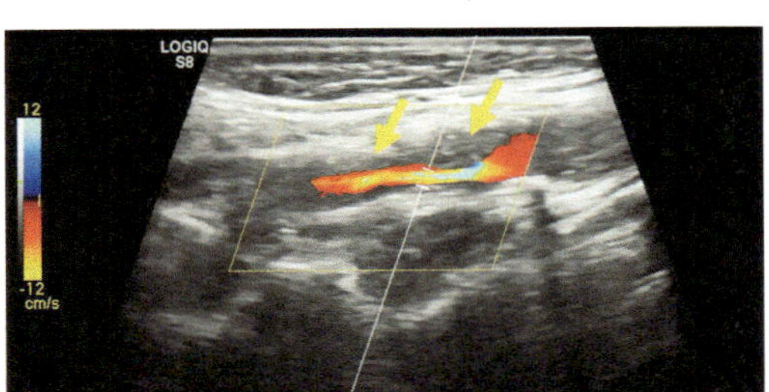

b

Abb. 4.12a+b: **a:** Nachweis eines Halo-Phänomens bei Arteriitis temporalis mittels Duplexsonographie. Im Verlauf der Arteria temporalis superficialis finden sich echoarme und konzentrische Wandverdickungen (Pfeile). Sie umgeben das Gefäß hofartig ("Halo"). **b:** Nachweis eines sog. Makkaroni-Zeichens bei Takayasu-Arteriitis. Es finden sich echoarme und konzentrische Wandverdickungen im Verlauf der Arteria carotis interna links (Pfeile). Ebenso ist in der Duplexsonographie eine Stenose der Arterie dargestellt.
Die Aufnahmen wurden freundlicherweise von Herrn Dr. Stefan Lanz (Leitender Oberarzt der Klinik für Neurologie, Klinikum Fürth) und Herrn Dr. Matthias Stadter (Oberarzt der Klinik für Neurologie, Klinikum Fürth) zur Verfügung gestellt.

Schließlich können durch die technischen Weiterentwicklungen mittlerweile auch innere Hirnvenen und zerebrale Sinus dargestellt werden. Im Falle von Hirnnerven-Sinus-Thrombosen zeigen sich dann teilweise lokale Thrombosen oder Strömungsveränderungen. Dies setzt allerdings neben einem hochwertigen Sonographiegerät auch eine hohe Expertise des Untersuchers voraus.

4.1.3.4. Neurophysiologische Untersuchungen bei Kopfschmerzen

▶ EEG

Ein EEG dient normalerweise nicht zur Diagnose von einzelnen Kopfschmerzarten. Dennoch ist eine Migräne überzufällig häufig mit einer Epilepsie assoziiert und umgekehrt (Kaufmann, 2022). Im Falle einer **Epilepsie** tritt eine Migräne um ca. 50 % häufiger auf als bei Patienten ohne Epilepsie. Im Falle einer **Migräne** tritt eine Epilepsie um ca. 80 % häufiger auf als bei Patienten ohne Migräne. Migräneattacken können bei entsprechender Disposition in einen epileptischen Anfall übergehen und umgekehrt. Dies scheint besonders häufig bei der Basilarismigräne (☞ Kap. 3.2.2.4.) zu sein.

EEG-Veränderungen können bei Migränikern ca. drei Mal so häufig wie bei Kontrollpersonen gefunden werden. Häufig sind die Befunde allerdings unspezifisch, d.h. die Grundtätigkeit ist meist unregelmäßiger und die Frequenz variiert etwas mehr. Im Falle einer Migräneaura können Herdbefunde auftreten, die sich kontralateral zu der klinisch betroffenen Seite befinden. Dies betrifft insbesondere fokale Verlangsamungen (Auftreten von theta- und delta-Wellen). Diese Herdbefunde sind dadurch charakterisiert, dass sie sich relativ langsam zurückbilden und im Einzelfall sogar bis zu zwei Wochen andauern können. Im Intervall finden sich bei Migränikern z.T. Epilepsie-Typische Potentiale ("ETPs") und rhythmische 4/s Wellen, die okzipital lokalisiert sind.

▶ Blinkreflex

Beim Blinkreflex (Urban, 2009) handelt es sich um einen polysynaptischen Reflex, der im Rahmen einer neurophysiologischen Untersuchung durch eine elektrische Reizung des ersten Trigeminusastes ausgelöst wird (afferenter Schenkel). Nach entsprechender Verschaltung im Hirnstamm resultiert eine motorische Antwort des Musculus orbicularis oculi sowohl ipsi- als auch kontralateral. Damit wird der efferente Schenkel des Reflexes durch den Nervus facialis vermittelt. Die entsprechenden Antworten werden in frühe (R1) und späte (R2) Antworten differenziert.

Klassischerweise können sich Veränderungen bei Erkrankungen des Nervus trigeminus, des Nervus facialis sowie des Hirnstamms finden. **Hirnstammläsionen** können zu neuropathischen Schmerzen im Kopf- und Gesichtsbereich führen (z.B. Wallenberg-Syndrom), ebenso **Affektionen des N. trigeminus.**

Bei einem Teil der Patienten mit einem **idiopathischen persistierenden Gesichtsschmerz** (früher: "atypischer Gesichtsschmerz") zeigt sich eine pathologisch erhöhte Erregung des Blinkreflexes in Form einer erniedrigter oder fehlender Habituierung der R2-Komponente des Blinkreflexes (Jääskeläinen et al., 1999).

▶ Somatosensorische Potentiale des Nervus trigeminus

Durch elektrische Stimulation mittels eines Reizblockes an der Unter- oder Oberlippe können somatosensorisch evozierte Potentiale des Nervus trigeminus bzw. seiner verschiedenen Äste ausgelöst werden (Urban, 2009). Kortikal kommt es zur Generierung eines charakteristischen P19-Potentials. Das P19-Potential kann bei **Trigeminusläsionen** ausgefallen oder verzögert sen. Auch im Rahmen einer **Trigemusneuralgie** findet sich bei einem Teil der Patienten eine Verzögerung des P19-Potentials.

▶ Masseter-Reflex

Der klinisch auslösbare Masseter-Reflex kann auch neurophysiologisch untersucht werden (Urban, 2009). Die Afferenzen und Efferenzen des Reflexes werden über den sensiblen bzw. motorischen Anteil des N. trigeminus vermittelt. Die Umschaltung erfolgt relativ kompliziert im Hirnstamm. Auf diesen drei Ebenen sind jeweils Störungen möglich, die zu einem Ausfall, einer Amplitudenminderung oder einer Latenzverzögerung des Masseter-Reflexes führen können.

4.1.4. Diagnostik bei Kopfschmerzen: mögliches Vorgehen

Tab. 4.2 zeigt zusammenfassend ein pragmatisches und mögliches Vorgehen bei der Diagnostik von Kopfschmerzen. Wichtig ist es darauf hinzuweisen, dass von den im letzten Kapiteln aufgeführten umfangreichen diagnostischen Methoden eine reflektierte Auswahl durch einen erfahrenen Untersucher erfolgen soll.

4.2. Abklärung symptomatischer Kopfschmerzen

4.2.1. Warnhinweise für symptomatische Kopfschmerzen

Das allgemeine prozentuale Verhältnis zwischen primären und sekundären Kopfschmerze wird in der Literatur mit 90 % (**primäre** Kopfschmerzen) zu 10 % (**sekundäre** Kopfschmerzen) angegeben (Ashina et al., 2021).

In Notaufnahmen ist dieser Prozentsatz allerdings signifikant verschoben. Grundsätzlich machen Kopfschmerzen in einer **interdisziplinären** Notaufnahme ca. 1-16 % aller Patienten aus (Grimaldi et al., 2008). Dabei fand sich in einer Studie eine Verteilung von 54,1 % (primäre Kopfschmerzen) zu 42,1 % (sekundäre Kopfschmerzen) (Locker et al., 2006). Sekundäre Kopfschmerzen sind damit in Notaufnahmen überproportional repräsentiert und es ist von größter Wichtigkeit sie nicht zu übersehen.

Die *American Headache Society* hat daher fünf einfache Warnhinweise beschrieben, die auf einen sekundären Kopfschmerz hinweisen können (Förderreuther et al., 2020). Diese Warnhinweise werden mit dem englischen Akronym "SNOOP" zusammengefasst. Tab. 4.3 erläutert die verschiedenen Buchstaben.

Bei Vorhandensein eines dieser Merkmale sollten differenziert die oben aufgeführten weiterführenden Untersuchungen durchgeführt werden, um sekundäre Kopfschmerz zu diagnostizieren oder weiter auszuschließen.

Basisprogramm ➤ neurologischer Status ➤ trigeminale Nervenaustritts -punkte/Bulbusdruck- und Bewegungsschmerz ➤ Beweglichkeit der HWS. Druckschmerzhaftigkeit der perikraniellen Muskulatur ➤ Klopf- und Druckschmerz der Kalotte ➤ Schmerzen bei Kieferöffnung ➤ Beurteilung der Schleimhäute, Zahnstatus, Kieferokklusion ➤ Ertasten der A. temporalis superficialis ➤ Messung des Blutdrucks	• Warnhinweise auf somatischen Kopfschmerz • Erstmanifestation einer Kopfschmerzerkrankung mit untypischem Charakter • Zunahme bei Belastung oder Valsalva-Manöver • atypischer klinischer Verlauf bezogen auf die aktuelle Klassifikation der IHS • zunehmende Schmerzintensität oder sich ändernder Schmerzcharakter bei bekanntem Kopfschmerzsyndrom • zusätzliches Auftreten neurologischer Symptome/Ausfälle oder auffälliger neurologischer Befund • Erstmanifestation von • trigemino-autonomem Kopfschmerz • Kopfschmerz der IHS-Gruppe 4 (primärer stechender Kopfschmerz, primärer Hustenkopfschmerz, Kopfschmerz bei körperlicher Anstrengung/sexueller Aktivität, schlafgebundener Kopfschmerz, Donnerschlagkopfschmerz, Hemicrania continua, neu aufgetretener täglicher Kopfschmerz)		➤ cCT oder MRT je nach Verdachtsdiagnose
	• Angst des Patienten vor schwerwiegender zugrunde liegender Erkrankung		➤ MRT ohne Kontrastmittel
	• erstmaliger akuter Kopfschmerz	• Anamnese und Erkrankungsalter passend zu primärem Kopfschmerz nach IHS-Klassifikation und • keine Klassifikation in Gruppe 3 (trigemino-autonome Kopfschmerzen oder Gruppe 4 (primärer Donnerschlagkopfschmerz, Sexualkopfschmerz, primärer Hustenkopfschmerz) und • Neurostatus unauffällig	➤ tendenziell keine Bildgebung. Trotzdem ist auch in dieser Situation eine Bildgebung zu überlegen, insbesondere bei Angstpatienten und Unklarheiten in der Anamnese bzw. Untersuchung
	• rezidivierende episodische Kopfschmerzen	• Anamnese und Erkrankungsalter passend zu primärem Kopfschmerz nach IHS-Klassifikation und • Neurostatus unauffällig	
		• atypische Klinik oder • V.a. sekundären Kopfschmerz	➤ MRT

	• chronische Kopfschmerzen (>3 Monate, >15 Tage/Monat)	• Neurostatus unauffällig und • kein Hinweis auf sekundären Kopfschmerz	➤Prophylaxe (Versuch) oder ➤Analgetika-Entzug	• erfolglos	➤Bildgebung
	• chronisch progrediente Kopfschmerzen	• kein Analgetika-Übergebrauch	➤MRT ➤Liquordiagnostik inkl. Druckmessung		
		• Analgetika-Übergebrauch	➤Analgetika-Entzug		

Tab. 4.2: Pragmatisches Vorgehen bei der Diagnostik von Kopfschmerzen. Modifiziert nach May et al., 2012.

Liegt eines dieser Kriterien vor, deutet dies auf eine ernste Ursache des Kopfschmerzes hin:	
S	Systemische Symptome (z.B. Fieber, B-Symptome, Erbrechen)
N	Neurologische Symptome (z.B. Schwindel, Synkope, Vigilanzstörung, Sprachstörung, fokale neurologische Defizite jedweder Art wie Ausfall von Hirnnerven, Paresen, Parästhesien)
O	*"Onset"*: Einsetzen (explosionsartiger Beginn mit Erreichen des Punctum maximum innerhalb einer Minute, Vernichtungs-/Donnerschlagkopfschmerz)
O	*"Older age"* (Alter über 50 Jahre bei Kopfschmerzbeginn: höheres Risiko für echte Hirnerkrankungen wie Schlaganfall)
P	*"Pattern change"*: Änderung des Kopfschmerzmusters (Abweichungen vom typischen Kopfschmerzmuster)

Tab. 4.3: Die SNOOP-Kriterien der *American Headache Society*.

4.2.2. Wichtige klinische Szenarien bei der Abgrenzung von symptomatischen Kopfschmerzen

In der klinischen Praxis kommen häufig typische Szenarien bei der Abgrenzung von symptomatischen Kopfschmerzen vor. Diese Szenarien werden im Folgenden abschließend näher erläutert.

4.2.2.1. Der erste oder schlimmste Kopfschmerz sowie ein plötzlicher Beginn

▶ "Der erste Kopfschmerz"

Statistisch gesehen ist die Erstmanifestation eines Kopfschmerzes oft der Beginn eines primären Kopfschmerzes. Häufig sind die Kopfschmerzen selbstlimitierend, können aber rezidivierend sein. Dennoch wird man in der Notaufnahme eher niedrigschwellig eine Abklärung (insbesondere in Form einer Bildgebung) veranlassen.

▶ "Der schlimmste Kopfschmerz bzw. ein plötzlicher Beginn"

Wichtige Differentialdiagnosen sind in diesem Kontext eine SAB, eine Hirnnerven-Sinus-Thrombose, die Dissektion von hirnversorgenden Gefäßen, eine intrakranielle Blutung sowie ein RCVS. Dennoch ist auch in diesem Szenario ein primärer Kopfschmerz möglich.

4.2.2.2. Der (langsam) progrediente Kopfschmerz

Progrediente Kopfschmerzen können auf eine intrakranielle Raumforderung hinweisen. Diese ist grundsätzlich eher selten, die Inzidenz von primären Hirntumoren liegt bei 10-15/100.000/Jahr. Dabei sind die häufigsten primären Hirntumore bei Erwachsenen das Astrozytom, Glioblastom und Meningeom. Sekundäre Hirntumore sind doppelt so häufig wie primäre Hirntumore. Die drei häufigsten sekundären Hirntumore sind Metastasen eines Mamma-CAs, Bronchial-CAs und Malignen Melanoms. In diesen Fällen ist auf jeden Fall eine Bildgebung indiziert.

Andere Ursachen für einen langsam progredienten Kopfschmerz sind u.a. die chronische Migräne, ein chronischer Kopfschmerz vom Spannungstyp, ein Kopfschmerz bei Medikamentenübergebrauch, ein neu aufgetretener täglicher persistierender Kopfschmerz (engl.: *New Daily Persistent Headache*, NDPH), eine benigne intrakranielle Hypertension, ein subdurales Hämatom, sowie eine Riesenzellarteriitis und ein Hirnabszess.

4.2.2.3. Der Kopfschmerz mit fokalen neurologischen Symptomen

Wichtige Differentialdiagnosen sind in diesem Szenario eine intrakranielle Raumforderung, ein ischämischer bzw. hämorrhagischer Schlaganfall, eine Meningitis, eine Enzephalitis bzw. eine Meningoenzephalitis sowie andere vaskuläre Ursachen wie eine Hirnnerven-Sinus-Thrombose, eine Dissektion oder eine Vaskulitis. Schließlich kann auch eine Migräne mit Aura neurologische Symptome generieren. Auch in diesem Szenario wird man zeitnah weiterführende diagnostische Maßnahmen ergreifen.

4.2.2.4. Der Kopfschmerz mit Fieber und/oder Meningismus

In erster Linie muss in diesem Szenario an eine Meningitis, eine Enzephalitis, einen Hirnabszess, eine Vaskulitis und an eine Meningeosis carcinomatosa gedacht werden. Eine zeitnahe Bildgebung und Liquoruntersuchung sind dringend indiziert.

4.2.2.5. Der neuartige Kopfschmerz in einem Alter über 50 Jahre

Wichtige Differentialdiagnosen sind in diesem Szenario die Arteriitis temporalis, primäre und sekundäre Hirntumore sowie vaskuläre Ursachen.

4.2.2.6. Der neuartige Kopfschmerz bei einem Patienten mit Malignom, HIV-Infektion oder Immunsuppression

In diesem Szenario muss man neben gängigen Ursachen auch an seltenere Infektionen denken. Dabei sind insbesondere Cryptococcus neoformans, Toxoplasmen, atypische Mykobakterien sowie Lues und HIV relevant. Schließlich können auch ein cerebrales Lymphom oder Metastasen vorliegen.

Die Praktikabilität der in den Kap. 4.2.2.1.-4.2.2.1.6. dargestellten Kopfschmerzszenarien in der klinischen Praxis einer Notaufnahme wurde in Studien bestätigt. Bei Anwendung dieser Szenarien und einer entsprechenden Einleitung von weiterführenden Zusatzuntersuchungen fand man eine Sensitivität von 100 % für die Detektion von sekundären Kopfschmerzen. Die Spezifität betrug 64 % (Grimaldi et al., 2009).

Literatur

Agosti R, Der MIDAS-Fragebogen. Ein Instrument zur Beurteilung von Kopfschmerzen. Hausarzt Praxis. 2009; 8:24-25.

Ahlers MO, Jakstat HA. Indikationsstellung per Screening: CMD-Kurzbefund. In: Ahlers MO, Jakstat HA (Hrsg.). Klinische Funktionsanalyse. Manuelle Strukturanalyse. Interdisziplinäre Diagnostik. dentaConcept Arbeitsbücher. 4. Aufl. Hamburg: dentaConcept; 2011a. S. 155-70.

Ahlers MO, Jakstat HA. Manuelle Strukturanalyse. In: Ahlers MO, Jakstat HA (Hrsg.). Klinische Funktionsanalyse. Manuelle Strukturanalyse. Interdisziplinäre Diagnostik. dentaConcept Arbeitsbücher. 4. Aufl. Hamburg: dentaConcept; 2011b. S. 285-316.

Ahlers A, CMD-Screening erkennt Untersuchungsbedarf, ZWD online, Kieferorthopädie, 08.12.2015.

Ashina M, Katsarava Z, Do TP, Buse DC, Pozo-Rosich P, Özge A, Krymchantowski AV, Lebedeva ER, Ravishankar K, Yu S, Sacco S, Ashina S, Younis S, Steiner TJ, Lipton RB. Migraine: epidemiology and systems of care. Lancet. 2021;397(10283):1485-1495.

Donnelly, Joseph M. (Herausgeber), Travell, Simons & Simons' Handbuch der Muskeltriggerpunkte, Urban & Fischer Verlag/Elsevier GmbH, 2022.

Dworkin SF, LeResche L. Research diagnostic criteria for temporomandibular disorders: Review, criteria, examinations and specifications, critique. Journal of Craniomandibular Disorders. 1992;6(4):301-55.

Förderreuther S, Straube A. Kopfschmerzen in der Notaufnahme – Schritt für Schritt. Neurologie up2date 2020;3:12-20.

Gonzalez-Martinez A, Trillo Senín S, Benavides Bernaldo de Queirós C, Casado Fernández L, Barbosa Del Olmo A, Manzanares López R, Gago-Veiga AB, Vivancos J. Clinical characteristics and perfusion-computed tomography alterations in a series of patients with migraine with aura attended as stroke code. Headache. 2021;61(10):1568-1574.

Grimaldi D, Cevoli S, Cortelli P. Headache in the emergency department. How to handle the problem? Neurol Sci. 2008;29 Suppl 1:S103-6.

Grimaldi D, Nonino F, Cevoli S, Vandelli A, D'Amico R, Cortelli P. Risk stratification of non-traumatic headache in the emergency department. J Neurol. 2009;256(1):51-7.

Houts CR, Wirth RJ, McGinley JS, Gwaltney C, Kassel E, Snapinn S, Cady R. Content validity of HIT-6 as a measure of headache impact in people with migraine: A narrative review. Headache. 2020;60(1):28-39.

Howard L, Wessely S, Leese M, Page L, McCrone P, Husain K, et al. Are investigations anxiolytic or anxiogenic? A randomised controlled trial of neuroimaging to provide reassurance in chronic daily headache. J Neurol Neurosurg Psychiatry 2005;76(11):1558–1564.

Jääskeläinen SK, Forssell H, Tenovuo O (1999). Electrophysiological testing of the trigeminofacial system: aid in the diagnosis of atypical facial pain. Pain 80:191-200.

Kaufmann, E. Migräne und Epilepsie differenzieren: die wichtigsten Unterschiede. DNP - Der Neurologe & Psychiater 2022;23:46-53.

Locker TE, Thompson C, Rylance J, Mason SM. The utility of clinical features in patients presenting with non-traumatic headache: an investigation of adult patients attending an emergency department. Headache. 2006; 46(6):954-61.

May A et al., Diagnostik und apparative Zusatzuntersuchungen bei Kopfschmerzen. S1-Leitlinie. DGN, 2012.

Tanislav C, Siekmann R, Sieweke N, Allendorfer J, Pabst W, et al. Cerebral vein thrombosis: clinical manifestation and diagnosis. BMC Neurol 2011;11:69.

Urban P. Neurophysiologische Diagnostik bei Hirnnervenerkrankungen. J Neurol Neurochir Psychiatr 2009;10 (1):60-73.

5. Gepante: Wirksamkeit und Sicherheit in klinischen Studien

5.1. Überblick über Gepante

Gepante gehören zur Stoffklasse der *"Small Molecules"*, also der niedermolekularen Verbindungen. Die meisten Arzneimittel weisen eine niedermolekulare Struktur auf mit einer Molekülmasse von <1.000 μ. Biologika sind dagegen makromolekulare Verbindungen (beispielsweise Proteine) mit einer hohen Anzahl von Atomen und einer Molekülmasse von mehr als 10.000 μ (Samanen, 2013).

Gepante sind CGRP-Rezeptorantagonisten und wirken damit prinzipiell ähnlich wie der monoklonale Antikörper Erenumab, der ebenfalls den CGRP-Rezeptor blockiert (☞ Abb. 5.1) Eine Reihe von Gepanten wurde hinsichtlich ihrer Wirksamkeit und Sicherheit in klinischen Studien zur akuten und prophylaktischen Behandlung der episodischen Migräne untersucht, namentlich die Wirkstoffe Rimegepant, Ubrogepant, Olcegepant, Telcagepant, Atogepant und Zavegepant. Rimegepant hat in Europa im April 2022 eine Zulassung zur Akuttherapie und Prophylaxe der Migräne erhalten (https://www.ema.europa.eu/en/medicines/human/EPAR/vydura).

Olcegepant (BIBN-4096BS) ist eines der frühen Gepante, es zeigte eine gute Wirksamkeit, musste jedoch intravenös verabreicht werden, da es eine schlechte orale Bioverfügbarkeit aufweist. Daher wurde sein Einsatz in klinischen Programmen nicht weiterentwickelt. Große Bedeutung hatte Telcagepant (MK-0974), das ebenfalls eine gute Wirkung zeigte und auch *Head-to-Head* mit Rizatriptan und Placebo zur Akuttherapie der Migräneattacke getestet wurde. Die Weiterentwicklung von Telcagepant wurde gestoppt, nachdem in einer Studie zur Migräneprophylaxe mit einer Einnahme 2 × täglich 140 mg und 280 mg dessen lebertoxische Wirkung mit einem Anstieg von ALT und AST auffiel. Bei zwei Patienten wurde die lebertoxische Wirkung symptomatisch und die Studie wurde abgebrochen (Ho et al., 2014). Dies verzögerte schließlich die weitere Entwicklung der Gepante um Jahre.

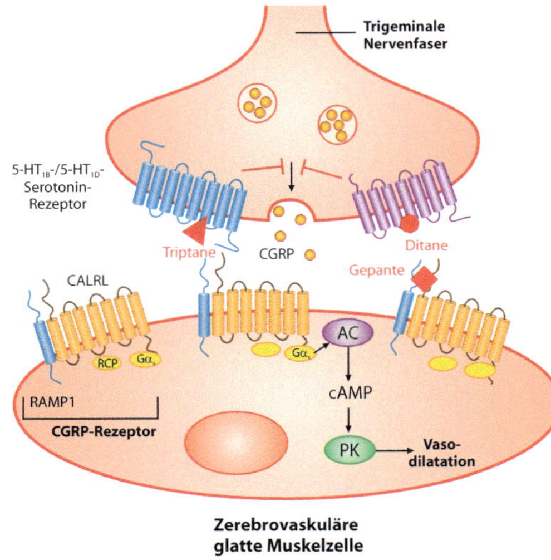

Abb. 5.1: Wirkweise von Triptanen, Ditanen und Gepanten. Triptane und Ditane modulieren präsynaptisch die Neurotransmitter und Neuropeptidfreisetzung. Das Neuropeptid CGRP wirkt an postsynaptisch lokalisierten CGRP-Rezeptoren. Diese bestehen aus verschiedenen Untereinheiten: RAMP1 (*Receptor Activity Modifying Protein 1*) und CALRL (*Calcitonin Receptor-Like Receptor*). Gepante können den CGRP-Rezeptor hemmen und werden in diesem Kapitel näher erläutert. Weitere Abkürzungen: cAMP = cyclisches Adenosinmonophosphat, CGRP = *Calcitonin Gene-Related Peptide*, Gsα = α-Untereinheit des heterotrimeren Gs-Proteins, PKA = Proteinkinase A, RCP = *Receptor Component Protein*. Modifiziert nach Gaul et al., 2022.

5.2. Die Rolle von CGRP in der Migränetherapie

In der Schmerzentstehung der Migräne, der peripheren und zentralen Sensitisierung, der neurogenen Vasodilatation sowie bei der Plasmaextravasion im Zusammenhang mit der sterilen Inflammation im Migräneanfall spielt *Calcitonin Gene-Related Peptide* (CGRP) im kaudalen trigeminalen Kerngebiet, im Ganglion trigeminale sowie im Bereich der meningealen Arterien eine wesentliche Rolle (☞ Kap. 1.). Erhöhte Werte dieses Peptids lassen sich bei Patienten in der Migräneattacke im Blut nachweisen (☞ Kap. 1.11.). Triptane und monoklonale Antikörper setzen hier therapeutisch an: Triptane hemmen u.a. die Ausschüttung von CGRP (☞ Abb. 5.1). Monoklonale Antikörper inhibieren CGRP, indem sie entweder an dessen Rezeptor binden (Erenumab) oder direkt an CGRP (Galcanezumab, Fremanezumab, Eptinezumab).

Triptane, welche sehr wirksam in der Attackenbehandlung sind, sind als 5-$HT_{1B/1D/(1F)}$-Rezeptoragonisten nur für den Einsatz bis zum 65. Lebensjahr zugelassen. Sie sind kontraindiziert bei kardiovaskulären Erkrankungen, nach einem Schlaganfall oder Myokardinfarkt, relevanter koronarer Herzerkrankung (KHK) oder auch einer unzureichend behandelten arteriellen Hypertonie, da sie aufgrund ihres Wirkmechanismus zur Vasokonstriktion von intrakraniellen Gefäßen und Koronargefäßen führen können.

Für die Nutzen-Risiko-Abwägung hinaus gilt zudem bislang für alle Akutmedikamente, dass sie bei zu häufigem Einsatz zu einem Kopfschmerz durch Medikamentenübergebrauch führen können (Diener et al., 2018). Darüber hinaus ist eine unzureichend wirksame Akutmedikation mit einem hohen Risiko des Übergangs der episodischen Migräne in eine chronische Migräne verbunden (Lipton et al., 2015).

Wirksamkeit und Sicherheit der bisherigen Migränetherapeutika sind nicht für alle Patientengruppen gegeben, entsprechend ist eine Weiterentwicklung und die Erweiterung therapeutischer Optionen von hoher klinischer Relevanz.

5.3. Gepante: Die aktuellen und künftigen Substanzen

5.3.1. Rimegepant

Rimegepant (BMS-927711; BHV3000) wurde bisher in 8 abgeschlossenen klinischen Studien bei Migräne untersucht. Publizierte Daten liegen für 5 Studien vor.

Rimegepant wurde in einer Phase-II-Studie (NCT01430442) zur Akuttherapie in Dosierungen von 10, 25, 75, 150, 300 und 600 mg untersucht und mit Placebo und 100 mg Sumatriptan verglichen (Marcus et al., 2014). Behandelt wurde eine Migräneattacke, eingeschlossen wurden 885 Patienten. Primärer Endpunkt war Schmerzfreiheit nach 2 Stunden. Sowohl Sumatriptan 100 mg als auch Rimegepant 75 mg, 150 mg und 300 mg waren dem Placebo hinsichtlich des Endpunktes Schmerzfreiheit nach 2 Stunden überlegen. Schmerzfreiheit nach 2 Stunden erreichten mit Sumatriptan 35 % der Studienteilnehmer, 31,4 % mit Rimegepant 75 mg, 32,9 % mit Rimegepant 150 mg und 29,7 % mit Rimegepant 300 mg. In der Placebogruppe erreichten 15,3 % der Studienteilnehmer Schmerzfreiheit nach 2 Stunden.

Rimegepant zeigte insbesondere in den höheren Dosen von 600 mg Nebenwirkungen, vor allem Übelkeit, Benommenheit und Erbrechen traten auf. Es kam nicht zu schwerwiegenden unerwünschten Ereignissen. Thorakaler Druck, wie er bei Sumatriptan vorkommt, wurde in dieser Studie auch nur in der Sumatriptan-Gruppe berichtet.

In einer placebokontrollierten Phase-III-Studie (NCT03237845) (Lipton et al., 2019a) wurde Schmerzfreiheit nach 2 Stunden bei 19,6 % der mit Rimegepant 75 mg Behandelten erreicht (12 % in der Placebogruppe). Eingeschlossen wurden 1186 Patienten, die seit mindestens einem Jahr unter Migräne litten und zwischen 2 und 8 Attacken im Monat von mittelstarker bis starker Intensität hatten. Behandelt wurde eine Migräneattacke. Freiheit vom am meisten beeinträchtigenden Symptom erreichten nach 2 Stunden 37,6 % mit Rimegepant 75 mg und 25,2 % mit Placebo. Eine relevante Hepatotoxizität wurde in der Studie nicht beobachtet. Übelkeit war die häufigste Nebenwirkung (1,8 % bei Rimegepant; 1,1 % bei Placebo).

Eine *Post hoc*-Analyse zur Langzeitanwendung von Rimegepant (NCT03266588) (Johnston et al., 2022) untersuchte in einer Subgruppe (n=1044) der eingeschlossenen Patienten mit seit mindestens einem Jahr bestehender Migräne und ≥6 Migränetagen im Monat (vor Einschluss in die Studie) die Auswirkung der Rimegepant-Einnahme zur Attackenbehandlung auf die Anzahl der Migränetage pro Monat. Die Patienten waren angehalten, 75 mg Rimegepant bei Bedarf einzunehmen, jedoch maximal 1 × täglich. Beobachtet wurde ein Zeitraum von 52 Wochen; 39 % der eingeschlossenen Patienten brachen die Studie frühzeitig ab. Die Anzahl der Migränetage fiel von durchschnittlich 10,9 auf 8,9. Eingenommen wurden im Schnitt zwischen 7 und 8 Tabletten im Monat, mit einer leichten Tendenz zur Reduktion in den Wochen 48 bis 52 (von 7,9 in Woche 4 bis 8 auf 7,3).

In einer placebokontrollierten Phase-III-Studie mit 75 mg Rimegepant-Schmelztabletten (NCT 03461757) zeigte sich in der Verumgruppe Schmerzfreiheit nach 2 Stunden bei 21 % der Teilnehmer (Placebo 11 %). Freiheit vom am meisten beeinträchtigenden Symptom erreichten nach 2 Stunden 35 % (Placebo 27 %). Die Erhöhung von Leberwerten trat je einmal in der Verum- und in der Placebogruppe auf (Croop et al., 2019).

Rimegepant 75 mg wurde ebenfalls in einer Phase-II/III-Studie zur Migräneprophylaxe (NCT 03732638) untersucht (Croop et al., 2021). Bei der Einnahme an jedem 2. Tag über 12 Wochen verringerten sich die Migränetage in den Wochen 9-12 gegenüber der Baseline um –4,3 pro 28 Tage (–3,5 Tage in der Placebogruppe). Eine Erhöhung der Leberwerte trat jeweils in der Verum- und in der Placebogruppe bei 1% der Patienten auf.

▶ Zulassung in Europa

Im April 2022 wurde Rimegepant (Handelsname Vydura®) in Europa für die Prophylaxe und Akuttherapie der Migräne mit und ohne Aura bei Erwachsenen als verschreibungspflichtiges Medikament zugelassen; die Markteinführung steht jedoch noch aus. Das Medikament wird oral verabreicht. Zur Akuttherapie lässt man einmal täglich eine Schmelztablette (Dosis: 75 mg) auf oder unter der Zunge zergehen, zur Prophylaxe wird jeden zweiten Tag eine Tablette eingenommen.

Kontraindikation für den Einsatz von Rimegepant ist eine Überempfindlichkeit gegen den Wirkstoff. Rimegepant sollte nicht bei schweren Leberfunktionsstörungen und Niereninsuffizienz eingesetzt werden. Rimegepant sollte nicht gleichzeitig mit starken CYP3A4-Inhibitoren (z.B. Ketoconazol, Clarithromycin, Itraconazol) sowie moderaten bis starken CYP3A4-Induktoren (z.B. Bosentan, Efavirenz, Modafinil) eingenommen werden, da es über das Cytochrom-P450-Enzym CYP3A4 verstoffwechselt wird. Wechselwirkungen bestehen außerdem bei der gleichzeitigen Einnahme von P-gp- und BCRP-Inhibitoren (z.B. Ciclosporin, Verapamil, Chinidin), die eine Plasmaerhöhung von Rimegepant bewirken. Empfohlen wird, bei Anwendung der genannten Substanzen keine zweite Dosis Rimegepant innerhalb von 48 Stunden einzunehmen.

Zum Einsatz in Schwangerschaft und Stillzeit liegen keine belastbaren Daten vor, weshalb empfohlen wird, Rimegepant nicht in der Schwangerschaft einzusetzen. In Tierstudien zeigten sich Fruchtschädigungen erst bei 200-facher Dosierung der klinisch verwendeten Dosen. In einer kleinen monozentrischen Studie (n=12) konnten in der Muttermilch nach Einnahme einer Dosis von 75 mg Rimegepant nur minimale Konzentrationen des Wirkstoffs nachgewiesen werden.

Übelkeit (1 von 10 Personen kann betroffen sein) und allergische Reaktionen einschließlich Dyspnoe und gravierendem Ausschlag (1 von 100 Personen kann betroffen sein) werden von der EMA (*European Medicines Agency*) als Risiken bei der Einnahme von Rimegepant angegeben.

Rimegepant wurde wie Olcagepant in einem Tiermodell des Schlaganfalls untersucht (Mulder et al., 2020). Hierbei kam es bei mit einem Gepant vorbehandelten Tieren zu einem größeren Schlagfall mit größeren neurologischen Defiziten, wenn eine Ischämie experimentell durch eine temporäre Unterbindung der A. cerebri media induziert wurde. Ob und in welcher Weise sich diese Ergebnisse auf den Menschen übertragen lassen, ist umstritten.

Rimegepant wird aktuell außerdem in einer klinischen Studie auf seine mögliche Wirksamkeit zur Behandlung der therapierefraktären Trigeminusneuralgie untersucht (NCT03941834).

5.3.2. Ubrogepant

Ubrogepant wurde bislang in zwei Phase-III-Studien (ACHIEVE I und ACHIEVE II) untersucht (Dodick et al., 2019, Lipton et al., 2019b). In ACHIEVE I (NCT02828020) (Dodick et al., 2019) wurden in drei Studienarmen 50 mg Ubrogepant, 100 mg Ubrogepant oder Placebo zur Behandlung einer einzelnen Migräneattacke angewendet; es bestand die Möglichkeit, eine zweite Dosis einzunehmen. 1672 Patienten mit einer seit mindestens einem Jahr bestehenden Migräne mit oder ohne Aura und 2 bis 8 Migräneattacken mit moderaten bis starken Kopfschmerzen im Monat wurden in die Studie eingeschlossen. Primärer Endpunkt war Schmerzfreiheit nach 2 Stunden. "Schmerzfreiheit" wurde definiert als Reduktion von moderaten und starken Schmerzen auf keine Schmerzen. 19,2 % der Patienten mit Ubrogepant 50 mg erreichten Schmerzfreiheit nach 2 Stunden, 21,2 % der Patienten mit Ubrogepant 100 mg und 11,8 % der mit Placebo behandelten. Zwei Stunden nach

Einnahme der ersten Dosis waren 38,6 % der mit 50 mg Ubrogepant, 37,7 % der mit 100 mg Ubrogepant und 27,8 % der mit Placebo behandelten Studienteilnehmer frei vom sie am meisten beeinträchtigenden Symptom. Unerwünschte Ereignisse innerhalb von 48 Stunden nach Einnahme der initialen oder optionalen zweiten Dosis traten bei 9,4 % der mit 50 mg Ubrogepant, 16,3 % der mit 100 mg Ubrogepant und 12,8 % der mit Placebo behandelten Studienteilnehmer auf. Übelkeit, Benommenheit und Mundtrockenheit zählten zu den häufigsten unerwünschten Ereignissen. Schwerwiegende unerwünschte Ereignisse traten in den 48 Stunden nach Einnahme nicht auf. Leberwerterhöhungen traten bei einem Teilnehmer der Placebogruppe, zwei Teilnehmern der 50 mg-Gruppe und drei Teilnehmern der 100 mg-Gruppe auf; keine der Leberfunktionsstörungen wurde als schwerwiegend eingestuft.

Die ACHIEVE II-Studie (NCT02867709) schloss 1686 Teilnehmer ein und zeigte vergleichbare Ergebnisse (Lipton et al., 2019b). Schmerzfreiheit nach 2 Stunden erreichten mit 25 mg Ubrogepant 20,7 %, mit 50 mg Ubrogepant 21,8 % und mit Placebo 14,3 % der Studienteilnehmer. Freiheit von am meisten beeinträchtigenden Symptomen war nach 2 Stunden bei 34,1 % in der 25 mg-Gruppe erreicht, bei 38,9 % in der 50 mg-Gruppe und bei 27,4 % in der Placebogruppe.

Patienten, die ACHIEVE I oder II absolviert hatten, konnten an einer Langzeitstudie zur Sicherheit von Ubrogepant teilnehmen (Ailani et al., 2020). Die Studienteilnehmer wurden zur Standardtherapie, 50 mg und 100 mg Ubrogepant randomisiert. Die Ubrogepantdosis war verblindet. In dieser Studie wurden insgesamt 21.454 Migräneattacken behandelt. Bei 20 Studienteilnehmern kam es zu Leberwerterhöhungen, keine davon wurde als schwerwiegend eingestuft.

Eine *Post hoc*-Analyse von ACHIEVE I und II wurde bei Studienteilnehmern durchgeführt, die sich selbst als Patienten einstuften, die unzureichend auf Triptane ansprechen oder bei denen Kontraindikationen oder Unverträglichkeit vorliegen. 33 % in der Ubrogepant-Gruppe waren mit der Behandlung nach 2 Stunden zufrieden, 21 % in der Placebogruppe (Lipton et al., 2022a).

Analysiert wurde auch die Sicherheit der Behandlung einer Migräneattacke mit Ubrogepant bei Patienten mit Risikofaktoren für kardiovaskuläre Erkrankungen.

Das Auftreten von unerwünschten Ereignissen war in allen Risikoklassen (moderat–hoch, gering, keine) vergleichbar und ähnlich bei Einsatz von Placebo oder Verum (Hutchinson et al., 2021).

Eine Studie erhob Daten zur Sicherheit und Wirksamkeit von Ubrogepant außerhalb eines Studiensettings. 106 Patienten stellten auswertbare Daten zur Verfügung, davon 86,8 % mit chronischer Migräne. 31,1 % gaben an, mit Ubrogepant "sehr zufrieden" zu sein. 39,6 % berichteten Nebenwirkungen, darunter Fatigue, Mundtrockenheit und Übelkeit/Erbrechen (Chiang et al., 2021).

Für Ubrogepant wurde im Tierversuch das potentielle Risiko für die Entwicklung eines Kopfschmerzes durch Medikamentenübergebrauch untersucht, hier zeigte sich im Tiermodell kein erhöhtes Risiko (Navratilova et al., 2020)

5.3.3. Atogepant

Atogepant (MK-8031) wurde in einer doppelblinden Phase-IIb/III-Studie (NCT02848326) zur Prophylaxe der episodischen Migräne bei Patienten untersucht, die seit mindestens einem Jahr unter Migräne litten und 4-14 Migränetage im Monat hatten. Zur oralen Anwendung kamen Dosierungen von 10 mg, 30 mg und 60 mg sowie zweimal täglich 30 mg und zweimal täglich 60 mg über 12 Wochen. Die Reduktion der Migränetage pro Monat betrug –4 Tage bei der Anwendung von 10 mg, –3,8 Tage bei 30 mg, –3,6 Tage bei 60 mg, –4,2 Tage bei 2 × 30 mg, –4,1 Tage bei 2 × 60 mg und –2,9 Tage bei Placebo. Übelkeit war bei 5-12 % der mit Atogepant behandelten Studienteilnehmer die häufigste Nebenwirkung (5 % bei Placebo); Nebenwirkungen traten insgesamt bei 18-26 % der Studienteilnehmer in den Verumgruppen auf und bei 16 % in der Placebogruppe (Goadsby et al., 2020).

In einer Phase-III-Studie zur Migräneprophylaxe (NCT03777059) über 12 Wochen mit 873 Teilnehmern war Atogepant Placebo überlegen. Von der Baseline (7,5 bis 7,9 Migränetage im Monat) bis zur Woche 12 erreichte die Gruppe, die mit Atogepant 10 mg behandelt wurde, eine Reduktion der monatlichen Migränetage um –3,7, bei 30 mg Atogepant betrugt die Reduktion –3,9 Tage, bei 60 mg –4,2 Tage und bei Placebo –2,5 Tage. Atogepant wurde in der Studie 1 × täglich eingenommen. Die häufigsten Nebenwirkungen waren Obstipation (6,9 bis 7,7 % in den Atogepant-Gruppen) und Übelkeit (4,4 bis 6,1 % in den Atogepant-Gruppen) (Ailani et al., 2021).

Eine weitere Datenanalyse aus dieser Studie ergab, dass 55,6 % der mit 10 mg Atogepant behandelten Teilnehmer im Verlauf der 12 Wochen eine Reduktion der monatlichen Kopfschmerztage um ≥50 % erfuhren, 58,7 % mit 30 mg, 60,8 % mit 60 mg und 29 % mit Placebo (Lipton et al., 2022b).

5.3.4. Zavegepant

Zavegepant (BHV3500, früher Vazegepant) ist ein **intranasal** applizierbares Gepant zur Behandlung der Migräneattacke. Zavegepant ist noch nicht zugelassen. Es liegen drei abgeschlossene, aber noch nicht publizierte Studien für die Behandlung der Migräne vor, eine vierte Studie läuft noch. Außerdem wird die orale Formulierung in einer Dosierung von 100 und 200 mg zur Migräneprophylaxe untersucht (NCT04804033).

5.4. Praktischer Einsatz von Gepanten im klinischen Alltag

In Europa fehlen uns jenseits der klinischen Studien noch die praktischen Erfahrungen mit den Gepanten. Mit Rimegepant steht das erste Präparat zur Verfügung, das sowohl zur Migräneprophylaxe (Einnahme von 75 mg an jedem 2. Tag) als auch zusätzlich beim Auftreten von Migräneanfällen zur Akuttherapie eingesetzt werden kann. Dieses Konzept ist uns noch nicht vertraut. Außerdem wird es interessant sein, zu lernen, wie die Wirksamkeit ist, wenn Patienten bereits mit einem monoklonalen Antikörper gegen CGRP oder den CGRP-Rezeptor prophylaktisch behandelt werden. Möglicherweise profitieren Patienten, mit unzureichendem Ansprechen auf Triptane stattdessen in der Akuttherapie auf ein Gepant.

In Tab. 5.1 sind die unterschiedlichen Einsatzgebiete, aktuellen Zulassungen und Dosierungen der Gepante als Übersicht dargestellt.

Literatur

Ailani J, Lipton RB, Goadsby PJ et al. Atogepant for the preventive treatment of migraine. N Engl J Med 2021; 385:695-706.

Ailani J, Lipton RB, Hutchinson S et al. Long-term safety evaluation of ubrogepant for the acute treatment of migraine: phase 3, randomized, 52-week extension trial. Headache 2020;60:141-152.

Chiang CC, Arca KN, Dunn RB et al. Real-world efficacy, tolerability, and safety of ubrogepant. Headache 2021; 61:620-627.

Croop R, Goadsby JP, Stock DA et al. Efficacy, safety, and tolerability of rimegepant orally disintegrating tablet for the acute treatment of migraine: a randomised, phase 3, double-blind, placebo-controlled trial. Lancet 2019;394: 737-745.

Croop R, Lipton RB, Kudrow D et al. Oral rimegepant for preventive treatment of migraine: a phase 2/3, randomised, double-blind, placebo-controlled trial. Lancet 2021;397:51-60.

Diener HC, Holle D, Dresler T, Gaul C. Chronic headache due to overuse of analgesics and anti-migraine agents. Dtsch Arztebl Int 2018;115:365-370.

Gepant	Zulassung in den USA	Zulassung in Europa	Einsatz als Akuttherapie	Einsatz als Prophylaxe	Dosis
Rimegepant	✓	✓	✓	✓	• Migräneattacke: 75 mg p.o. • Prophylaxe: 75 mg p.o. jeden 2. Tag
Ubrogepant	✓		✓		• 50 mg/100 mg p.o.
Atogepant	✓			✓	• 10 mg, 30 mg, oder 60 mg täglich p.o.
Zavegepant			✓	✓	• in den Studien zur Akuttherapie wurden 5, 10 und 20 mg getestet (inhalative Gabe) • zur Prophylaxe werden 100 und 200 mg p.o. untersucht

Tab. 5.1: Einsatz der verschiedenen Gepante (Stand 08/2022).

Dodick DW, Lipton RB, Ailani J et al. Ubrogepant for the treatment of migraine. N Engl J Med 2019;381:2230-2241.

EMA: https://www.ema.europa.eu/en/documents/product-information/vydura-epar-product-information_en.pdf, https://www.ema.europa.eu/en/medicines/human/EPAR/vydura#authorisation-details-section (abgerufen am 16.06.2022).

Gaul C. New developments in oral acute therapy and prophylaxis of migraine. Neue Entwicklungen in der oralen Akuttherapie und Prophylaxe der Migräne. Pharmakon 2021;9(3):213-219(7).

Goadsby PJ, Dodick DW, Ailani J, et al. Safety, tolerability, and efficacy of orally administered atogepant for the prevention of episodic migraine in adults: a double-blind, randomised phase 2b/3 trial. Lancet Neurol. 2020; 19:727-737.

Ho TW, Connor KM, Zhang et al. Randomized controlled trial of the CGRP receptor antagonist telcagepant for migraine prevention. Neurology 2014;83:958-66.

Hutchinson S, Silberstein SD, Blumenfeld AM et al. Safety and efficacy of ubrogepant in participants with major cardiovascular risk factors in two single-attack phase 3 randomized trials: ACHIEVE I and II. Cephalalgia 2021; 41:979-990.

Johnston K, Harris L, Powell L et al. Monthly migraine days, tablet utilization, and quality of life associated with Rimegepant – post hoc results from an open label safety study (BHV3000–201). J Headache Pain 2022; 23:10.

Lipton RB, Croop R, Stock EG. Rimegepant, an oral calcitonin gene-related peptide receptor antagonist, for migraine. N Engl J Med 2019a;381:142-149.

Lipton RB, Dodick DW, Ailani J, et al. Effect of ubrogepant versus placebo on pain and the most bothersome associated symptom in the acute treatment of migraine: The ACHIEVE II randomized clinical trial. JAMA. 2019b;322:1887-1898.

Lipton RB, Fanning KM, Serrano D et al. Ineffective acute treatment of episodic migraine is associated with new-onset chronic migraine. Neurology 2015;84:688-95.

Lipton RB, Pozo-Rosich P, Blumenfeld AM et al. Rates of response to atogepant for migraine prophylaxis among adults: A secondary analysis of a randomized clinical trial. JAMA Netw Open. 2022b;5(6):e2215499.

Lipton RB, Singh RBH, Revicki DA et al. Functionality, satisfaction, and global impression of change with ubrogepant for the acute treatment of migraine in triptan insufficient responders: a post hoc analysis of the ACHIEVE I and ACHIEVE II randomized trials. J Headache Pain 2022a;23:50.

Marcus R, Goadsby PJ, Dodick D et al. BMS-927711 for the acute treatment of migraine: a double-blind, randomized, placebo controlled, dose-ranging trial. Cephalalgia 2014;34:114-25.

Mulder I, Li M, de Vries T et al. Anti-migraine Calcitonin Gene-Related Peptide receptor antagonists worsen cerebral ischemic outcome in mice. Ann Neurol 2020; 88(4):771-784.

Navratilova E, Behravesh S, Oyarzo J et al. Ubrogepant does not induce latent sensitization in a preclinical model of medication overuse headache. Cephalalgia 2020; 40:892-902.

Samanen J. Similarities and differences in the discovery and use of biopharmaceuticals and small-molecule chemotherapeutics. In: Ganellin CR, Jefferis R, Roberts S. (Hrsg.): Introduction to Biological and Small Molecule Drug Research and Development, theory and case studies. Elsevier, Amsterdam 2013:161-204.

6. Ditane: Wirksamkeit und Sicherheit in klinischen Studien

6.1. Überblick über Ditane

Ditane sind hochselektive 5-HT$_{1F}$-Rezeptor-Agonisten zur Behandlung von Migräneattacken. 5-HT$_{1F}$-Rezeptoren gehören zu den Serotonin-Rezeptoren (☞ Kap. 1.11.). Ihre Aktivierung führt zur Hemmung im trigeminalen System (Capi et al., 2021), zu einer präsynaptischen Hemmung der Neuropeptidfreisetzung auf der Ebene des intrakraniellen Gefäßsystems und damit zur Blockierung einer neurogenen Entzündung (☞ Abb. 6.1).

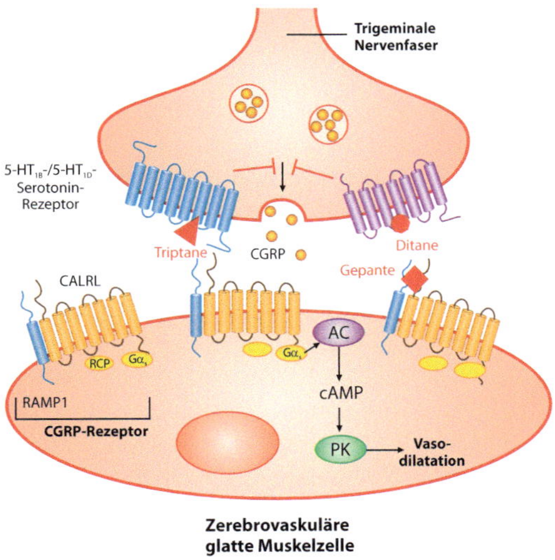

Abb. 6.1: Wirkweise von Triptanen, Ditanen und Gepanten. Triptane und Ditane modulieren präsynaptisch die Neurotransmitter und Neuropeptidfreisetzung. Das Neuropeptid CGRP wirkt an postsynaptisch lokalisierten CGRP-Rezeptoren. Diese bestehen aus verschiedenen Untereinheiten: RAMP1 (*Receptor Activity Modifying Protein 1*) und CALRL (*Calcitonin Receptor-Like Receptor*). Gepante können den CGRP-Rezeptor hemmen. Weitere Abkürzungen: cAMP = cyclisches Adenosinmonophosphat, CGRP = *Calcitonin Gene-Related Peptide*, Gsα = α-Untereinheit des heterotrimeren Gs-Proteins, PKA = Proteinkinase A, RCP = *Receptor Component Protein*. Modifiziert nach Gaul et al., 2022.

Die Lokalisierung des 5-HT$_{1F}$-Rezeptors in Bereichen, die an der Vermittlung und Übertragung von nozizeptiven Informationen beteiligt sind, legt eine Beteiligung dieses Rezeptors bei der Schmerzverarbeitung nahe (Adham et al., 1997). 5-HT$_{1F}$-Rezeptoren sind im Gehirn im Bereich des Globus pallidus, des Putamen, des Hippocampus, der Substantia nigra, des spinalen Abschnittes des Trigeminuskerns, des Nucleus tractus solitarius, der Substantia gelatinosa und im Bereich des periaquäduktalen Grau nachgewiesen (Moreno-Ajona et al., 2019). Die Aktivierung des 5-HT$_{1F}$-Rezeptors durch die Ditane führt nicht zur Vasokonstriktion.

6.2. Vasokonstriktion in der Migränetherapie

Triptane, als potente Akutmedikation in der Migräneattackenbehandlung, sind 5-HT$_{1B/1D/(1F)}$-Rezeptoragonisten (☞ Abb. 6.1). 5-HT$_{1B}$ -Rezeptoren verursachen jedoch eine Vasokonstriktion intrakranieller Blutgefäße und auch von Koronararterien (☞ Kap. 1.9.). Aufgrund der sich daraus ergebenden potentiellen Risiken sind Triptane nur für den Einsatz bis zum 65. Lebensjahr zugelassen und u.a. kontraindiziert bei Patienten mit TIA, Schlaganfall oder Myokardinfarkt in der Vorgeschichte, koronarer Herzerkrankung, Angina pectoris oder auch einer unzureichend behandelten arteriellen Hypertonie (Diener et al., 2018). Da Ditane solche vasokonstriktiven Effekte durch die selektive Aktivierung des 5-HT$_{1F}$-Rezeptors nicht zeigen, können sie auch bei diesen Vorerkrankungen eingesetzt werden, solche Patienten wurden in den klinischen Studien zum Teil eingeschlossen.

6.3. Ditane: Bisher untersuchte Wirkstoffe

6.3.1. LY334370

In einer ersten abgeschlossenen doppelblinden Studie zur Behandlung der akuten Migräne mit 99 Migränepatienten wurde der 5-HT$_{1F}$-Rezeptoragonist LY334370 in Dosen von 20 mg, 60 mg und 200 mg mit Placebo verglichen. Schmerzfreiheit nach 2 Stunden erreichten 38 % der mit 200 mg behandelten Patienten (Placebo 4 %). An Nebenwirkungen wurden Asthenie, Somnolenz und Schwindel/Benommenheit berichtet (Goldstein et al., 2001). Die Entwicklung von LY334370 wurde nicht weitergeführt, da es im Tiermodell zu toxischen Zwischenfällen kam. Die laufenden klinischen Studien wurden daraufhin gestoppt (Brandes et al., 2010).

6.3.2. Lasmiditan

Lasmiditan (LY57314, COL-144) ist das einzige Ditan, das derzeit in der Migränetherapie angewendet wird. In den USA ist es bereits auf dem Markt, die Zulassung in Europa wurde im Juni 2022 erteilt (https://www.ema.europa.eu/en/medicines/human/summaries-opinion/rayvow).

In einer doppelblinden Phase-II-Studie (NCT 03962738) mit Lasmiditan wurde die Wirksamkeit von 50 mg, 100 mg und 200 mg mit Placebo zur Attackenbehandlung bei Migräne mit und ohne Aura verglichen. Primärer Endpunkt war Schmerzfreiheit nach 2 Stunden. Mit Lasmiditan 200 mg erreichten 40,8 % Schmerzfreiheit nach 2 Stunden, 32,4 % mit 100 mg, 23,5 % mit 50 mg und 16,6 % mit Placebo. Die häufigsten Nebenwirkungen in allen Lasmiditan-Gruppen waren Schwindel/Benommenheit, Somnolenz und Unwohlsein (Sakai et al., 2021).

In der Phase-III-Studie SAMURAI (NCT02439320) behandelten 1.856 Patienten ihre Migräneattacke mit 100 mg Lasmiditan, 200 mg Lasmiditan oder Placebo (Kuca et al., 2018). 77,9 % der Patienten wiesen mindestens einen kardiovaskulären Risikofaktor auf. Primäre Endpunkte waren sowohl Schmerzfreiheit innerhalb von 2 Stunden nach Einnahme der Substanz wie auch Freiheit vom am meisten beeinträchtigenden Symptom (Übelkeit, Photophobie oder Phonophobie) innerhalb von 2 Stunden nach Einnahme der Substanz. Schmerzfreiheit innerhalb von 2 Stunden erreichten 28,2 % nach Einnahme von Lasmiditan 100 mg, 32,2 % nach Einnahme von Lasmiditan 200 mg und 15,3 % nach Einnahme des Placebos. Freiheit vom am meisten beeinträchtigenden Symptom nach 2 Stunden erreichten mit 100 mg Lasmiditan 40,9 % der Studienteilnehmer, mit 200 mg Lasmiditan 40,7 % und mit Placebo 29,5 %. Die häufigste Nebenwirkung war Schwindel/Benommenheit (12,5 % der Studienteilnehmer bei 100 mg Lasmiditan, 16,3 % bei 200 mg Lasmiditan und 3,4 % bei Placebo). Die Nebenwirkungen wurden überwiegend als mild bis moderat eingestuft.

In der placebokontrollierten Phase-III-Studie SPARTAN (NCT02605174) wurde die Attackenbehandlung mit 50 mg,100 mg und 200 mg Lasmiditan untersucht (Goadsby et al., 2019). 79,2 % Patienten wiesen mindestens einen kardiovaskulären Risikofaktor auf. Schmerzfreiheit nach 2 Stunden wurde mit Lasmiditan 50 mg bei 28,6 % der Studienteilnehmer, mit Lasmiditan 100 mg bei 31,4 %, mit Lasmiditan 200 mg bei 38,8 % und mit Placebo bei 21,3 % erreicht. Freiheit vom am meisten beeinträchtigenden Symptom nach 2 Stunden wurde mit Lasmiditan 50 mg bei 40,8 % der Studienteilnehmer erreicht, mit Lasmiditan 100 mg bei 44,2 %, mit Lasmiditan 200 mg bei 48,7 % und mit Placebo bei 33,5 %. Die häufigste Nebenwirkung war Schwindel/Benommenheit bei 8,6 % (50 mg Lasmiditan), 18,1 % (100 mg Lasmiditan), 18 % (200 mg Lasmiditan) und 2,5 % (Placebo) der Studienteilnehmer.

In der offenen, nicht placebokontrollierten Phase-III-Studie GLADIATOR wurde die wiederholte Anwendung von Lasmiditan untersucht. Für ein Jahr weiterbehandelt wurden Studienteilnehmer, die zuvor an den Studien SPARTAN oder SAMURAI teilgenommen hatten (Brandes et al., 2020). Insgesamt wurden 19879 Attacken bei 2030 Patienten behandelt; 991 Patienten erhielten Lasmiditan 100 mg und 1039 Lasmiditan 200 mg. 82 % wiesen mindestens einen kardiovaskulären Risikofaktor auf, 22,1 % nahmen ein Medikament zur Migräneprophylaxe ein. Schmerzfreiheit nach 2 Stunden trat bei 26,7 % aller mit 100 mg Lasmiditan und 32,2 % aller mit 200 mg Lasmiditan behandelten Attacken ein. In 37,2 % der behandelten Attacken wurde bei 100 mg und 40,5 % bei 200 mg Lasmiditan nach 2 Stunden Freiheit vom am meisten beeinträchtigenden Symptom erreicht. Die häufigsten Nebenwirkungen waren Schwindel/Benommenheit (18,5 %), Somnolenz (8,5 %) und Parästhesien (6,8 %).

Möglicherweise besteht beim häufigen Gebrauch von Lasmiditan das Risiko für die Entwicklung eines Kopfschmerzes durch Medikamentenübergebrauch. Experimentell konnte am Rattenmodell gezeigt werden, dass die tägliche Verabreichung von Lasmiditan zu einer kutanen Allodynie als Ausdruck einer Sensibilisierung führt (Rau et al., 2020).

6.4. Praktischer Einsatz von Lasmitidan in klinischem Alltag

Aktuell fehlen noch klinische Erfahrungen. Von Vorteil ist die Möglichkeit Lasmitidan bei Patienten mit kardiovaskulären Vorerkrankungen und Risikofaktoren einzusetzen, für die bei Kontraindikationen gegen Triptane aktuell jenseits der NSAR und Analgetika eine gute Therapiealternative fehlt. Wirksamkeit und Verträglichkeit von Lasmiditan unterscheiden sich nicht zwischen Patienten mit und ohne solche Kontraindikationen (Krege et al., 2022). Ein weiterer Vorteil ist die potentielle Wirksamkeit bei Patienten mit unzureichendem Ansprechen auf ein Triptan (sogenannte Triptan-Nonresponder) (Reuter et al., 2022), auch hier fehlen allerdings noch die breiten klinischen Erfahrungen. Aufgrund des Nebenwirkungsprofils wurde in der US-amerikanischen Fachinformation die Auflage erteilt, dass 8 Stunden nach Einnahme von Lasmiditan unabhängig davon ob der Patient Nebenwirkungen wie Schwindel verspürt, kein Kraftfahrzeug geführt werden soll (https://pi.lilly.com/us/reyvow-uspi.pdf). Diese Vorgaben wurden auch in die europäische Zulassung übernommen (https://ec.europa.eu/health/documents/community-register/).

Literatur

Adham N, Bard JA, Zgombick JM, Durkin MM et al. Cloning and characterization of the guinea pig 5-HT1F receptor subtype: a comparison of the pharmacological profile to the human species homolog. Neuropharmacology 1997;36,4-5:569-76.

Brandes JL, Buchana TM, Welch KMA. Acute treatment of migraine. Handbook of Clinical Neurology 2010;97: 323-336.

Brandes JL, Klise S, Krege JH et al. Long-term safety and efficacy of lasmiditan for acute treatment of migraine: Final results of the GLADIATOR study. Cephalalgia 2020; Rep. 3:1–5.

Capi M, De Angelis V, De Bernardini D, De Luca O et al. CGRP receptor antagonists and 5-HT1F receptor agonist in the treatment of migraine. J Clin Med 2021;10: 1429:1-17.

Diener H.-C., Gaul C., Kropp P. et al., Therapie der Migräneattacke und Prophylaxe der Migräne, S1- Leitlinie, 2018, in: Deutsche Gesellschaft für Neurologie (Hrsg.), Leitlinien für Diagnostik und Therapie in der Neurologie. Online: www.dgn.org/leitlinien (abgerufen am 19.06.2022)

Gaul C. New developments in oral acute therapy and prophylaxis of migraine. Neue Entwicklungen in der oralen Akuttherapie und Prophylaxe der Migräne. Pharmakon 2021;9(3):213-219(7).

Goadsby PJ, Wietecha LA, Dennehy EB et al. Phase 3 randomized, placebo-controlled, double-blind study of lasmiditan for acute treatment of migraine. Brain 2019; 142:1894-1904.

Goldstein DJ, Roon KI, Ramadan NM, Phebus LA et al. Selective seratonin 1F (5-HT(1F)) receptor agonist LY334370 for acute migraine: a randomised controlled trial. Lancet 2001;358(9289):1230-4.

Krege JH, Lipton RB, Baygani SK et al. Lasmiditan for patients with migraine and contraindications to triptans: A post hoc analysis. Pain Ther 2022:701-712.

Kuca B, Silberstein SD, Wietecha L et al. Lasmiditan is an effective acute treatment for migraine: A phase 3 randomized study. Neurology 2018;91:e2222-e2232.

Moreno-Ajona D, Chan C, Villar-Martínez MD et al. Targeting CGRP and 5-HT(1F) receptors for the acute therapy of migraine: A literature review. Headache 2019; 59(Suppl 2):3-19.

Rau JC, Navratilova E, Oyarzo J et al. Evaluation of LY573144 (lasmiditan) in a preclinical model of medication overuse headache. Cephalalgia 2020;40:903-912.

Reuter R , Krege JH, Lombard L et al. Lasmiditan efficacy in the acute treatment of migraine was independent of prior response to triptans: Findings from the CENTURION study. Cephalalgia 2022;42:20-30.

Sakai F, Takeshima T, Homma G, Tanji G et al. Phase 2 randomized placebo-controlled study of lasmiditan for the acute treatment of migraine in Japanese patients. Headache 2021;61:755-765.

7. Antikörper gegen CGRP und gegen den CGRP-Rezeptor

7.1. Überblick über die CGRP-Antikörper

Keine Substanzgruppe hat die Migräneprophylaxe so nachhaltig verändert wie die monoklonalen Antikörper gegen CGRP bzw. den CGRP-Rezeptor (mAbs). Sie stellen seit der Zulassung der ersten Präparate in USA und Europa im Jahr 2018 die erste Substanzgruppe innerhalb der Migräneprophylaktika dar, die spezifisch basierend auf den Kenntnissen über die entscheidende Rolle von CGRP in der Migränepathophysiologie (☞ auch Kap. 1.11.) entwickelt wurden (Edvinsson, 2018). Laut der Fachinformationen sind die mAbs ab 4 Migränetagen (MMT) pro Monat bei Erwachsenen mit Migräne zugelassen, somit für die episodische (EM) als auch die chronische Migräne (CM).

Während Erenumab wie die Gepante den CGRP-Rezeptor als Zielstruktur hat, richten sich die übrigen Substanzen gegen CGRP als Liganden selbst (☞ Tab. 4.1 sowie Kap. 1.11. und 6.).

Bei allen 4 Antikörpern handelt es sich um monoklonale Antikörper (*monoclonal antibodies*; mAbs), die entweder voll *human* (erkennbar an der Endung *"umab"*; Erenumbab) oder *humanisiert* sind (erkennbar an der Endung *"zumab"*; Galcanezumab, Fremanezumab, Eptinezumab). Der Vorteil von komplett humanen oder humanisierten Antikörpern ist neben einer hohen Spezifität die geringe Bildung von Autoantikörpern, die die Wirksamkeit beeinträchtigen können.

Relevante Unterschiede der vier Antikörper stellen die Art der Verabreichung (s.c. versus i.v.), die Notwendigkeit einer *"Loading Dose"*, die Zeitintervalle (monatlich *versus* dreimonatlich) und für Erenumab die Möglichkeit von zwei Dosierungen dar (☞ Tab. 7.2). Sie vereinen zahlreiche Vorteile in sich, wie im weiteren Verlauf des Kapitels ausgeführt wird, u.a. eine im Vergleich zu Placebo gute und spezifische Wirksamkeit, die bedingt durch die Größe der Antikörper (Gewicht von ca. 150 kDa) fehlende relevante Passage der Blut-Hirn-Schranke mit einem dadurch bedingten günstigen Nebenwirkungsprofil, fehlenden Interaktionen sowie einem schnellen Wirkeintritt.

Wie geschildert, können die mAbs bedingt durch die Molekülgröße die intakte Blut-Hirn-Schranke nur in sehr geringem Maße durchdringen, so dass periphere Effekte anzunehmen sind. Im trigeminalen System wird CGRP vorwiegend in die unmyeliniserten C-Fasern verortet, während die CGRP-Rezeptoren auf dünn myelinisierten Aδ-Fasern nachgewiesen wurden (☞ Kap. 1.). Bei Aktivierung dieser peripheren Nozizeptoren kommt es zur Ausschüttung von CGRP in den synaptischen Spalt (☞ Abb. 7.1). Während die Ligan-

	Dosis und Intervall	Verabreichung	IgG-Subtyp
CGRP-Rezeptor-Antikörper			
Erenumab (Aimovig®) Zulassung: EMA, FDA, Swissmedic	70 oder 140 mg alle 28 Tage	s.c. mittels Autoinjektor (70 und 140 mg)	IgG2
CGRP-Antikörper (Liganden-Antikörper)			
Galcanezumab (Emgality®) Zulassung: EMA, FDA, Swissmedic	120 mg monatlich Loading-Dosis: 240 mg	s.c. mittels Autoinjektor (120 mg)	IgG4
Fremanezumab (Ajovy®) Zulassung: EMA, FDA, Swissmedic	225 mg monatlich oder 675 mg alle 3 Monate	s.c. Fertigspritze oder Autoinjektor (je 225 mg)	IgG2
Eptinezumab (Vyepti®) Zulassung: EMA, FDA, Swissmedic	100 oder 300 mg alle 3 Monate	i.v. (100 mg Durchstech- flasche)	IgG1

Tab. 7.1: Überblick über die monoklonalen CGRP- bzw. CGRP-Rezeptor-Antikörper. EMA: *European Medicines Agency*, FDA: *U.S. Food and Drug Administration*. IgG: Immunglobulin G, i.v.: Intravenös. s.c.: subkutan. Swissmedic: Schweizerisches Heilmittelinstitut.

den-Antikörper CGRP im synaptischen Spalt durch immunologische Bindung neutralisieren, erfolgt dies bei Erenumab am Rezeptor selbst. Als Nettoeffekt werden die über den CGRP-Rezeptor und die nachfolgende cAMP-Modulation vermittelten Effekte in beiden Fällen gehemmt.

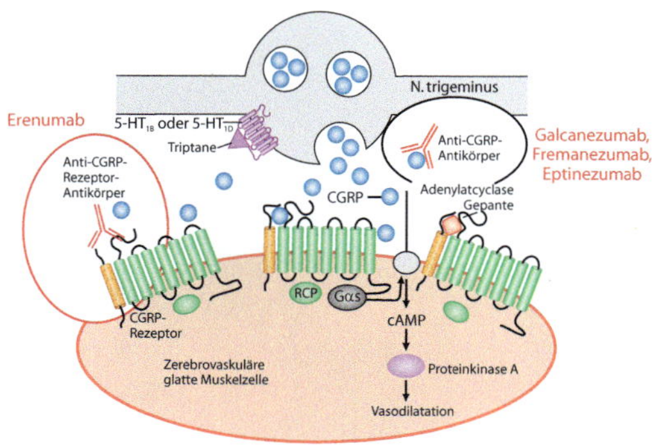

Abb. 7.1: Wirkprinzip der verschiedenen mAbs. Modifiziert nach Edvinsson, 2018. Das Neuropeptid CGRP wirkt an postsynaptisch lokalisierten CGRP-Rezeptoren. Diese bestehen aus verschiedenen Untereinheiten: RAMP1 (*Receptor Activity Modifying Protein 1*) und CALRL (*Calcitonin Receptor-Like Receptor*). Daneben zeigt die Abbildung das Wirkprinzip von Triptanen, und Gepanten. Triptane modulieren präsynaptisch die Neurotransmitter und Neuropeptidfreisetzung. Gepante können den CGRP-Rezeptor hemmen. Weitere Abkürzungen: cAMP = cyclisches Adenosinmonophosphat, CGRP = *Calcitonin Gene-Related Peptide*, Gsα = α-Untereinheit des heterotrimeren Gs-Proteins, PKA = Proteinkinase A, RCP = *Receptor Component Protein*.

CGRP bindet neben dem CGRP- auch an den Amylin1-Rezeptor (☞ Tab. 7.2), der auch auf kardialen Gefäßen und dem Trigeminusnerv nachgewiesen wurde. Bei einer selektiven Blockade des CGRP-Rezeptors wäre dieser Pfad weiter modulierbar, während dies bei einer Liganden-Blockade nicht der Fall wäre. Inwieweit diese differenziellen Blockaden eine unterschiedliche Wirkung oder Nebenwirkungen bedingen, ist aktuell unklar. In einer bildgebenden MRT-Studie konnten aber nach Verabreichung von Erenumab und Galcanezumab differentielle Effekte auf die Aktivierung von in der Migränepathophysiologie relevanten Strukturen nachgewiesen werden (Basedau, 2022).

Neben den peripheren trigeminalen Neuronen ist auch das Ganglion trigeminale bedingt durch die Lage vor der Blut-Hirn-Schranke ein weiterer Angriffspunkt für die mAbs. Hier werden u.a. hemmende Effekte auf eine lokale Verstärkerfunktion des Ganglions nach peripherer Aktivierung vermutet (☞ Kap. 1.) (Edvinsson, 2018). In Summe scheinen die mAbs primär auf die periphere Sensibilisierung einzuwirken und dadurch eine (sekundäre) zentrale Sensibilisierung abzumildern. Bildgebende Studien mittels funktioneller MRT konnten modulierende Effekte der mAbs auf zentrale Strukturen der Schmerzverarbeitung nachweisen (Ziegeler et al., 2020), wobei unklar bleibt, ob dies peripher initiierte *"bottom up"*-Effekte oder direkte zentral vermittelte Effekte sind, die evtl. doch durch in sehr geringem Maße die Blut-Hirn-Schranke überwindenden direkt im zentralen Nervensystem verursacht werden (☞ Kap. 1.) (Edvinsson, 2018).

7.2. Wirksamkeit der CGRP-Antikörper

7.2.1. Daten aus den placebokontrollierten Zulassungsstudien

Im Folgenden sollen die wesentlichen Studienprogramme für Erenumab, Galcanezumab, Fremanezumab und Eptinezumab vorgestellt werden.

Ligand	CGRP	AM	AM2/IMD	CGRP, AMY	AMY	AMY	CT
Rezeptor	CGRP	AM1	AM2	AMY1	AMY2	AMY3	CTR
Zusammensetzung	CLR + RAMP1	CLR + RAMP2	CLR + RAMP3	CTR + RAMP1	CTR + RAMP2	CTR + RAMP3	CTR

Tab. 7.2: Affinität von Liganden aus der "Calcitonin-Gen-Superfamilie". CGRP bindet an den CGRP-Rezeptor, aber auch an den Amylin1-Rezeptor. AM: Adrenomedullin, AMY: Amylin, CGRP: *Calcitonin Gene-Related Peptide*, CLR: *Calcitonin Receptor-Like Receptor*, CT: Calcitonin, CTR: Calcitonin-Rezeptor, IMD: Intermedin, RAMP: *Receptor Activity-Modifying Proteins*. Modifiziert nach Favoni et al., 2019

Verwendet werden dabei folgende Abkürzungen: EM, episodische Migräne; CM, chronische Migräne; MMT, monatliche Migränetage.

Erenumab: STRIVE, ARISE

Die Wirksamkeit von Erenumab bei der **EM** wurde in zwei randomisierten kontrollierten Studien (RCTs) der Phase III untersucht. Sowohl in der ARISE-Studie (Dodick et al., 2018) senkten 70 mg Erenumab die MMTs signifikant wirksamer als Placebo als auch in der STRIVE-Studie (Goadsby et al., 2017), in der dies für 70 mg und 140 mg Erenumab gezeigt wurde (☞ Abb. 7.2). Identische Effekte zeigen sich auch bei Auswertung der 50%-Responderrate (bezogen auf eine ≥50%ige Reduktion der MMT) in beiden Studien (☞ Abb. 7.3) (Diener et al., 2019). Die höhere Dosis Erenumab war numerisch besser wirksam.

Zur **CM** wurde Erenumab im Gegensatz zu allen anderen mAbs nur in einer Phase-II-Studie getestet (Trepper et al., 2017), als Dosierung wurden 70 oder 140 mg alle 28 Tage verabreicht (☞ Abb. 7.4 und 7.5).

Da sich die Nebenwirkungen von Erenumab zwischen der Dosierung mit 70 mg und 140 mg nicht unterscheiden, die Wirksamkeit numerisch bei 140 mg besser ist (Goadsby et al., 2017) und sich in Modellierungen eine effektivere Rezeptorbesetzung zeigt empfiehlt sich bei identischen Kosten ein Beginn der Therapie mit einer Dosierung von 140 mg. Bei Nebenwirkungen kann dann immer noch eine Dosisreduktion auf 70 mg versucht werden.

Fremanezumab: HALO-EM, HALO-CM

Als Zulassungsstudie wurde in einer Phase-III-Studie im Rahmen des HALO-Studienprogramms über einen Zeitraum von 3 Monaten die monatliche Gabe von 225 mg Fremanezumab s.c. und die einmalige Gabe von 675 mg s.c. für drei Monate mit Placebo verglichen (Dodick et al., 2018).

Hier zeigte sich für die **EM** numerisch eine etwas niedrigere Reduktion der MMT bei dreimonatigem Dosierungsintervall im Vergleich zum monatlichen, zudem senkten beide die MMTs und die 50%-Ansprechrate signifikant stärker als Placebo (☞ Abb. 7.2 und 7.3).

Vergleichbare Ergebnisse fanden sich auch für Teilnehmer der Phase-III-Studie zur **CM** (Dodick et al., 2018) für die monatlichen Kopfschmerztage und die 50%-Responderrate (☞ Abb. 7.4 und 7.5).

Galcanezumab: EVOLVE-I und -II, REGAIN

Zur *EM* wurden zwei Phase-III-Studien durchgeführt. In der EVOLVE-I- und der EVOLVE-II-Studie erhielten die Teilnehmer monatlich entweder 120 mg oder 240 mg Galcanezumab oder Placebo bei einer Beobachtungszeit von 6 Monaten (Stauffer et al., 2018; Skljarevski et al., 2018). Beide Studien zeigten eine statistisch signifikante Reduktion der MMTs unter Galcanezumab, wobei dies numerisch bei 120 mg ausgeprägter war. Identisches galt für die 50%-Responderrate bei EM (☞ Tab. 7.2 und 7.3). Galcanezumab war Placebo überlegen.

Die Placebo überlegene Wirkung von 120 und 240 mg bei **CM** auf die MMTs und die 50%-Ansprechrate wurde in einer Phase-III-Studie (REGAIN) gezeigt (☞ Abb. 7.4 und 7.5) (Detke et al., 2018).

Eptinezumab: PROMISE-I und -II

Bei der **EM** zeigte Eptinezumab in der PROMISE-I-Studie eine signifikant höhere Reduktion der MMTs für die Dosierungen 30 mg i.v., 100 mg i.v. und 300 mg i.v. gegen Placebo (Ashina et al., 2020). Auch die 50%-Responderraten erreichten ein vergleichbares Profil mit signifikanten Unterschieden zwischen Studienmedikation und Placebo (☞ Abb. 7.2 und 7.3). Da die voraus im Studienprotokoll festgelegte statistische Auswertungskette vor der Berechnung der 50%-Responderraten abbrach, gelten die Ergebnisse für die 50%-Responderraten formal als nicht signifikant.

Bei der **CM** zeigte Eptinezumab in der PROMISE-II-Studie in beiden Studiendosierungen (100 mg und 300 mg) eine signifikant höhere Reduktion der MMTs und der 50%-Responderraten im Vergleich zu Placebo (Lipton et al., 2020).

Eine *"proof of concept"*-Studie beschäftigte damit, ob die intravenöse Eptinezumab Infusion auch bei einem **akuten Migräneanfall** hilfreich sein könnte (Winner et al., 2021). Insgesamt wurden 480 Patienten in zwei Gruppen randomisiert. Entweder bekamen die Patienten während einer Migräneattacke eine Eptinezumab-Infusion oder eine Placebo-Infusion. Gemeinsamer Endpunkt waren die Zeit bis zur Kopfschmerzfreiheit und die Zeit bis zur Abwesenheit des am meisten störenden Symptoms (d.h. Übelkeit, Photophobie und Phonophobie). Im Vergleich zu Placebo kam es zwei Stunden nach der Infusion zu einer signifikanten Reduktion der Kopfschmerzen als auch des am meisten störenden Symptoms. Die Ergebnisse waren vier

Stunden nach der Infusion immer noch signifikant. Die Nebenwirkungen waren in der Eptinezumab-Gruppe vergleichbar mit der Placebogruppe.

Eptinezumab wurde von der EMA für die Migräneprophylaxe im Jahr 2022 zugelassen, die Markteinführung in Deutschland erfolgte am 01.09.2022.

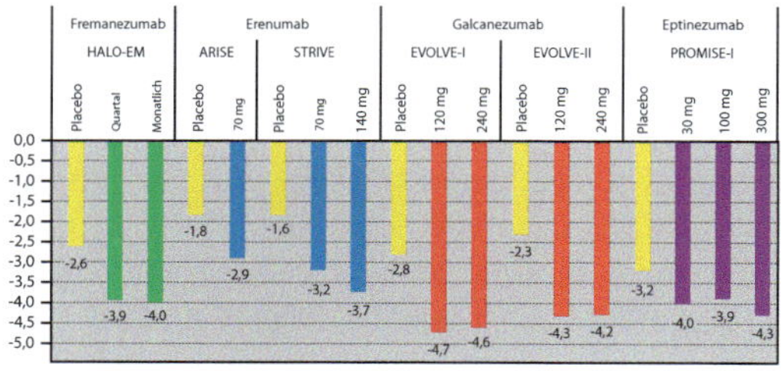

Abb. 7.2: Abnahme der monatlichen Migränetage von der Baseline in den Zulassungsstudien zur **episodischen Migräne.** Modifiziert nach Diener et al., 2019.

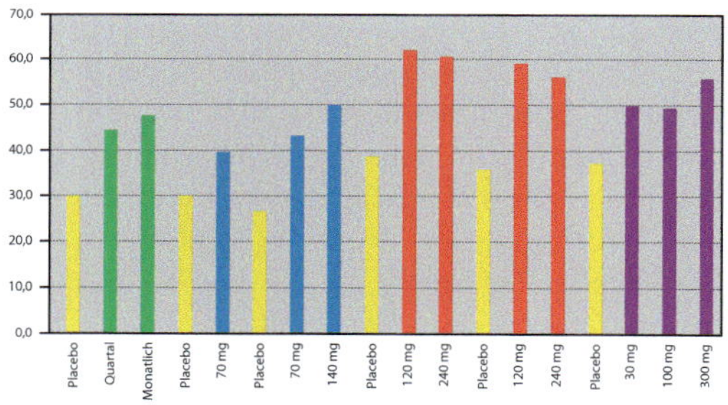

Abb. 7.3: ≥50%-Responder-Rate bezogen auf die ≥50 % Abnahme der monatlichen Migränetage in den Zulassungsstudien zur **episodischen Migräne**. Modifiziert nach Diener et al., 2019.

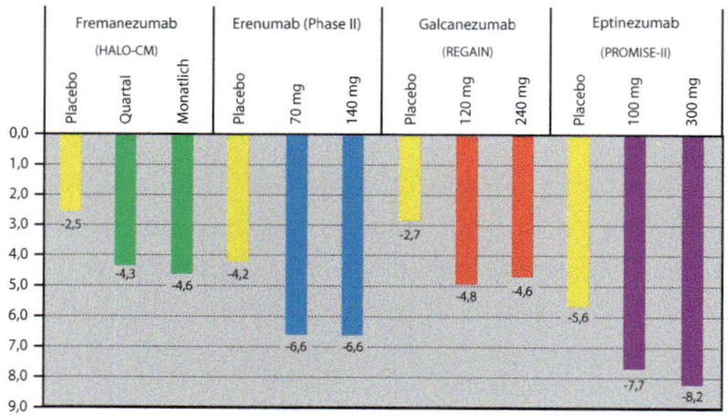

Abb. 7.4: Abnahme der monatlichen Migränetage bei der **chronischen Migräne** (in HALO-CM monatliche Kopfschmerztage) von der Baseline. Modifiziert nach Diener et al., 2019.

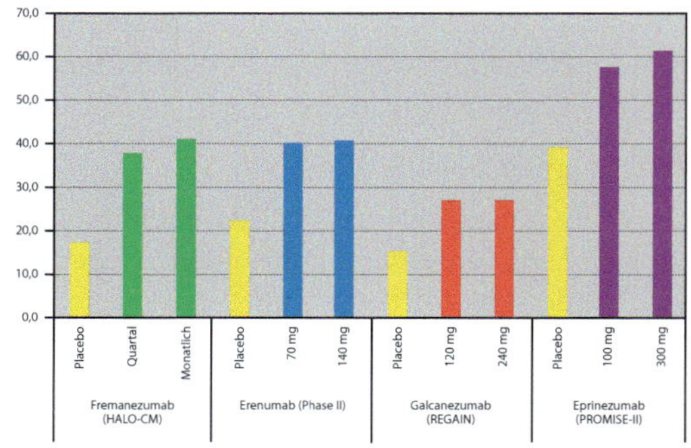

Abb. 7.5: ≥50%-Responder-Raten bei der **chronischen Migräne** bezogen auf die ≥50% Abnahme der monatlichen Migränetage für Erenumab, Galcanezumab und Eptinezumab sowie der monatlichen Kopfschmerztage für Fremanezumab. Modifiziert nach Diener et al., 2019.

7.2.2. Daten aus Vergleichsstudien (Head-to-head-Studien)

Wissenschaftlich hochgradig interessant, aber auch hinsichtlich der Kostenerstattung brisant ist die Frage, wie sich die mAbs von den herkömmlichen Prophylaxen unterscheiden. Für die mAbs stehen eine Verträglichkeit auf bzw. knapp über Placeboniveau, ein rascher Wirkeintritt mit guter Wirksamkeit auch in schwierigen Therapiesituationen und *de facto* fehlende Interaktionen um den Preis deutlich höherer Kosten als die herkömmlichen Prophylaxen.

Insofern wurden die Ergebnisse einer **ersten Vergleichsstudie**, in der die Wirkung von Topiramat als Vertreter der herkömmlichen Prophylaktika mit Erenumab als Vertreter der mAbs verglichen wurde, mit Spannung erwartet (Reuter et al., 2021). In die multizentrische, randomisierte, doppelblinde Phase-IV-Studie (HER-MES) wurden 777 Patienten eingeschlossen, die maximal 3 Prophylaktika erfolglos als Vortherapie eingenommen hatten. In einer 6-wöchigen Aufdosierungsphase erhielten die Teilnehmer entweder 70 mg bzw. 140 mg Erenumab oder Topiramat in der höchsten tolerablen Dosis zwischen 50 und 100 mg. Daran schloss sich eine 18-wöchige doppelblinde Phase an. Primärer Endpunkt war die Rate an Studienabbrüchen während der doppelblinden Phase aufgrund von Nebenwirkungen, sekundärer Endpunkt war die ≥50%ige Abnahme der MMTs in den Monaten 4, 5 und 6 der doppelblinden Phase. Der Abbruchrate unter Topiramat lag mit 38,9 % signifikant höher als unter Erenumab (10,6 %).

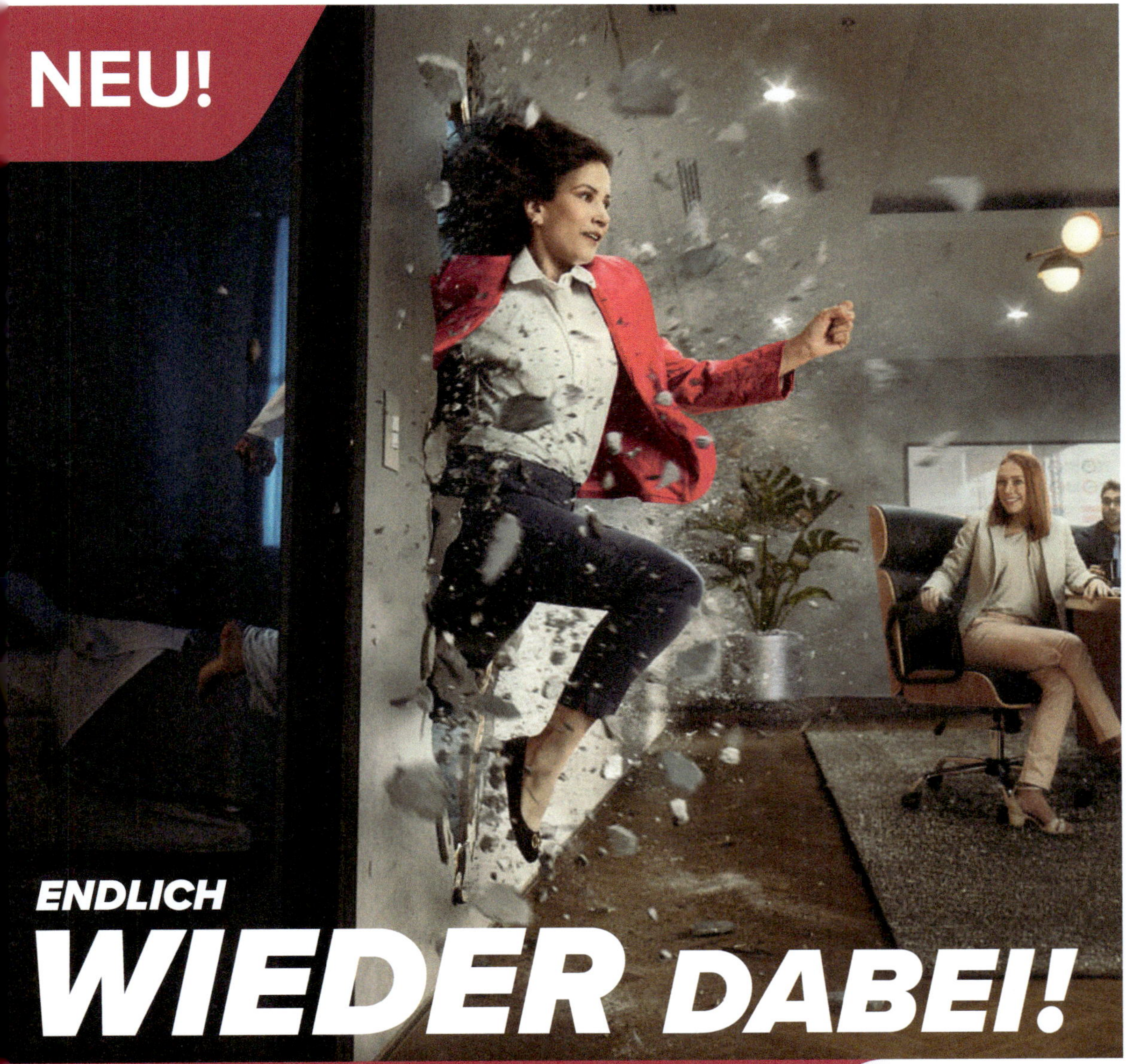
NEU!
ENDLICH
WIEDER DABEI!

Die 50%-Responder-Rate war unter Erenumab mit bei 55,4 % ebenfalls signifikant höher als unter Topiramat mit 31,2 %. Nebenwirkungen mit Bezug zur Studienmedikation traten bei 81,2 % in der Topiramat-Gruppe und 55,4 % in der Erenumab-Gruppe auf, in jeder Studiengruppe kam es nur zu einer schwerwiegenden Nebenwirkung. Unter Topiramat traten Parästhesien, gestörte Aufmerksamkeit, Fatigue und Übelkeit am häufigsten auf, unter Erenumab Fatigue, Übelkeit, gestörte Aufmerksamkeit und Benommenheit. Auch wenn die Ergebnisse insofern nicht überraschen, weil die Verträglichkeit von Topiramat bekanntermaßen schlecht ist (was von Kritikern der Studie auch eingewandt wurde), so ist die Studie dennoch enorm wichtig, da sie erstmals in einem direkten Vergleich nahelegt, dass die mAbs besser verträglich und wirksamer sind.

Eine **große Metaanalyse** (Drellia et al., 2021) untersuchte basierend auf den publizierten Daten die Wirksamkeit von CGRP-Antikörpern im Vergleich zu Topiramat, Propranolol und Onabotulinumtoxin A. Dazu wurden Daten von 20 randomisierten klinischen Phase-III-Studien für die verschiedenen CGRP-Antikörper und Studien zu Topiramat, Propranolol und Botulinumtoxin A analysiert.

Insbesondere wurden drei Parameter berechnet: Die Anzahl der zu behandelnden Patienten, damit einer eine Reduktion der Migränetage um mindestens 50 % erreicht (*Number Needed to Treat*, NNT), die Anzahl der zu behandelnden Patienten, damit bei einem ein zum Abbruch führendes unerwünschtes Ereignis auftrat (*Number Needed To Harm*, NNTH) sowie die Wahrscheinlichkeit eines Nutzens *versus* eines Schadens (*Likelihood to Help versus Harm*, LHH = NNH zu NNT). Mit Ausnahme von Topiramat in einer Dosierung von 200 mg pro Tag lag die Wahrscheinlichkeit bei allen genannten Substanzen höher für ein Nutzen als für einen Schaden (LHH über 1), die höchsten LHH-Werte hatten die CGRP-Antikörper, die LHH von Topiramat, Onabotulinumtoxin A und Propranolol waren deutlich geringer.

Eine weitere Studie (Popoff et al., 2021) untersuchte die Wirksamkeit von **Rimegepant** im Rahmen einer Migräneprophylaxe und **verglich die Ergebnisse mit der Wirksamkeit von Erenumab und Galcanecumab.**

Basierend auf Daten aus dem EVOLVE-Studienprogramm (Galcanezumab) und STRIVE-Studienprogramm (Erenumab) wurden in der Analyse indirekte Vergleiche zu Rimegepant durchgeführt. Rimegepant führte zu einer vergleichbaren Reduktion der monatlichen Migränetage wie Erenumab und Galcanezumab. Auch die migränebezogenen Einschränkungen (MIDAS-Score) waren in der Rimegepant-Gruppe vergleichbar verbessert. Bezüglich der Lebensqualität zeigte Rimegepant eine Verbesserung wie Galcanezumab und war für diesen Aspekt besser wirksam als Erenumab.

Noch nicht publiziert sind die Ergebnisse einer multizentrischen, randomisierten, doppelblinden Phase-IV-Studie *(***CHALLENGE-MIG***)*, in der in zwei parallelen Armen Galcanezumab 120 mg/Monat mit Rimegepant 75 mg jeden 2. Tag bei EM verglichen wird mit einer 50%igen Reduktion der monatlichen Migränetagen (MMTs) als primärem Endpunkt (ClinicalTrials.gov: NCT05127486).

7.2.3. Weitere Daten zur Wirksamkeit

Während direkte Vergleiche zwischen Antikörpern auf Basis verschiedener randomisierter kontrollierter Studien aufgrund der heterogenen Studiendesigns schwierig sind, können Metaanalysen in Grenzen studienübergreifende Vergleiche erlauben. So konnte in einem Vergleich der monoklonalen Antikörper mit Topiramat und Onabotulinumtoxin A gezeigt werden (Frank et al., 2021), dass die höchsten Odds Ratios für ein 50%-Ansprechen für Topiramat (OR = 2,7) im Vergleich zu den mAbs (OR = 2,3) und Onabotulinumtoxin A (OR = 1,28 gefunden wurden. Die Rate an Nebenwirkungen gemessen an der Zahl der Studienabbrecher war – wie in der HER-MES-Studie – unter Topiramat am höchsten. Innerhalb der mAbs nahmen die Odds Ratios für ein 50%-Ansprechen von Fremanezumab über Galcanezumab und Erenumab zu Eptinezumab in absteigender Reihenfolge ab. Die Autoren schlussfolgern, dass die Wirksamkeit von Topiramat höher ist, während die mAbs besser vertragen werden. Sofern ein Patient eine wirksame Dosis eines herkömmlichen oralen Prophylaktikums vertrage, könne er damit möglicherweise eine höhere Abnahme der Migränetage erzielen.

▶ Wirkung bei medikamentös refraktärer Migräne: LIBERTY, FOCUS, CONQUER

Für die mAbs Erenumab, Fremanezumab und Galcanezumab konnte in randomisierten, kontrollierten Studien gezeigt werden, dass sie auch dann im Vergleich zu Placebo signifikant besser wirksam sind, wenn ein fehlendes Ansprechen oder Unverträglichkeit auf 2-4 Klassen herkömmlicher Prophylaxen vorliegt.

Erenumab wurde in der LIBERTY-Studie bei EM mit Placebo verglichen (Reuter et al., 2018). Der primäre Endpunkt, die 50%-Responderrate, lag bei einer monatlichen Dosis von 140 mg Erenumab bei 30,3 % im Vergleich zu 13,7 % unter Placebo.

Fremanezumab wurde in der FOCUS-Studie bei EM und CM gegen Placebo verglichen (Ferrari et al., 2019). Bei Patienten mit EM nahm unter der monatlichen Gabe von 225 mg Fremanezumab die Zahl der MMTs um 4,1 Tage, unter 675 mg Fremanezumab einmalig für 3 Monate um 3,7 Tage und unter Placebo um 0,6 ab. Bei Patienten mit CM nahmen die MMTs 4,5, 3,9 und 0,7 ab.

Galcanezumab wurde in der CONQUER-Studie bei EM und CM gegen Placebo verglichen (Mulleners et al., 2020). Bei Patienten mit EM nahm unter der monatlichen Gabe mit 120 mg s.c. die Zahl der MMTs um 2,9 und unter Placebo um 0,3 ab, bei CM um 6,0 und 2,2 und in der Gesamtkohorte um 4,1 und 1,0.

▶ Langzeitdaten

Eine *Open-Label-Extension*-Studie zur Gabe von Erenumab bei EM erbrachte Langzeitdaten zur EM über einen Zeitraum von 5 Jahren (Tepper et al., 2020). Nach zwei Jahren Therapie mit 70 mg erhielten die Patienten 140 mg Erenumab über 3 Jahre. Eine anhaltende Besserung bezogen auf den primären Endpunkt, eine ≥30%ige Abnahme der MMTs bezogen auf die Baseline, wurde von 34 % der Patienten erreicht. Allerdings beendeten nur 119 von anfänglich 300 die Studie (39,7 %), 41 (13,7 %) beendeten sie aufgrund von Nebenwirkungen.

Diese Ergebnisse decken sich mit einer Reihe von anderen Analysen zur Langzeitwirkung und Sicherheit (Ashina et al., 2019a; Ashina et al., 2019b).

▶ Kombination von mAbs mit anderen Wirkstoffen

Post hoc-Auswertungen für Studien mit Fremanezumab legen nahe, dass es bei stabiler Fortführung einer seit mindestens 3 Monaten eingenommenen Medikation mit einem oralen Prophylaktikum nach Beginn mit Fremanezumab 225 mg zu einer statistisch signifikanten Abnahme der MMTs kam. Generell haben die mAbs offensichtlich auch bei bestehender stabiler oraler Medikation eine signifikante Wirksamkeit.

Für die Hinzunahme von Erenumab zu einer stabilen Medikation mit Onabotulinumtoxin A wurde in einer retrospektiven Fallsammlung eine weitere, statistisch signifikante Abnahme der MMTs berichtet, ohne dass schwere Nebenwirkungen auftraten (Blumenfeld et al., 2021). Dies untermauert tierexperimentelle Daten, die nahelegen, dass diese Kombination sinnvoll sein kann, da Onabotulinumtoxin Effekte über eine Blockade von C-Fasern (☞ Kap. 8.) und Erenumab über eine Blockade von Aδ-Fasern vermitteln soll (Pellesi et al., 2020).

Denkbar ist ein solches Vorgehen in Deutschland mit den aktuellen Bestimmungen zur Kostenerstattung nur dann, mit der herkömmlichen Prophylaxe nicht die Migräne selbst sondern eine Komorbidität behandelt werden soll, z.B. Amitriptylin bei komorbider Depression trotz fehlenden Effektes auf die Anzahl der Migränetage fortgeführt werden soll oder Metoprolol bei arterieller Hypertonie.

▶ Adhärenz und Persistenz

Aus der Literatur sind niedrige Raten an Therapietreue (Adhärenz und Persistenz) bei Patienten mit Migräne für die herkömmlichen Prophylaxen für alle benutzten Medikamentengruppen bekannt (Berger et al., 2012; Hepp et al., 2014). In ersten retrospektiven Analysen aus großen Versicherungsdatenbanken aus den USA zeigen sich deutlich höhere Adhärenz- bzw. Persistenzraten für mAbs im Vergleich zur etablierten Standardtherapie (Varnado et al., 2022). Dies erscheint vor dem Hintergrund der hohen Wirksamkeit (☞ Kap. 7.2.1. und 7.2.2. sowie guten Verträglichkeit (☞ Kap. 7.3.) plausibel, da diese beiden Punkte als relevanter Prädiktor für Therapietreue angesehen werden.

7.3. Einsatz und Verordnungsmodalitäten der mAbs in der Praxis

Hier gilt es, zwischen der Zulassung durch die entsprechenden Behörden und der Kostenerstattung durch die entsprechenden Kostenträger zu unterscheiden. Während die Zulassung durch die EMA recht permissiv erfolgte (☞ Kap. 7.1.), konnte bislang eine Kostenerstattung von Erenumab, Galcanezumab und Fremanezumab zu Lasten der Gesetzlichen Krankenversicherung gemäß den Vorgaben des Gemeinsamen Bundesausschusses nur dann erfolgen, wenn die herkömmlichen Präparate hoher Evidenz nicht wirksam waren, wegen Nebenwirkungen abgesetzt werden mussten oder kontraindiziert waren. Bis zum Abschluss der Nutzenbewertung durch den Gemeinsamen Bundesausschuss sollte bei Eptinezumab entsprechend verfahren werden.

Dies ist auch in den im Vergleich zu den herkömmlichen Prophylaxen hohen monatlichen Therapiekosten von mehreren Hundert Euro begründet.

Basierend auf den Ergebnissen der HER-MES-Studie (Reuter et al., 2022) sowie der Bescheinigung eines beträchtlichen Zusatznutzens von Erenumab gegenüber Topiramat ist die Verordnung von Erenumab innerhalb der Indikation (also mindestens 4 Migränetage beim Erwachsenen) jetzt ohne Vortherapien verordnungsfähig (☞ Abb. 7.6). Eine bundesweite Praxisbesonderheit im Sinne einer Budget-neutralen Verordnung besteht dann, wenn mindestens eine der folgenden Vortherapien nicht vertragen wurde oder nicht wirksam war: Metoprolol, Propranolol, Flunarizin, Topiramat, Amitriptylin oder Onabotulinumtoxin A. Eine Praxisbesonderheit besteht auch bei fehlender dokumentierter Eignung für alle der o.g. Substanzen.

Zusammenfassend müssen aktuell beim Einsatz von Eptinezumab, Galcanezumab und Fremanezumab eine Reihe von Vortherapien **vor** dem Einsatz der monoklonalen Antikörper entweder

- unwirksam sein
- kontraindiziert sein
- nebenwirkungsbedingt abgesetzt worden sein.

Für die **EM** umfassen die Vortherapien Betablocker (Metoprolol, Propranolol), Flunarizin, Topiramat, Valproat und Amitriptylin. Bei der CM kommt noch zusätzlich der Einsatz von Onabotulinumtoxin A hinzu. Valproat darf aber nur im Rahmen eines genehmigten *Off-Label Use* verabreicht werden darf, dem die Hersteller zustimmen müssen. Da diese von keinem Hersteller vorliegt, ist Valproat aktuell nicht zu Lasten der GKV zu verordnen und spielt *de facto* im Verordnungsalgorithmus keine Rolle.

Das praktische Vorgehen wird konkret in Abb. 7.7 dargestellt.

Für Erenumab ist bei Beachtung der bundesweiten Praxisbesonderheit, was für den Normalfall zu empfehlen ist, eine fehlende Wirksamkeit oder ein vorheriger Therapieabbruch wegen Unverträglichkeit nachzuweisen (☞ Abb. 7.6). Im gut begründeten und dokumentierten Einzelfällen kann auch eine Therapie ohne Berücksichtigung der Praxisbesonderheit erfolgen, wobei auch hier die Grundsätze zur Zweckmäßigkeit und Wirtschaftlichkeit der GKV zu beachten sind.

Bei Patienten mit einer Privatversicherung und Selbstzahlern gelten diese Vorgaben nicht. Im Zweifelsfall ist hier der individuelle Versicherungsvertrag entscheidend. Die spezifischen Unterschiede bei der Anwendung der verschiedenen Präparate finden sich in Tab. 7.1.

Wichtig für den Fall einer nachfolgenden Prüfung durch den Medizinischen Dienst ist eine sorgfältige Dokumentation. In diesem Zusammenhang ist die Erfassung der vorangegangenen Prophylaxen mit Kommentar zur Dauer, Dosis und Kommentar zur Wirkung, Nebenwirkung und möglichen Kontraindikationen relevant, wobei hier keine sekundären Belege wie Arztbriefe von Vorbehandlern eingeholt werden müssen. Vereinzelt werden Patienten gebeten, diese Aufstellung gegenzuzeichnen. Dieses Vorgehen wird allerdings nicht genuin empfohlen. Zudem ist eine Dokumentation der Kopfschmerzparameter, v.a. der Häufigkeit zu führen. Hier bietet sich eine Kopie des Kopfschmerzkalenders an. Werden Apps benutzt (☞ Kap. 11.) kann z.B. die Report-Funktion genutzt werden, um entsprechende Dokumentationen in der Krankenakte zu hinterlegen.

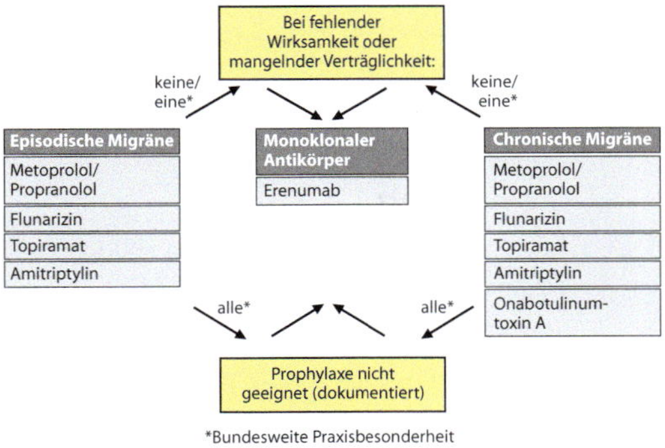

Abb. 7.6: Kriterien der Verschreibungsfähigkeit für Erenumab.

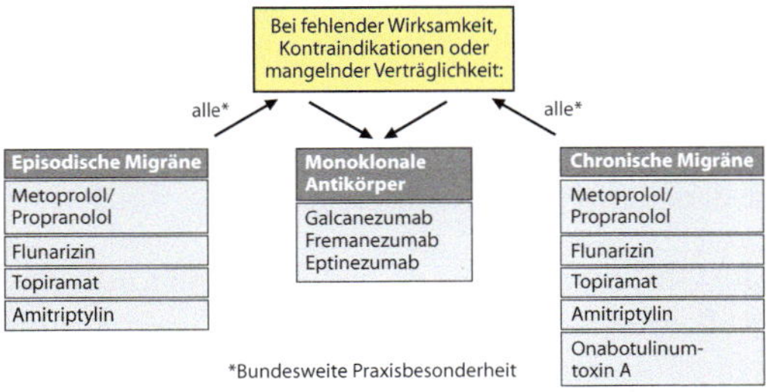

Abb. 7.7: Kriterien der Verschreibungsfähigkeit der mAbs.

▶ Wann spricht ein Patient auf die Antikörpertherapie an?

Ein Ansprechen auf die Antikörpertherapie ist nach der aktuellen Leitlinie definiert als eine 50%ige Reduktion der MMT, eine 30%ige Reduktion des *Migraine Disability Assessment Score* (MIDAS, ☞ Kap. 4.) sowie eine Reduktion der Punktzahl beim *Headache Impact Test 6* (HIT-6, ☞ Kap. 4.) von mindestens 5 Punkten (Diener et al., 2019).

Grundsätzlich sollte nach 3 Monaten eine Beurteilung hinsichtlich eines positiven Ansprechens auf den mAb erfolgen und individuell die Fortführung der Therapie geplant werden (für Details zu diesem Punkt ☞ Kap. 7.6.3.).

7.4. Sicherheit und Verträglichkeit

▶ Interaktionen und Wechselwirkungen

Als Proteine unterliegen die mAbs einem Abbau in Aminosäuren und werden nicht über herkömmliche Systeme metabolisiert (renal oder hepatisch über CYP P450-, UDP-Glucuronosyltransferase- oder P-Glykoprotein-vermittelte Mechanismen). Damit sind keine pharmakokinetischen Interaktionen zu erwarten. So finden sich keine Interaktionen mit Kontrazeptiva, wie für Fremanzumab nachgewiesen.

Mögliche pharmakodynamische Interaktionen, wie sie auf Antikörperebene durch eine Inaktivierung mittels neutralisierender Antikörper denkbar wären, scheinen selten aufzutreten. Retrospektive Analysen der Zulassungsstudien ergaben, dass Antikörper gegen die mAbs (*Anti-Drug Antibodies*, ADA) in <1 bis etwa 18 % der Patienten nachweisbar waren, neutralisierende Antikörper bei 0 bis 12 % der Patienten. Durch den Einsatz von humanisierten (Galcanezumab, Fremanezumab und Eptinezumab) bzw. voll humanen Antikörpern (Erenumab) versucht man die Rate an (neutralisierenden) Antikörpern zu minimieren (☞ Kap. 7.1.) Für Erenumab wurde eine retrospektive Analyse aus 6 Studien mit insgesamt 2985 Patienten publiziert (Zhou et al., 2022), in der ADAs ab der 2.-4. Woche nach Beginn mit einem Maximum nach den ersten 6 Monaten nachgewiesen wurden, kaum noch nach einem Jahr. Deren Nachweis korrelierte nicht mit einer schlechteren Wirksamkeit oder Verträglichkeit. **Damit besteht ein relevanter Vorteil der mAbs darin, dass Interaktionen im klinischen Alltag keine Rolle spielen.**

▶ Unerwünschte Nebenwirkungen

Am ehesten bedingt durch die Größe der Antikörper und ihrer dadurch bedingt allenfalls sehr geringen Liquorgängigkeit lassen sich – anders als für herkömmlichen Prophylaxen, die als *"small molecules"* die Blut-Hirn-Schranke einfacher durchdringen – die in placebokontrollierten Studien kaum nachweisbaren zentralen Nebenwirkungen wie Müdigkeit und Benommenheit erklären. Bislang wurden überwiegend leichte Nebenwirkungen berichtet, die nur sehr selten zum Therapieabbruch führen. In den Zulassungsstudien traten nur wenige schwere Nebenwirkungen (SAE) auf. Eine Zusammenfassung der Nebenwirkungen, die in den Zulassungsstudien auftraten, findet sich in Tab. 7.3.

Problematisch für die Beurteilung von Verträglichkeit und Sicherheit der mAbs ist, dass in den Zulassungsstudien an meist gesunden jüngeren Patienten durchgeführt wurden und viele schwere bzw. chronische Erkrankungen (wie kardio- und

	Erenumab (STRIVE)	Fremanezumab (HALO)	Galcanezumab (EVOLVE-1)	Eptinezumab (PROMISE-1)
SAE	2,5 % (70 mg) 1,9 % (140 mg) 2,2 % (Placebo)	1 % (225 mg) 1 % (675 mg) 2,4 % (Placebo)	2,8 % (120 mg) 0 % (240 mg) 1,2 % (Placebo)	Keine Aussage
AE	57,3 % (70 mg) 55,5 % (140 mg) 63 % (Placebo)	66,2 % (225 mg) 66,3 % (675 mg) 58,4 % (Placebo)	65,6 % (120 mg) 67,6 % (240 mg) 60,4 % (Placebo)	58,4 % (30 mg) 63,2 % (100 mg) 57,6 % (300 mg) 59,5 % (Placebo)
Häufigste Nebenwirkung	Nasopharyngitis 9,9 % (70 mg) 11 % (140 mg) 10 % (Placebo)	Schmerzen an der Injektionsstelle 30 % (225 mg) 29,6 % (675 mg) 25,9 % (Placebo)	Schmerzen an der Injektionsstelle 33 % (120 mg) 45 % (240 mg) 75 % (Placebo)	Infektion der oberen Atemwege 11,4 % (30 mg) 9,9 % (100 mg) 10,3 % (300 mg) 7,2 % (Placebo)

Tab. 7.3: Nebenwirkungen der Antikörpertherapie, die in den Zulassungsstudien aufgetreten sind. Modifiziert nach Goadsby et al,. 2017, Dodick et al., 2018, Stauffer et al., 2018, Ashina et al., 2020. AE: *"Adverse Events"* (unerwünschte Ereignisse), SAE: *"Serious Adverse Events"* (schwerwiegende unerwünschte Ereignisse).

cerebrovaskuläre und chronische Lungenerkrankungen, malignen Tumoren und psychiatrischen Komorbidität) ausgeschlossen waren, so dass Daten aus kontrollierten Studien zu diesen Erkrankungen fehlen. Aussagen zu Nebenwirkungen bei älteren Patienten sind ebenfalls nur eingeschränkt zu treffen. Auch *Post hoc*-Analysen aus den Daten der Zugangsstudien sind somit nur von eingeschränktem Nutzen. Dies trifft auch für die Langzeitdaten zu Sicherheit und Verträglichkeit über 5 Jahre zu.

In den Zulassungsstudien fielen bei Erenumab und Eptinezumab am häufigsten Nasopharyngitis bzw. obere Atemwegsinfekte auf, die allerdings in der Placebogruppe ähnlich oft auftraten (☞ Tab. 7.3). Für Galcenazumab (15 % der Patienten) und Fremanezumab (24-30 % der Patienten) wurden am häufigsten Komplikationen an der Einstichstelle berichtet, die auch bei den beiden anderen mAbs häufig berichtet werden. Sie umfassen Rötung, Juckreiz, Schwellung, Verhärtung und lokale Schmerzen.

Für Erenumab und in geringerem Maße auch Galcanezumab wurden nach Zulassung erhöhte Raten an Obstipation berichtet (Holzer und Holzer-Petsche, 2022). Ob es sich um eine Nebenwirkung handelt, die vor allem bei Blockade des CGRP-Rezeptors auftritt oder um einen Klasseneffekt ist aktuell unbekannt. Bei Patienten mit vorbestehender Obstipation sollte deshalb bei allem mAbs eine Aufklärung der Patienten erfolgen und ggf. die Nutzung von Laxantien erwogen werden und eher ein Liganden-Antikörper eingesetzt werden. Bei Vorliegen eines Ileus in der Vorgeschichte oder Obstipation bei stattgehabten operativen Eingriffen am Magen-Darm-Trakt sollte auf einen Einsatz verzichtet werden (☞ Kap. 7.5.). Für das Colon irritabile hingegen legen jüngere Daten nahe, dass mAbs möglicherweise durch Reduktion der zentralen Sensitivierung günstige Effekte haben könnten (Noor-Mohammadi et al., 2021).

Für Erenumab fielen bei fehlendem Nachweis für erhöhte Raten von arteriellem Hypertonus in den Zulassungsstudien nach Zulassung in der Sicherheitsdatenbank der Herstellerfirma eine geringe Zahl an Meldungen auf (362 Meldungen bei mehr als 245.000 Patientenjahren mit Exposition), die in 26 % der Fälle schwerwiegend war. Die illustriert, dass den bisherigen unauffälligen *Post hoc*-Auswertungen der Zulassungsstudien bezüglich erhöhter Raten an relevanten kardiovaskulären Nebenwirkungen und Erkrankungen aufgrund des primären Ausschlusses schwerer Vorerkrankter mit Vorsicht begegnet werden muss.

In einer Patientengruppe (n=169) mit primärem und sekundärem Raynaud-Syndrom, die mit mAbs behandelt wurden (Breen et al., 2021), erlitten 9 Patienten mikrovaskuläre Komplikationen in Form von Gangrän oder Nekrosen, die zur Amputation des distalen Fingerglieds führten. In diesem Kontext muss auch eine Fallsammlung von Patienten mit rheumatologischen und dermatologischen Erkrankungen gesehen werden (Ray et al., 2021), die nach Beginn einer mAb-Therapie (6 mit Erenumab und 2 mit Fremanezumab) eine neuartige entzündliche Symptomatik oder Exazerbation der vorbestehenden Erkrankung erlitten.

Abschließend bleibt festzuhalten, dass die kurzfristige Verträglichkeit gut ist und sich auf Placeboniveau bzw. knapp darüber befindet (Chua et al., 2022). Damit sind die mAbs als Gruppe deutlich besser verträglich als die herkömmlichen oralen Prophylaxen. Allerdings muss bedacht werden, dass auch bei den herkömmlichen Substanzen der überwiegende Anteil der Patienten nicht relevant unter Nebenwirkungen leidet oder diese gut tolerieren kann. Auch zur langfristigen Sicherheit gibt es bislang keine negativen Daten. Somit bleibt aber abzuwarten, welche Sicherheitssignale im Rahmen der regulären Pharmakovigilanz und im Rahmen der Datenerhebung in Kopfschmerzregistern mit Einschluss von Patienten mit relativen Kontraindikationen möglicherweise noch auffallen.

7.5. Kontraindikationen und Vorsichtsmaßnahmen

Die **absoluten Kontraindikationen** für mAbs und die Warnhinweise gemäß der Fachinformation sind in Tab. 7.4 aufgeführt.

Basierend auf den in Kap. 7.3. beschriebenen theoretischen Erwägungen und der aktuellen Leitlinie zur Migränetherapie sollte der Einsatz von mAbs bei folgenden Erkrankungen zurückhaltend erfolgen und als **relative Kontraindikationen** nur nach sorgfältiger Nutzen-Risiko-Abwägung und ausführlicher Aufklärung des Patienten erfolgen:

- Z.n. ischämischem Insult, Stenosen der hirnversorgenden Gefäße, Subarachnoidalblutung
- periphere arterielle Verschlusskrankheit
- entzündliche Darmerkrankungen
- chronisch-obstruktive Lungenerkrankungen, pulmonale Hypertension
- Raynaud-Syndrom
- Wundheilungsstörungen
- Transplantationsempfänger
- Einsatz bei Frauen, die keine oder keine ausreichende Kontrazeption betreiben (kein Einsatz von Fremanezumab als dreimonatige Gabe)

Schwangerschaft und Stillzeit

Es ist bekannt, dass es ab der 16. Schwangerschaftswoche zu ersten placentaren Übertritten von IgG kommt, allerdings erfolgen 80% des Übertritts erst im 3. Trimenon. IgG1-Antikörper treten mit Abstand effektiver über als die übrigen Antikörper, von denen IgG4 stärker als IgG3 und dieses stärker als IgG2 übertritt. Ob sich hieraus eine erhöhte Sicherheit von Erenumab und Fremanezumab als IgG2-Antikörper ergibt ist aktuell unklar. In der Stillzeit treten alle Immunglobuline in die Muttermilch über, vor allem IgA. IgGs treten vor allem in

Substanz	Kontraindikation	Warnhinweise
Erenumab	• Überempfindlichkeit gegenüber Medikament	• Überempfindlichkeitsreaktion • Obstipation • Latexallergie (Schutzkappe des Fertigpens)
Galcanezumab		• Schwere Überempfindlichkeitsreaktionen • Schwere kardiovaskuläre Erkrankungen
Fremanezumab		• Schwere Überempfindlichkeitsreaktionen • Schwere kardiovaskuläre Erkrankungen
Eptinezumab		• Unzureichende Daten für Pat. mit kardiovaskulären, neurologischen und psychiatrischen Erkrankungen • Überempfindlichkeitsreaktion/anaphylaktischer Schock bei Infusion • Fruktoseintoleranz

Tab. 7.4: Kontraindikationen und Warnhinweise für mAbs gemäß der Fachinformation (Zusammenfassung der Merkmale des Arzneimittels/*Summary of Product Characteristics*, veröffentlicht durch EMA).

den ersten Tagen nach der Geburt über, danach nimmt dies deutlich ab.

Die bislang vorliegenden Erfahrungen aus dem klinischen Alltag beruhen auf Daten der Pharmakovigilanzdatenbank der WHO (n=94), in denen keine auffälligen Signale gefunden wurden (Noseda et al., 2021). Gleichwohl erlaubt diese kleine Kohorte keine nachhaltige Beurteilung der Sicherheit. Bei Schwangeren und Stillenden wird eine Therapie mit mAbs somit derzeit nicht empfohlen. Bei Frauen im gebärfähigen Alter, die keine oder keine ausreichende Kontrazeption betreiben, sollte eine Therapie mit mAbs zurückhaltend erfolgen. Die dreimonatige Gabe Fremanezumab sollte vermieden werden.

▶ Einsatz bei Kindern

Laut Fachinformation sind die mAbs aktuell nur bei Erwachsenen zugelassen. Auch wenn erste Daten (Greene, 2021) einer retrospektiven Erhebung bei 112 Jugendlichen (18 mit EM, 94 mit CM) klinische Effekte und Nebenwirkungen wie bei erwachsenen Patienten nahelegen, so sollten die Ergebnisse aktuell laufender kontrollierter randomisierter Studien bei Kindern und Jugendlichen zu allen vier mAbs abgewartet werden.

7.6. Spezielle Therapiesituationen und Fragestellungen

7.6.1. Latenz bis zum Wirkeintritt

In Abgrenzung zu den herkömmlichen Prophylaxen mit Latenzen bis zum Wirkeintritt von 3 Monaten und mehr konnte für die mAbs gezeigt werden, dass sie einen sehr raschen Wirkeintritt innerhalb haben (Schwedt et al., 2018; Schwedt et al., 2021; Winner et al., 2019). Dieser liegt für alle mAbs (bei Fremanezumab für die monatliche und die dreimonatige Gabe, bei Erenumab nur für die Dosierung von 140 mg) in der ersten Woche. Für Erenumab konnte für die Dosis von 70 mg ein Wirkbeginn ab der 2. Woche gezeigt werden. Bei Eptinezumab konnte ein Wirkeintritt am 1. Tag innerhalb einer medianen Zeit von 4 Stunden nach Gabe von 100 mg nachgewiesen werden, so dass es sich möglicherweise besonders für den Beginn einer Prophylaxe bei Patienten mit schweren Verläufen mit der Notwendigkeit einer raschen Besserung (z.B. im Rahmen eines Status migränosus oder einer aktuellen Attackenhäufung) eignet.

7.6.2. Nichtansprechen auf erste Gabe

Eine Studie für Galcanezumab konnte zeigen, dass der Antikörper eine frühe Wirksamkeit (bereits signifikant nach einer Woche gegenüber Placebo) besitzt (Goadsby et al., 2019). 75 % der Galcanezumab-Gruppe und nur 25 % der Placebogruppe, die nach einem Monat auf die Behandlung ansprachen (definiert als <50%ige Reduktion der MMTs) zeigten auch noch nach 2 und 3 Monaten ein Ansprechen. 27 % der Nicht-Responder nach einem Monat zeigten in den Monaten 2 und 3 noch ein Ansprechen (20 % bei Placebo). 50 % der Non-Responder in den Monaten 2 und 3 zeigten noch im Monat 3 in der Galcanezumab-Gruppe ein Ansprechen (nur 24 % bei Placebo).

In einer italienischen Studie (Ornello et al., 2020) bei Patienten mit CM kam es bis zum 5. Monat nach Therapiebeginn zu anhaltenden Besserungen definiert als Konversion in eine EM.

Somit sollte von einem fehlenden Ansprechen bei der **EM** nicht vor 3 Monaten und bei **CM** nicht vor 5-6 Monaten ausgegangen werden. Zu beachten ist, dass bei fehlendem Ansprechen auf Erenumab nach Ablauf von drei Monaten keine Praxisbesonderheit mehr besteht.

7.6.3. Therapiedauer vor Durchführung eines Absetzversuchs

Grundsätzlich sollte bei jeder prophylaktischen Migränebehandlung nach Ablauf eines ausreichenden Zeitintervalls überprüft werden, ob weiterhin die Indikation für eine Fortführung der Prophylaxe besteht. Für die monoklonalen Antikörper wird dies auch in den jeweiligen Fachinformationen gefordert (regelmäßige Überprüfung, ob eine Weiterbehandlung noch notwendig ist). Dies führt jedoch bei einer wirksamen Prophylaxe gerade bei den Patienten, die mehrere fehlgeschlagene Therapieversuche im Vorfeld hinter sich haben oder psychiatrische oder andere schmerzmedizinische Komorbiditäten haben zu Befürchtungen einer erneut nicht kontrollierbaren Zunahme der Kopfschmerzen.

▶ Was passiert nach dem Absetzen einer Antikörpertherapie?

Die aktuelle Studienlage ist zur Frage, wie hoch die Wahrscheinlichkeit einer Verschlechterung nach einem Absetzversuch ist, **methodisch** heterogen.

Eine longitudinale Untersuchung von Patienten des EVOLVE-I- und -II- Studienprogramms analysierte über einen Zeitraum von 4 Monaten die Entwicklung der Kopfschmerzen nach Beendigung der 6-monatigen Therapie mit dem Antikörper Galcanezumab.

Insgesamt wurden 47 Patienten aus EVOLVE-I und -II in die Nachbeobachtungsphase eingeschlossen. In der EVOLVE-I-Studie kam es zu einem Abfall der Migränetage pro Monat von 5,2 Tagen im Monat sechs auf 4,1 Tagen im Monat 10 für 120 mg und von 5,3 Tagen im Monat sechs auf 3,8 Tagen im Monat 10 für 240 mg Galcanezumab. Im Placeboarm waren die Kopfschmerztage nahezu unverändert (3,4 Tage im Monat sechs und 3,3 Tage im Monat 10). In der EVOLVE-II-Studie zeigten sich ähnliche Effekte. In der Nachbeobachtungsphase haben 1,6 % (EVOLVE-I) und 2,3 % (EVOLVE-II) der Patienten eine Migräneprophylaxe begonnen.

Abb. 7.8 zeigt den Verlauf der Kopfschmerztage für die verschiedenen Studienphasen.

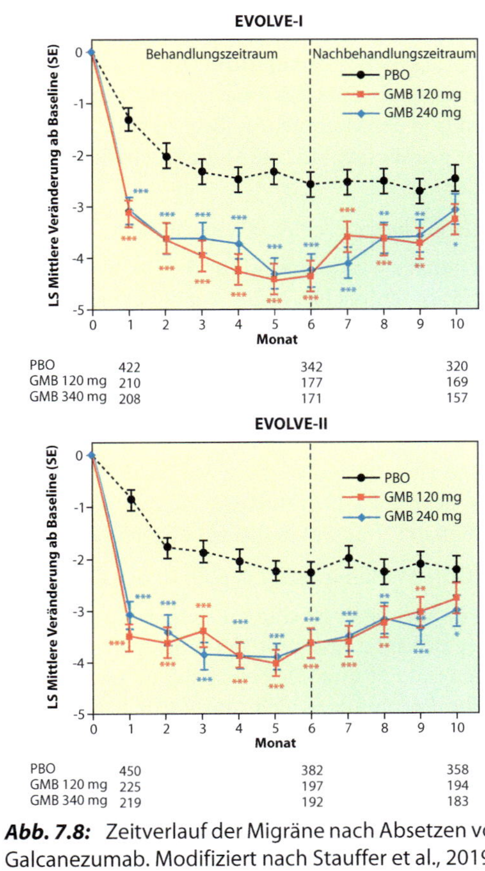

Abb. 7.8: Zeitverlauf der Migräne nach Absetzen von Galcanezumab. Modifiziert nach Stauffer et al., 2019.

Eine longitudinale Kohortenstudie untersuchte die Entwicklung der Migräne nach Absetzten einer Antikörpertherapie (Raffaelli et al., 2022). Insgesamt wurden 62 Patienten nachverfolgt, die (nahezu) gleich verteilt Erenumab, Galcanezumab oder Fremanezumab bekamen. Im Monat nach der letzten Behandlung hatten die Patienten im Durchschnitt 8,2 ± 6,6 Migränetage. Diese Frequenz erhöhte sich nach dem Absetzen in den Wochen fünf bis acht (10,3 ± 6,8 Tage) und in den Wochen 13 bis 16 (12,5 ± 6,6 Tage). Die Anstiege waren jeweils statistisch signifikant.

Es zeigt sich zusammenfassend über die Studien, dass die Zahl der MMTs drei Monate nach Absetzen der mAbs eine signifikante Zunahme erfährt, wobei die Zunahme nicht bei allen Patienten wieder das Ausgangsniveau vor Therapiebeginn erreicht. Dies ist auch bei längeren Beobachtungszeiträumen nach dem Absetzen zu beobachten.

Damit kommt es bei vielen Betroffenen nach dem Absetzen zu einer erneuten Zunahme, die jedoch nicht bei allen das vorherige Niveau erreicht und eine Wiederaufnahme der Prophylaxe erforderlich macht. Es ist wichtig, den Patienten den unter Kap. 7.6.1. beschriebenen raschen Wirkeintritt vor Augen zu führen, um Ängste vor dem Absetzen einer wirksamen Therapie zu minimieren. Auch nach einem erfolglosen Absetzversuch kommt es bei den allermeisten Patienten innerhalb einer kurzen Zeit wieder zu zufriedenstellenden Therapieeffekten (Raffaelli et al., 2022).

▶ Konsensus der deutschsprachigen Fachgesellschaften

Gemäß eines aktuellen Konsensus der deutschsprachigen Fachgesellschaften (DMKG/Deutschland, ÖKSG/Österreich und SKG/Schweiz) ist eine starre Vorgabe (9-12 Monate nach Beginn einer Therapie mit mAbs) nicht mehr adäquat. Vielmehr sollte sich das Vorgehen individuell Faktoren wie der Beeinträchtigung, Komorbiditäten, dem Typ der Migräne (EM oder CM) und dem bisherigen Ansprechen auf eine Prophylaxe orientieren (☞ Tab. 7.5).

7.6.4. Wirksamkeit eines Präparatewechsels innerhalb der mAbs ("Switch")

Auch wenn die bisherige Datenlage zum Präparatewechsel bei fehlendem Ansprechen auf einen mAb nur retrospektive Daten umfasst, deuten diese auf einen therapeutischen Nutzen eines solchen "Switches" hin.

Therapiedauer bei klinisch signifikanter Reduktion der Migräne vor Absetzversuch* für	
mindestens 6-12 Monate	mindestens 12 bis 24 Monate
• niedrigfrequente (<8 monatliche Migränetage) EM zu Behandlungsbeginn, kürzere Erkrankungsdauer und ohne komorbide Erkrankungen wie Depression, Angststörung oder chronischer Schmerzerkrankung	• hochfrequente EM (≥8 MMDs) oder CM zu Behandlungsbeginn, Patienten mit längerer Migräneanamnese und Begleiterkrankungen wie Depression, Angststörung oder chronischen Schmerzerkrankungen

Tab. 7.5: Empfehlungen zur Therapiedauer bei mAbs der deutschsprachigen Fachgesellschaften (*≥30 bis ≥50 % Reduktion der monatlichen Migränetage, alternativ bezogen auf die Behinderung: ≥30 % Reduktion im MIDAS bzw. ≥5 Punkte Reduktion im HIT-6) vor einem Absetzen).

In einer deutschen *Real-World*-Analyse wurden die Effekte eines derartigen Wechsels näher untersucht (Overeem et al., 2022). Insgesamt wurden 78 Patienten in die Studie eingeschlossen. Darunter fanden sich 25 Patienten, die von Erenumab nach drei Behandlungszyklen auf Galcanezumab oder Fremanezumab gewechselt sind. Dieser Wechsel führte bei 32 % der Patienten zu einer mindestens 30%igen Reduktion der monatlichen Kopfschmerztage. Eine mindestens 50%ige Reduktion der Kopfschmerztage fand sich bei 12 % der Patienten. In einer näheren Betrachtung zeigte sich, dass kein Patient mit täglichen Kopfschmerzen (N=9) von einem Behandlungswechsel profitierte. Dagegen profitierten 50 % der Patienten mit einem "nicht-täglichen" Kopfschmerz (N=16).

Ob ein Wechsel von einem Ligandenantikörper auf einen anderen sinnvoll ist kann derzeit mit der verfügbaren Literatur nicht abschließend beantwortet werden, sollte aber durchaus im Einzelfall pragmatisch erwogen werden. Hierzu sind allerdings im Falle eines Wechsels von Erenumab auf einen Ligandenantikörper die entsprechenden Vorgaben zur Kostenerstattung zu berücksichtigen.

7.6.5. Ansprechen bei Medikamentenübergebrauch

Bei Patienten mit Migräne und einem Medikamentenübergebrauch, die die ICHD-3-Kriterien für einen Kopfschmerz bei Medikamentenübergebrauch erfüllen, führen die mAbs zu einer signifikanten Reduktion der MMTs und Beendigung des Übergebrauchs in 60 % der Fälle (Tepper et al., 2019; Silberstein et al., 2020).

7.7. Fazit

Die Gruppe der mAbs hat zu einer substanziellen Verbesserung der Migräneprophylaxe geführt.

Folgende Punkte stellen eine relevante Neuerung dar:

- Spezifische Wirkung

  Die mAbs wurden anders als die herkömmlichen Prophylaxen basierend auf der Pathophysiologie gezielt für den Einsatz in der Migräneprophylaxe entwickelt. Onabotulinumtoxin A, für das nach Zulassung für Dystonie und Spastik ein spezifischer CGRP-basierter Wirkmechanismus in der Migräneprophylaxe entdeckt wurde, ist **primär** nicht für die Migräne entwickelt worden.

- Hohe und gut belegte Wirksamkeit

  Erstmals wurde sowohl für die EM als auch die CM in zahlreichen RCTs von hoher Qualität ein Wirksamkeitsnachweis im Vergleich zu Placebo an einem Patientenkollektiv von insgesamt mehr als 10.000 Patienten belegt.

- Rascher Wirkeintritt

  Die zuverlässige Wirkung innerhalb der ersten Woche ist für kein anderes zugelassenes und verfügbares Präparat in dieser Form belegt.

- Gute Wirkung auch bei refraktären Verläufen

  Für alle mAbs ist eine im Vergleich zu Placebo signifikante Besserung der Migräne bei Patienten mit EM und CM belegt, die auf herkömmliche Prophylaxen nicht ansprachen bzw. Kontraindikationen hatten (Ausnahme: für Erenumab ist diese Wirkung nur für EM belegt).

- **Gute Wirkung auch bei Medikamentenübergebrauch**

  Für alle Substanzen ist eine stabile Wirkung auch bei Patienten belegt, die eine Medikamentenübergebrauch betreiben.

- **Geringe Rate an dann meist leichten Nebenwirkungen**

  Als relevante Nebenwirkungen wurden bislang lokale Reaktionen an der Einstichstelle (Rötung, Schwellung und Schmerzen) sowie Obstipation und Überempfindlichkeitsreaktionen berichtet. Hinweise auf gehäufte schwere Nebenwirkungen wurden bislang nicht berichtet, wobei in den Zulassungsstudien viele relevante Komorbiditäten ausgeschlossen waren. Aus den bisherigen Langzeit-Studiendaten leitet sich eine hohe Sicherheit ab, wenngleich sie denselben Einschränkungen unterliegen.

- **Fehlen relevanter Wechselwirkungen**

Literatur

Ashina M, Goadsby PJ, Reuter U, Silberstein S, Dodick D, Rippon GA, Klatt J, Xue F, Chia V, Zhang F, Cheng S, Mikol DD. Long-term safety and tolerability of erenumab: Three-plus year results from a five-year open-label extension study in episodic migraine. Cephalalgia 2019a; 39(11):1455-1464.

Ashina M, Kudrow D, Reuter U, Dolezil D, Silberstein S, Tepper SJ, Xue F, Picard H, Zhang F, Wang A, Zhou Y, Hong F, Klatt J, Mikol DD. Long-term tolerability and nonvascular safety of erenumab, a novel calcitonin gene-related peptide receptor antagonist for prevention of migraine: A pooled analysis of four placebo-controlled trials with long-term extensions. Cephalalgia 2019b;39 (14):1798-1808.

Ashina M, Saper J, Cady R, Schaeffler BA, Biondi DM, Hirman J, Pederson S, Allan B, Smith J. Eptinezumab in episodic migraine: a randomized, double-blind, placebo-controlled study (PROMISE-1). Cephalalgia 2020; 40:241-254.

Basedau H et al., eLife 2022, https://doi.org/10.7554/eLife.77146

Berger A, Bloudek LM, Varon SF, Oster G. Adherence with migraine prophylaxis in clinical practice. Pain Pract 2012;12(7):541-9.

Blumenfeld AM, Frishberg BM, Schim JD, Iannone A, Schneider G, Yedigarova L, Manack Adams A. Real-world evidence for control of chronic migraine patients receiving CGRP monoclonal antibody therapy added to onabotulinumtoxin A: A retrospective chart review. Pain Ther 2021;10(2):809-826.

Breen ID, Brumfiel CM, Patel MH, Butterfield RJ, VanderPluym JH, Griffing L, Pittelkow MR, Mangold AR. Evaluation of the safety of Calcitonin Gene-Related Peptide antagonists for migraine treatment among adults with Raynaud phenomenon. JAMA Netw Open 2021; 4(4):e217934.

Chua AL, Mehla S, Orlova YY. Drug safety in episodic migraine management in adults. Part 2: Preventive treatments. Curr Pain Headache Rep 2022;26(7):493-504.

Detke HC, Goadsby PJ, Shufang W, Friedman DI, Selzler KJ, Aurora SK. Galcanezumab in chronic migraine: the randomized, double-blind, placebocontrolled REGAIN study. Neurology 2018;91:e2211-e2221.

Diener H-C, May A et al (2019) Prophylaxe der Migräne mit monoklonalen Antikörpern gegen CGRP oder den CGRP-Rezeptor, Ergänzung der S1-Leitlinie Therapie der Migräneattacke und Prophylaxe der Migräne. Leitlinien für Diagnostik und Therapie in der Neurologie. Deutsche Gesellschaft für Neurologie, (Online: www.dgn.org/leitlinien).

Dodick DW, Silberstein SD, Bigal ME, Yeung PP, Goadsby PJ, Blankenbiller T, Grozinski-Wolff M, Yang R, Ma Y, Aycardi E. Effect of fremanezumab compared with placebo for prevention of episodic migraine: a randomized clinical trial. JAMA 2018;319:1999-2008.

Drellia K, Kokoti L, Deligianni CI, Papadopoulos D, Mitsikostas DD. Anti-CGRP monoclonal antibodies for migraine prevention: A systematic review and likelihood to help or harm analysis. Cephalalgia 2021;41(7):851-864.

Dodick DW, Ashina M, Brandes JL, Kudrow D, Lanteri-Minet M, Osipova V, Palmer K, Picard H, Mikol DD, Lenz RA. ARISE: A Phase 3 randomized trial of erenumab for episodic migraine. Cephalalgia 2018;38(6): 1026-1037.

Edvinsson L, Haanes KA, Warfvinge K, Krause DN. CGRP as the target of new migraine therapies - successful translation from bench to clinic. Nat Rev Neurol 2018; 14(6):338-350.

Ferrari MD, Diener HC, Ning X, Galic M, Cohen JM, Yang R, Mueller M, Ahn AH, Schwartz YC, Grozinski-Wolff M, Janka L, Ashina M. Fremanezumab versus placebo for migraine prevention in patients with documented failure to up to four migraine preventive medication classes (FOCUS): a randomised, double-blind, placebo-controlled, phase 3b trial. Lancet 2019; 394(10203):1030-1040.

Frank F, Ulmer H, Sidoroff V, Broessner G. CGRP-antibodies, topiramate and botulinum toxin type A in episodic and chronic migraine: A systematic review and meta-analysis. Cephalalgia 2021;41(11-12):1222-1239.

Goadsby PJ, Reuter U, Hallström Y, Broessner G, Bonner JH, Zhang F, Sapra S, Picard H, Mikol DD, Lenz RA. A controlled trial of erenumab for episodic migraine. N Engl J Med 2017;377(22):2123-2132.

Goadsby PJ, Dodick DW, Martinez JM, Ferguson MB, Oakes TM, Zhang Q, Skljarevski V, Aurora SK. Onset of efficacy and duration of response of galcanezumab for the prevention of episodic migraine: a post-hoc analysis. J Neurol Neurosurg Psychiatry 2019;90(8):939-944.

Greene KA, Gentile CP, Szperka CL, Yonker M, Gelfand AA, Grimes B, Irwin SL. Calcitonin gene-related peptide monoclonal antibody use for the preventive treatment of refractory headache disorders in adolescents. Pediatr Neurol 2021;114:62-67.

Hepp Z, Bloudek LM, Varon SF. Systematic review of migraine prophylaxis adherence and persistence. J Manag Care Pharm 2014;20(1):22-33.

Holzer P, Holzer-Petsche U. Constipation caused by anti-calcitonin gene-related peptide migraine therapeutics explained by antagonism of calcitonin gene-related peptide's motor-stimulating and prosecretory function in the intestine. Front Physiol 2022;12:820006.

Lipton RB, Goadsby PJ, Smith J, Schaeffler BA, Biondi DM, Hirman J, Pederson S, Allan B, Cady R. Efficacy and safety of eptinezumab in patients with chronic migraine: PROMISE-2. Neurology 2020;94:e1365-e1377.

Mulleners WM, Kim BK, Láinez MJA, Lanteri-Minet M, Pozo-Rosich P, Wang S, Tockhorn-Heidenreich A, Aurora SK, Nichols RM, Yunes-Medina L, Detke HC. Safety and efficacy of galcanezumab in patients for whom previous migraine preventive medication from two to four categories had failed (CONQUER): a multicentre, randomised, double-blind, placebo-controlled, phase 3b trial. Lancet Neurol 2020;19(10):814-825.

Noor-Mohammadi E, Ligon CO, Mackenzie K, Stratton J, Shnider S, Greenwood-Van Meerveld B. A Monoclonal anti-calcitonin gene-related peptide antibody decreases stress-induced colonic hypersensitivity. J Pharmacol Exp Ther 2021;379(3):270-279.

Noseda R, Bedussi F, Gobbi C, Zecca C, Ceschi A. Safety profile of erenumab, galcanezumab and fremanezumab in pregnancy and lactation: analysis of the WHO pharmacovigilance database. Cephalalgia 2021;41:789-798.

Ornello R, Casalena A, Frattale I, Caponnetto V, Gabriele A, Affaitati G, Giamberardino MA, Assetta M, Maddestra M, Marzoli F, Viola S, Cerone D, Marini C, Pistoia F, Sacco S. Conversion from chronic to episodic migraine in patients treated with erenumab: real-life data from an Italian region. J Headache Pain 2020;21(1):102.

Overeem LH, Peikert A, Hofacker MD, Kamm K, Ruscheweyh R, Gendolla A, Raffaelli B, Reuter U, Neeb L. Effect of antibody switch in non-responders to a CGRP receptor antibody treatment in migraine: A multi-center retrospective cohort study. Cephalalgia 2022;42(4-5): 291-301.

Popoff E, Johnston K, Croop R, Thiry A, Harris L, Powell L, Coric V, L'Italien G, Moren J. Matching-adjusted indirect comparisons of oral Rimegepant versus placebo, erenumab, and galcanezumab examining monthly migraine days and health-related quality of life in the treatment of migraine. Headache 2021;61(6):906-915.

Pellesi L, Do TP, Ashina H, Ashina M, Burstein R. Dual therapy with anti-CGRP monoclonal antibodies and botulinum toxin for migraine prevention: Is there a rationale? Headache 2020;60(6):1056-1065.

Raffaelli B, Terhart M, Mecklenburg J, Neeb L, Hendrik Overeem L, Siebert A, Steinicke M, Reuter U. Resumption of migraine preventive treatment with CGRP(-receptor) antibodies after a 3-month drug holiday: a real-world experience. J Headache Pain 2022;23(1):40.

Raffaelli B, Terhart M, Overeem LH, Mecklenburg J, Neeb L, Steinicke M, Reuter U. Migraine evolution after the cessation of CGRP(-receptor) antibody prophylaxis: a prospective, longitudinal cohort study. Cephalalgia 2022;42(4-5):326-334.

Ray JC, Allen P, Bacsi A, Bosco JJ, Chen L, Eller M, Kua H, Lim LL, Matharu MS, Monif M, Ruttledge M, Stark RJ, Hutton EJ. Inflammatory complications of CGRP monoclonal antibodies: a case series. J Headache Pain 2021;22(1):121.

Reuter U, Goadsby PJ, Lanteri-Minet M, Wen S, Hours-Zesiger P, Ferrari MD, Klatt J. Efficacy and tolerability of erenumab in patients with episodic migraine in whom two-to-four previous preventive treatments were unsuccessful: a randomised, double-blind, placebo-controlled, phase 3b study. Lancet 2018;392(10161):2280-2287.

Reuter U, Ehrlich M, Gendolla A, Heinze A, Klatt J, Wen S, Hours-Zesiger P, Nickisch J, Sieder C, Hentschke C, Maier-Peuschel M. Erenumab versus topiramate for the prevention of migraine - a randomised, double-blind, active-controlled phase 4 trial. Cephalalgia 2022;42(2): 108-118.

Schwedt T, Reuter U, Tepper S, Ashina M, Kudrow D, Broessner G, Boudreau GP, McAllister P, Vu T, Zhang F, Cheng S, Picard H, Wen S, Kahn J, Klatt J, Mikol D. Early onset of efficacy with erenumab in patients with episodic and chronic migraine. J Headache Pain 2018;19(1):92.

Schwedt TJ, Kuruppu DK, Dong Y, Standley K, Yunes-Medina L, Pearlman E. Early onset of effect following galcanezumab treatment in patients with previous Preventive medication failures. J Headache Pain 2021;22:15.

Silberstein SD, Cohen JM, Seminerio MJ, Yang R, Ashina S, Katsarava Z. The impact of fremanezumab on medication overuse in patients with chronic migraine: subgroup analysis of the HALOCM study. J Headache Pain 2020; 21(1):114.

Stauffer VL, Dodick DW, Zhang Q, Carter JN, Ailani J, Conley RR. Evaluation of Galcanezumab for the prevention of episodic migraine: the EVOLVE-1 randomized clinical trial. JAMA Neurol 2018;75(9):1080-1088.

Stauffer VL, Wang S, Voulgaropoulos M, Skljarevski V, Kovacik A, Aurora SK. Effect of galcanezumab following treatment cessation in patients with migraine: Results from 2 randomized phase 3 trials. Headache 2019;59(6): 834-847.

Skljarevski V, Matharu M, Millen BA, Ossipov MH, Kim BK, Yang JY. Efficacy and safety of galcanezumab for the prevention of episodic migraine: results of the EVOLVE-2 phase 3 randomized controlled clinical trial. Cephalalgia 2018;38(8):1442-1454.

Tepper S, Ashina M, Reuter U, Brandes JL, Dole il D, Silberstein S, Winner P, Leonardi D, Mikol D, Lenz R. Safety and efficacy of erenumab for preventive treatment of chronic migraine: a randomised, double-blind, placebo-controlled phase2 trial. Lancet Neurol 2017;16(6):425-434.

Tepper SJ, Diener HC, Ashina M, Brandes JL, Friedman DI, Reuter U, Cheng S, Nilsen J, Leonardi DK, Lenz RA, Mikol DD. Erenumab in chronic migraine with medication overuse: subgroup analysis of a randomized trial. Neurology 2019;92:e2309-e2320.

Tepper SJ, Ashina M, Reuter U, Brandes JL, Dole il D, Silberstein SD, Winner P, Zhang F, Cheng S, Mikol DD. Long-term safety and efficacy of erenumab in patients with chronic migraine: results from a 52-week, open-label extension study. Cephalalgia 2020;40(6):543-553.

Vandervorst F, Van Deun L, Van Dycke A, Paemeleire K, Reuter U, Schoenen J, Versijpt J. CGRP monoclonal antibodies in migraine: an efficacy and tolerability comparison with standard prophylactic drugs. J Headache Pain 2021

Varnado OJ et al., Treatment patterns for calcitonin gene-related peptide monoclonal antibodies including galcanezumab versus conventional preventive treatments for migraine: A retrospective US claims study. Patient Prefer Adherence 2022;16:821-839.

Winner PK, McAllister P, Chakhava G, Ailani J, Ettrup A, Krog Josiassen M, Lindsten A, Mehta L, Cady R. Effects of intravenous eptinezumab vs placebo on headache pain and most bothersome symptom when initiated during a migraine attack: A randomized clinical trial. JAMA 2021;325(23):2348-2356.

Winner PK, Spierings ELH, Yeung PP, Aycardi E, Blankenbiller T, Grozinski-Wolff M, Yang R, Ma Y. Early onset of efficacy with fremanezumab for the preventive treatment of chronic migraine. Headache 2019;59(10): 1743-1752.

Zhou Y, Zhang F, Starcevic Manning M, Hu Z, Hsu CP, Chen PW, Peng C, Loop B, Mytych DT, Paiva da Silva Lima G. Immunogenicity of erenumab: A pooled analysis of six placebo-controlled trials with long-term extensions. Cephalalgia 2022;42(8):749-760.

Ziegeler C, Mehnert J, Asmussen K, May A. Central effects of erenumab in migraine patients: An event-related functional imaging study. Neurology 2020;95(20): e2794-e2802.

8. Botulinumtoxin in der Therapie von Kopf- und Gesichtsschmerzen

8.1. Historische Entwicklung der Botulinumtoxintherapie, Indikationen und Datenlage

Die Erkrankung des Botulismus wurde durch den deutschen Arzt Justinus Kerner (1786-1862) erstmals detailliert beschrieben. Die zugrundeliegenden Arbeiten wurden von ihm zwischen 1817 bis 1822 publiziert. Er postulierte auch bereits – noch ohne den genauen Hintergrund der Erkrankung zu kennen – den therapeutischen Einsatz der von ihm noch als Fettgift bezeichneten Substanz zu therapeutischen Zwecken (Kerner, 1822). Dies ist sicherlich als visionär zu bezeichnen, denn Botulinumtoxin A sollte erst ca. 150 Jahre später als Therapeutikum eingeführt werden. Kerner diskutierte damals den Einsatz bei Hyperkinesien (v.a. im Rahmen der Chorea Syndenham, die damals relativ häufig war).

Es folgten dann

- die Einführung des Begriffs Botulismus von Rupprecht und Müller 1868, abgeleitet von lat. *"botulus"*/ deutsch "die Wurst", da die Intoxikation oft nach Wurstverzehr eintrat
- die Erkenntnis, dass es sich bei dem Toxin ein Produkt von des Bakteriums *Clostridium botulinum* handelt durch den Mikrobiologen van Ermengem aus Belgien im Jahr 1897
- die Aufklärung des Wirkmechanismus und
- schließlich die Herstellung unterschiedlicher aufgereinigter Botulinumtoxine (bis ca. 1970).

Botulinumtoxin wurde durch Alan B. Scott erstmals in der Augenheilkunde Ende der 1970er Jahre untersucht, was letztlich zur Zulassung für die Behandlung des Strabismus führte (Scott, 1981). Es folgten dann Zulassungen

- zur Behandlung der Dystonie
- zur Behandlung von Falten
- zur Spastik und
- zur Hyperhidrose

zuletzt auch

- zur Therapie der chronischen Migräne und
- der überaktiven Harnblase.

Therapeutisch eingesetzt werden Botulinumtoxin A und B. Bezogen auf das Molekulargewicht ist Botulinumtoxin das stärkste bekannte Toxin. Bei den Botulinumtoxinen handelt es sich um hochmolekulare Proteinkomplexe, die aus chemisch miteinander verbundenen Untereinheiten bestehen. Botulinumtoxin bindet präsynaptisch an Nervenfasern, die zu Muskelzellen ziehen. Es wirkt also an der motorischen Endplatte. Dort wird es präsynaptisch aufgenommen und verhindert die Exozytose von Acetylcholin. Damit wird die chemische Übertragung der neuronalen Erregung auf den Muskel verhindert, Folge ist eine Lähmung. Die Bindung des Toxins ist irreversibel, erst die Neuaussprossung von Nervenenden ermöglicht die (Re)aktivierung der Muskelaktivität, was die lange Wirkdauer (ca. drei Monate im motorischen System) erklärt. Bei der Hyperhidrose kommt es zur Denervierung der vegetativ innervierten cholinergen Schweißdrüsen, hier hält die Wirkung bis zu sechs Monate an.

Bereits in den ersten Studien zur Behandlung von Dystonien wurde beobachtet, dass auch die durch die muskuläre Kontraktion verursachten Schmerzen durch die Botulinumtoxinbehandlung zurückgingen (Tsui, 1986). Dies führte dazu, dass in den letzten 30 Jahren zahlreiche Studien durchgeführt wurden, die den Einsatz von Botulinumtoxin als lokales Therapeutikum zur Behandlung von Schmerzerkrankungen evaluierten. Im Vordergrund standen hierbei der Kopfschmerz vom Spannungstyp, die muskuläre Triggerpunkttherapie und die chronische Migräne, später auch neuropathische Schmerzen und andere Kopfschmerzerkrankungen (Trigeminusneuralgie, Clusterkopfschmerz).

Die Wirkweise von Botulinumtoxin bei Schmerzen und der chronischen Migräne wird in der Literatur lebhaft diskutiert.

Es wird postuliert, dass Botulinumtoxin durch eine Verminderung der Neurotransmitterfreisetzung von Substanz P, Glutamat und CGRP die zentrale und periphere Sensibilisierung bei der Migräne und neuropathischen Schmerzen (☞ Kap. 1.) reduzieren kann (☞ Abb. 8.1). Neue Daten implizieren auch, dass Botulinumtoxin in der Lage ist, die Expression des TRPV1-Rezeptors in nozizeptiven Fasern zu modifizieren. In Abb. 8.1 wird dargestellt, dass die Translokation dieses Rezeptors in die Zellmembran durch Botulinumtoxin vermindert wird. Damit könnte eine periphere Sensibilisierung deutlich reduziert werden. Schließlich können zentrale Wirkungen vermutlich verschiedene Neurotransmittereffekte (z.B. von Glutamat) modulieren. Botulinumtoxin wird nicht nur retrograd transportiert sondern auch transsynaptisch weitergeleitet (☞ Abb. 8.1).

Beim Einsatz in der Schmerztherapie muss bedacht werden, dass lediglich eine Zulassung zur Behandlung der chronischen Migräne besteht, alle anderen Indikationen stellen eine Off-label-Behandlung dar, außerdem ist die Zulassung auf Onabotulinumtoxin A (Botox®) beschränkt (Gaul et al., 2016; Maihöfner und Gaul, 2021).

8.2. Therapie der chronischen Migräne mit Botulinumtoxin

8.2.1. Wirksamkeit bei der chronischen Migräne

Eine **chronische Migräne** wird diagnostiziert (☞ Kap. 3.), wenn länger als 3 Monate an 15 oder mehr Tagen Kopfschmerzen bestehen, die überwiegend (an 8 oder mehr Tagen) die Diagnosekriterien einer Migräne erfüllen (ICHD-3; 2018). Die Diagnosekriterien einer chronischen Migräne und die differentialdiagnostischen Erwägungen sowie die Bedeutung von Komorbiditäten sind in Kap. 3. ausführlich dargestellt.

Zur Behandlung einer **episodischen Migräne** (weniger als 15 Kopfschmerztage/Monat) konnte bislang kein überzeugender Wirksamkeitsnachweis für Botulinumtoxin erbracht werden.

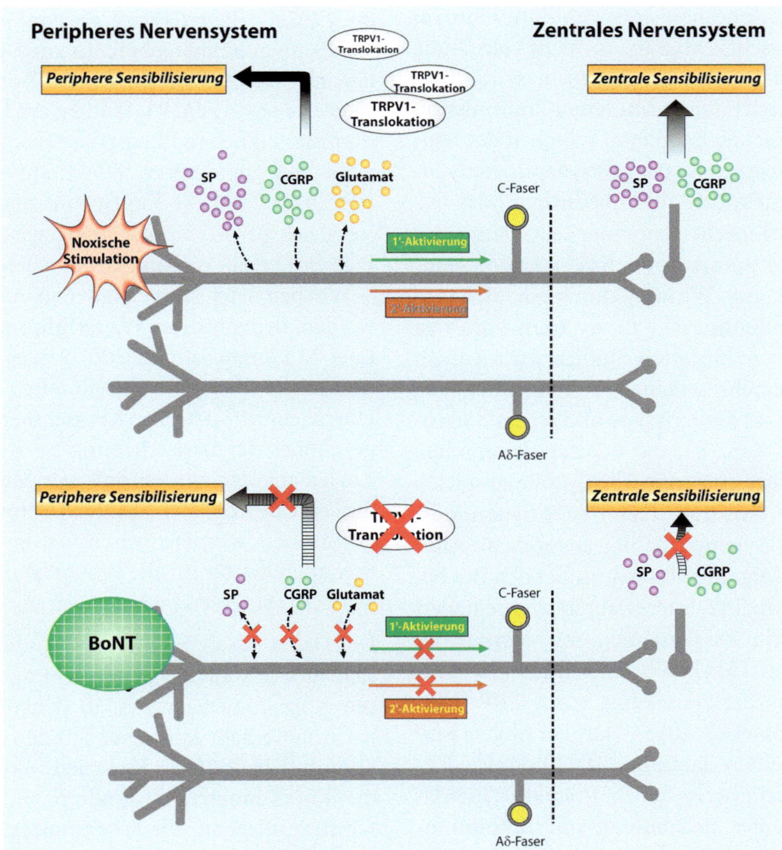

Abb. 8.1: Postulierte Wirkmechanismen von Botulinumtoxin bei Schmerzen. Modifiziert nach Oh, 2015 und Maihöfner und Gaul, 2021.

Neben Topiramat und mit Einschränkungen Amitriptylin und Valproinsäure, ist vor allem Botulinumtoxin zur Behandlung der chronischen Migräne in mehreren klinischen Studien gut belegt untersucht worden. Die aktuelle Zulassung von Botulinumtoxin zur Migränebehandlung beschränkt sich auf Botulinumtoxin A eines Herstellers (Botox®; Allergan). Präparate anderer Hersteller sind für diese Indikation momentan nicht zugelassen. Der Einsatz von Botulinumtoxin unterliegt nach der Fachinformation darüber hinaus weiteren Beschränkungen. Die Diagnose einer chronischen Migräne soll durch einen Neurologen, bei dem auch die Behandlungshoheit liegt, gestellt werden. Bevor Botulinumtoxin A zum Einsatz kommt, sollten zunächst wenigstens zwei andere Prophylaktika versucht worden sein. Üblicherweise wird der Einsatz eines Betablockers und von Topiramat, Amitriptylin unter Beachtung der Kontraindikationen vorgeschlagen (Straube, 2012). Der Wirkmechanismus von Botulinutoxin bei der chronischen Migräne ist nicht vollständig geklärt. Es ist nicht anzunehmen, dass die Blockade der Acetylcholin-vermittelten Transmission an der motorischen Endplatte, zwischen der neuronalen Präsynapse und der postsynaptischen motorischen Einheit, den ausschließlichen oder wesentlichen Wirkmechanismus darstellt. Dann wäre für die Diagnose eines Kopfschmerzes vom Spannungstyp eine gute Wirkung durch eine Behandlung mit Botulinumtoxin zu erwarten – dies ist nach Lage der publizierten Studien jedoch nicht der Fall. Vielmehr scheinen Mechanismen, die eine Wirkung auf die periphere und zentrale Sensitivierung (☞ Kap. 1.), die bei der chronischen Migräne vorliegt, eine wesentliche Rolle zu spielen (☞ Abb. 8.1). Ausdruck dieser Sensitivierung ist die von den Patienten häufig angegebene Allodynie in den Migräneattacken im Bereich der betroffenen Kopfhälfte. Interessanterweise reduziert Botulinumtoxin bei Patienten mit chronischer Migräne die CGRP-Level. Es hemmt also sehr wahrscheinlich die Freisetzung von CGRP (Cernuda-Morollón et al., 2015). Darüber hinaus weisen ersten Studien daraufhin, dass hohe CGRP-Spiegel möglicherweise einen Prädiktor für das Ansprechen einer Behandlung mit Botulinumtoxin darstellen (Cernuda-Morollón, 2014). Die Bestimmung dieser Spiegel ist im klinischen Alltag bislang allerdings nicht etabliert und Bedarf der Validierung. Onabotulinumtoxin A ist die einzige Substanz, die speziell zur Prophylaxe der chronischen Migräne im Erwachsenenalter zugelassen wurde.

Die Studien, die zur Zulassung von Botulinumtoxin zur Behandlung der chronischen Migräne führten, sind die größten placebokontrollierten, randomisierten Studien, die zur Migräneprophylaxe überhaupt durchgeführt wurden. Die **PREEMPT I-Studie** wurde in den USA, die **PREEMPT II-Studie** in den USA und Europa durchgeführt (Aurora, 2010; Diener, 2010). In beiden Studien konnten Patienten mit einer chronischen Migräne und Patienten mit einer chronischen Migräne und einem zusätzlichen Übergebrauch von Akutmedikation eingeschlossen werden. Hieraus leitet sich auch die Wirksamkeit von Botulinumtoxin bei bestehendem Medikamentenübergebrauch ab, obgleich zum Zeitpunkt der Durchführung der Studien noch die ICHD-II von 2004 (ICHD-II, 2004) galt, die das Vorliegen eines Medikamentenübergebrauchs zur Diagnose einer chronischen Migräne ausschloss. Botulinumtoxin zeigt in den PREEMPT-Studien am Ende der randomisierten Behandlungsphase (nach 6 Monaten) einen nur moderaten Effekt auf die Migräne (Reduktion um –9 Kopfschmerztage/Monat im Vergleich zu –6,7 Kopfschmerztage/Monat durch Placebo), eine Wirkung kann allerdings bereits 4 Wochen nach der ersten Behandlung gezeigt werden. In der offenen Weiterführung der Studien über 12 Monate kam es jedoch zu einem weiteren deutlichen Abfall der Migränefrequenz um im Durchschnitt –11,7 Kopfschmerztage/Monat gegenüber der Basiserhebung zu Studienbeginn. Auch Patienten mit chronischer Migräne, die in die beiden PREEMPT-Studien (Aurora, 2011) eingeschlossen wurden, waren zuvor überwiegend therapierefraktär für die Prophylaktika der ersten Wahl, die eingesetzt worden waren.

Die Daten aus den klinischen Studien bestätigen sich auch in weiteren Untersuchungen von tertiären Kopfschmerzzentren, in denen Botulinumtoxin außerhalb klinischer Studien zum Einsatz kommt (Khalil, 2014). Reduziert werden nicht nur die Kopfschmerztage, sondern auch die Kopfschmerzintensität, die kopfschmerzbezogene Beeinträchtigung und zum Teil auch der Verbrauch an Akutmedikation. Die Wirkung von Botulinumtoxin ist bei Patienten mit Medikamentenübergebrauch nicht signifikant schlechter, als bei Patienten ohne Medikamentenübergebrauch (Silberstein, 2013).

8.2.2. Wie vergleicht sich Onabotulinumtoxin A mit anderen Prophylaktika?

Für die chronische Migräne haben sowohl Onabotulinumtoxin A als auch Topiramat ihre Wirksamkeit in randomisierten und kontrollierten Studien gezeigt. Daher werden in den Leitlinien beide Substanzen für die Therapie der chronischen Migräne empfohlen (☞ Kap. 10.).

Die Frage ist allerdings, ob es Unterschiede bezüglich Wirksamkeit und Verträglichkeit zwischen beiden Substanzen gibt. Diese Fragestellung untersuchte die FORWARD-Studie (Rothrock et al., 2019). Verglichen wurde die Gabe von 155 Einheiten Onabotulinumtoxin A über drei Zyklen im Abstand von 12 Wochen mit der oralen Gabe von 50-100 mg Topiramat über 36 Wochen.

Als primäres Studienziel wurde der Anteil der Patienten definiert, bei dem in den Wochen 29 bis 32 die Kopfschmerztage mindestens um 50 % zurück gingen.

86 % der Botulinumtoxin-Gruppe und nur 20 % der Topiramat-Gruppe komplettierten die Studienphase. Gründe für den Abbruch waren unerwünschte Nebenwirkungen (4 % bei Onabotulinumtoxin A *versus* 51 % bei Topiramat) sowie nicht vorhandene Wirksamkeit (5 % bei Onabotulinumtoxin A *versus* 19 % bei Topiramat). Die häufigste Nebenwirkung von Onabotulinumtoxin A waren Sinusitiden, von Topiramat Parästhesien.

Das primäre Studienziel erreichten bei Onabotulinumtoxin A 40 % der Patienten, während dies nur bei 12 % in der Topiramatgruppe der Fall war.

Zusammengefasst wird also im Vergleich Onabotulinumtoxin A besser als Topiramat vertragen. Des Weiteren zeigte Onabotulinumtoxin A in dieser Studie eine deutliche bessere Wirksamkeit.

Eine weitere Metanalyse (Drellia et al., 2021) untersuchte basierend auf publizierten Daten die Wirksamkeit von CGRP-Antikörpern im Vergleich zu Topiramat, Propranolol und Onabotulinumtoxin A bei der episodischen und chronischen Migräne. Dazu wurden Daten von 20 randomisierten klinischen Phase-III-Studien für die verschiedenen CGRP Antikörper und Studien zu Topiramat, Propranolol und Botulinumtoxin A analysiert.

Insbesondere wurden drei Parameter analysiert: Die Anzahl der zu behandelnden Patienten, damit einer eine Reduktion der Migränetage um mindestens 50 % erreicht (*Number Needed to Treat*; NNT), die Anzahl der zu behandelnden Patienten, bei der bei einem eine unerwünschte Nebenwirkung auftrat (*Number Needed to Harm*, NNH) sowie die Wahrscheinlichkeit eines Nutzens versus einen Schaden (*Likelihood to Help versus Harm*; LHH = NNT zu NNH).

In einer Untergruppenanalyse für die **chronische** Migräne zeigte sich für CGRP-Antikörper (Galcanezumab, Fremanezumab und Eptinezumab) durchschnittlich eine NNT von 6,6 (Spanne 5-9), für Topiramat eine NNT von 8,5 (Spanne 4-13) sowie für Onabotulinumtoxin A eine NNT von 9. Die Substanzen sind damit ungefähr ähnlich wirksam, mit der Tendenz für eine bessere Wirkung der CGRP-Antikörper, sofern dies in einer derartigen Metaanalyse suffizient darstellbar ist.

Deutliche Unterschiede gab es allerdings bei dem Verhältnis "Nutzen zu Nebenwirkung", ausgedrückt durch den Parameter LHH. Die LLHs waren wie folgt:

- CGRP-Antikörper: 1,4-5,1
- Onabotulinumtoxin A: 1,1
- Topiramat: 0,7

Zusammengefasst deutet diese Metaanalyse damit darauf hin, dass das Verhältnis von Nutzen und Nebenwirkung am günstigsten für die CGRP-Antikörper ist, gefolgt von Onabotulinumtoxin A. Am schlechtesten schneidet auch in dieser Studie Topiramat ab.

8.2.3. Einsatz von CGRP-Blockern und Onabotulinumtoxin A: Lieber sequenziell oder sogar parallel?

Sowohl CGRP-Antikörper als auch Onabotulinumtoxin A können im Rahmen einer differenzierten Migränetherapie eingesetzt werden. In zwei Studien wurde der Einsatz beider Therapiekonzepte in verschiedene Szenarios untersucht:

In der **ersten** Studie wurde untersucht, ob die Kombination von Onabotulinumtoxin A zusammen mit CGRP-Antikörpern effektiver ist als eine Monotherapie (Alpuente et al., 2021). Dabei handelte es sich um eine retrospektive Studie, die

Referenzen

1. Aurora SK et al. Headache 2011;51(9):1358–73.
2. Khalil M et al. J Headache Pain. 2014;15:54.
3. Adams AM et al. Cephalalgia. 2015;35(7):563–578.
4. BOTOX® Fachinformation, Stand Mai 2022.

Patientenakten auswertete. Insgesamt wurden 257 Patienten eingeschlossen. Die durchschnittliche monatliche Kopfschmerzfrequenz betrug 21,5 Tage vor Beginn der Therapie mit Onabotulinumtoxin A und 12,1 Tage bevor zusätzlich ein CGRP-Antikörper eingesetzt wurde. Die eingesetzten Antikörper waren Erenumab (78 %), Fremanezumab (6 %) und Galcanezumab (16 %). Verglichen mit Onabotulinumtoxin A als Monotherapie kam es bei der Kombinationstherapie zu einer signifikanten weiteren Reduktion der Kopfschmerztage. 50,1 % der Patienten hatten auch eine klinisch signifikante Verbesserung der migränebedingten Einschränkungen, gemessen im MIDAS-Score.

In der **zweiten** Studie (Ailani und Blumfeld, 2022) wurde untersucht, ob Patienten, die nicht oder nicht ausreichend auf die Injektionstherapie mit Onabotulinumtoxin A ansprechen, von einer Prophylaxe mit Antikörpern gegen CGRP oder seinen Rezeptor profitieren. Dabei handelte es sich um eine *Real-world*-Studie, die insgesamt 200 Patienten einschloss. Untersucht wurde prospektiv eine mindestens 50%ige Kopfschmerzreduktion bei Patienten, die mit einer CGRP-Antikörpertherapie begonnen haben. Dabei fanden sich keine signifikanten Unterschiede zwischen Patienten mit vorheriger vollständiger und Patienten mit partiellem non response für Botulinumtoxin A. Zusammengefasst wurden die CGRP-Antikörper sowohl erfolgreich bei Patienten mit vollständigem als auch teilweise Nicht-Ansprechen auf Botulinumtoxin A eingesetzt.

8.2.4. Wie wird eine Botulinumtoxintherapie bei der chronischen Migräne durchgeführt?

Das praktische Vorgehen der Botulinumtoxinbehandlung mit den Injektionsorten wird zunächst in Abb. 8.2 als Übersicht dargestellt. Injiziert werden insgesamt 155 bis 195 Einheiten Botulinumtoxin A im Abstand von mindestens drei Monaten, um eine Entstehung von Antikörpern zu vermeiden.

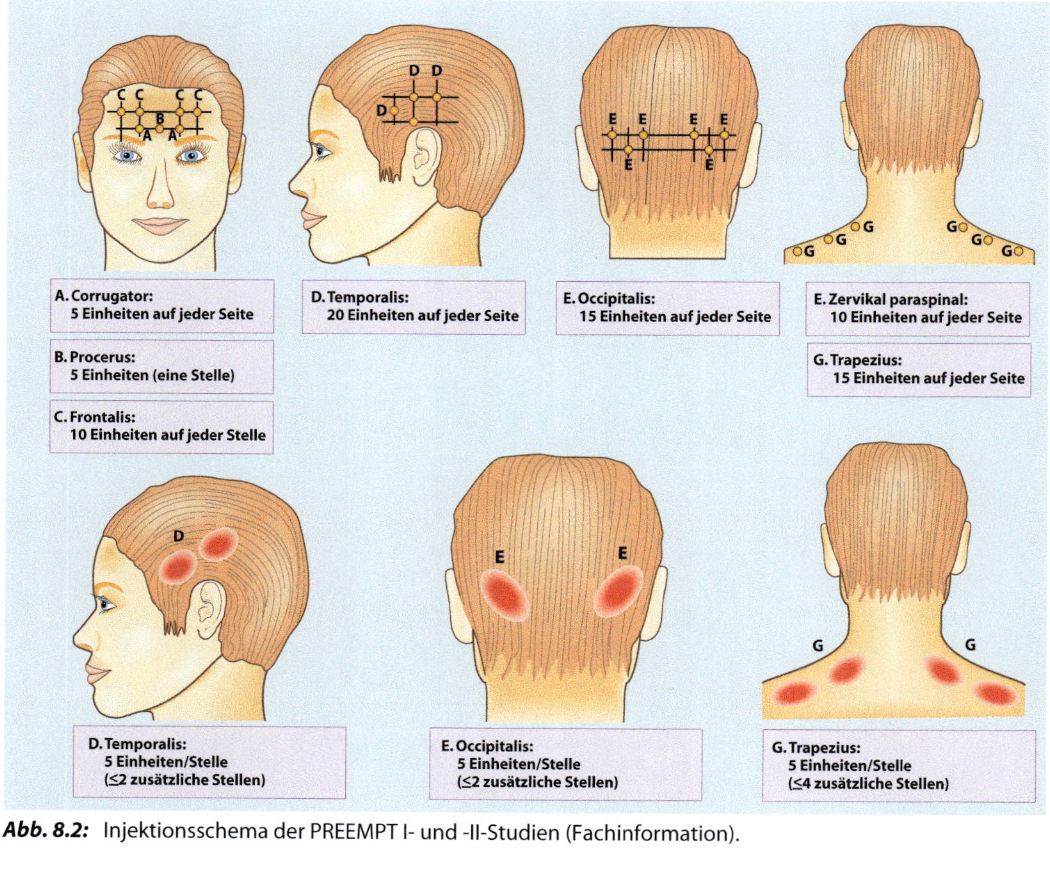

Abb. 8.2: Injektionsschema der PREEMPT I- und -II-Studien (Fachinformation).

Im Detail werden 0,1 ml zubereitete Onabotulinumtoxin A-Lösung (entsprechend 5 Einheiten) in 31 bzw. 39 perikranielle Injektionsstellen appliziert. Für die Zubereitung der Injektionslösung zieht man zunächst 4 ml NaCl-Lösung in eine 5 ml-Spritze auf und überführt diese in eine Ampulle mit 200 Einheiten Onabotulinumtoxin A. Nach vorsichtigem Drehen der Flasche kann dann die fertige Injektionslösung in vier 1 ml-Spritzen (mit 0,1 ml Skalierung) aufgezogen werden. Für die Injektionen selbst verwendet man 30G-Nadeln.

Folgende Muskelgruppen werden anschließend sequentiell injiziert:

▶ **Corrugator-Muskelgruppe**: 2 Injektionsstellen

Die Injektionen in den Musculus corrugator erfolgen ungefähr eine Fingerbreite (ca. 1,5 cm) oberhalb des oberen medialen Randes der Augenhöhle (☞ Abb. 8.3). Es ist sinnvoll, individuelle Körpermaße ("eine Fingerbreite") des Injizierenden anzuwenden, so dass die Injektionen stets reproduzierbar sind.

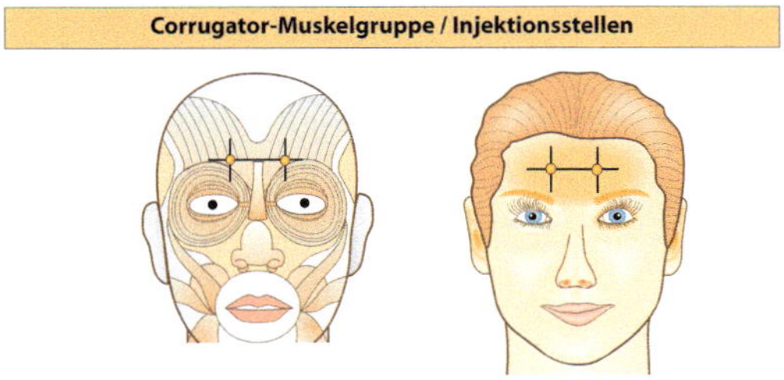

Abb. 8.3: Lokalisation der 2 Injektionsstellen der Corrugator-Muskelgruppe (Fachinformation).

▶ **Musculus procerus**: 1 Injektionsstelle

Der Punkt befindet sich in der Mittellinie der Stirn, exakt zwischen den vorherigen beiden Punkten der Corrugator-Muskelgruppe (☞ Abb. 8.4).

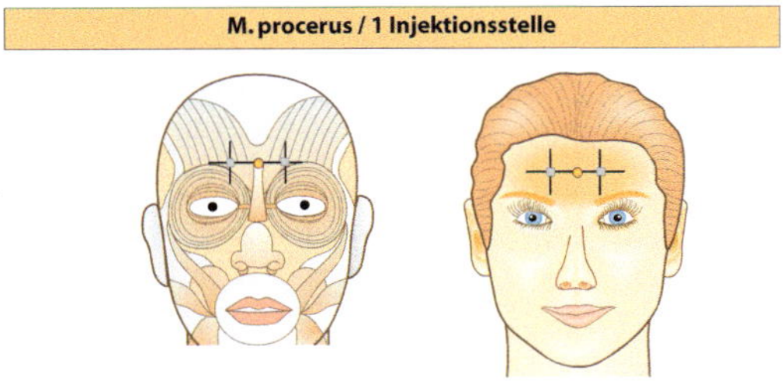

Abb. 8.4: Lokalisation der Injektionsstelle am Musculus procerus (Fachinformation).

▶ **Frontalis-Muskelgruppe**: 4 Injektionsstellen

Der **erste** Punkt befindet sich 1,5 cm (bzw. eine Fingerbreite) senkrecht oberhalb der Injektionsstelle der Corrugator-Muskelgruppe. 1,5 cm (bzw. eine Fingerbreite) lateral der ersten Frontalis-Injektion befindet sich der **zweite** Punkt. Die Injektionen werden symmetrisch auf beiden Körperseiten durchgeführt (☞ Abb. 8.5).

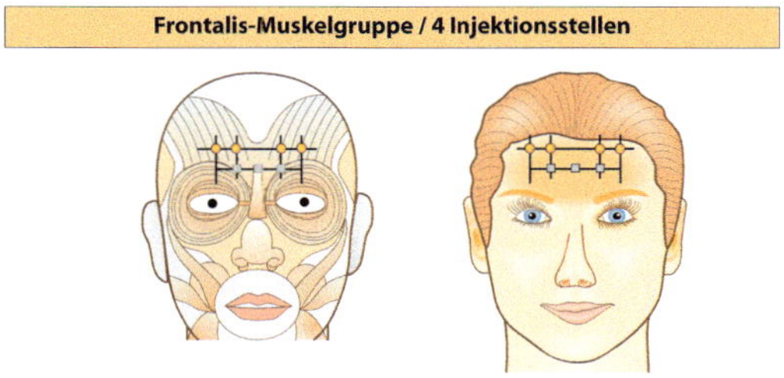

Abb. 8.5: Lokalisation der 4 Injektionsstellen der Frontalis-Muskelgruppe (Fachinformation).

▶ **Temporalis-Muskelgruppe**: 4 Injektionsstellen

Der **erste** Punkt befindet sich am Schnittpunkt einer horizontal am Ohrmuscheloberrand gedachten Linie mit einer senkrechten präaurikulären (vor dem Tragus) liegenden Linie (☞ Abb. 8.6). Der **zweite** Punkt liegt senkrecht 1,5 cm (bzw. eine Fingerbreite) oberhalb des ersten Punktes. Der **dritte** Punkt wird horizontal 1,5 cm (bzw. eine Fingerbreite) hinter dem zweiten Punkt lokalisiert. Der **vierte** Punkt liegt schließlich 1,5 cm (bzw. eine Fingerbreite) vor dem Mittelpunkt der Punkte eins und zwei. Die genannten Punkte werden auf beiden Körperseiten injiziert.

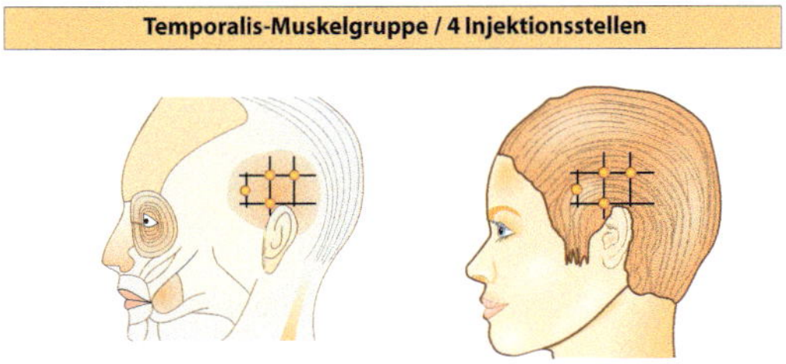

Abb. 8.6: Lokalisation der 4 Injektionsstellen der Temporalis-Muskelgruppe (Fachinformation).

▶ **Occipitalis-Muskelgruppe**: 6 Injektionsstellen

Der **erste** Punkt liegt in der Mitte zwischen der gut tastbaren Protuberantia occipitalis externa und dem Processus mastoideus (☞ Abb. 8.7). Die Punkte **zwei** und **drei** befinden sich dann auf

"10 Uhr" und "14.00 Uhr" zum ersten Punkt. Alternativ kann man die Punkte zwei und drei auch mit der "1,5 cm" bzw. "Fingerbreite"-Methode auffinden. Dazu geht man ausgehend vom ersten Punkt 1,5 cm (bzw. eine Fingerbreite) nach medial (für Punkt zwei) oder lateral (für Punkt drei) und anschließend 1,5 cm (bzw. eine Fingerbreite) nach kranial. Die genannten Punkte werden auf beiden Körperseiten injiziert.

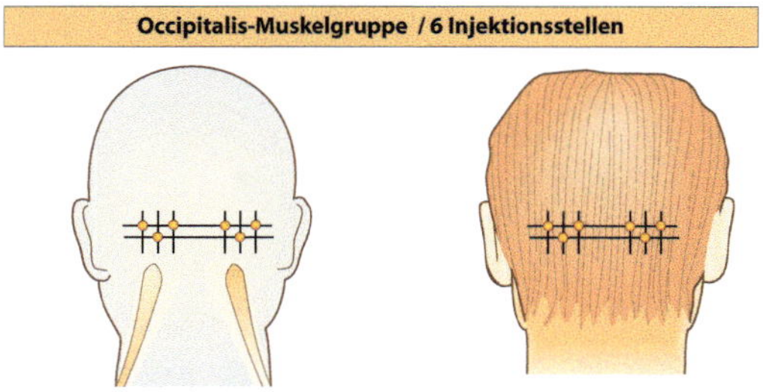

Abb. 8.7: Lokalisation der 6 Injektionsstellen der Occipitalis-Muskelgruppe (Fachinformation).

▶ **Gruppe der paraspinalen Muskeln**: 4 Injektionsstellen

Die **erste** Injektionsstelle befindet sich paravertebral ca. 3-5 cm unterhalb der Protuberantia occipitalis externa (☞ Abb. 8.8). Die **zweite** Injektionsstelle liegt 1,5 cm (bzw. eine Fingerbreite) lateral sowie 1,5 cm (bzw. eine Fingerbreite) kranial zur ersten Injektionsstelle. Die genannten Punkte werden auf beiden Körperseiten injiziert.

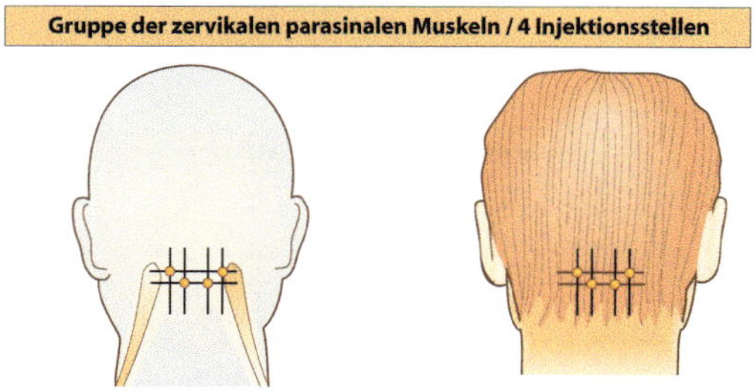

Abb. 8.8: Lokalisation der 4 Injektionsstellen in der Gruppe der paraspinalen Muskeln (Fachinformation).

▶ **Trapezius-Muskelgruppe**: 6 Injektionsstellen

Der **erste** Punkt befindet sich im mittleren Anteil des Musculus trapezius in einem Schnittpunkt einer gedachten Linie entlang der Pars cervicalis und einer weiteren gedachten Linie entlang der Pars horizontalis des Muskels (☞ Abb. 8.9). Die weiteren Punkte kann man wieder mit der "1,5 cm" bzw. "Fingerbreite"-Methode auffinden. Der **zweite** Punkt befindet sich 3 cm bzw. zwei Fingerbreiten lateral des ersten Punktes, der **dritte** Punkt 3 cm bzw. zwei Fingerbreiten medial des ersten Punktes. Die genannten Punkte werden auf beiden Körperseiten injiziert.

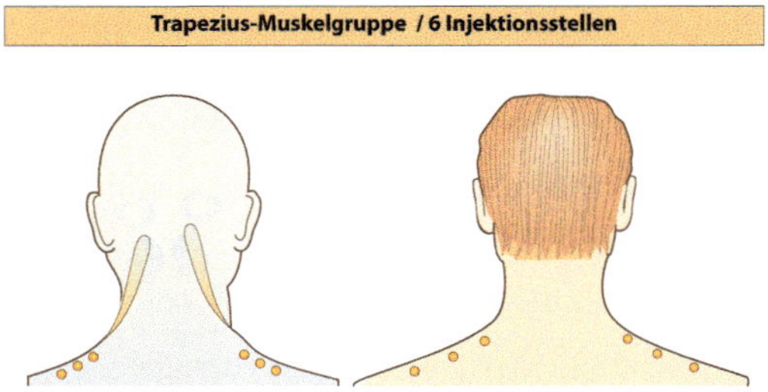

Abb. 8.9: Lokalisation der 6 Injektionsstellen der Trapezius-Muskelgruppe (Fachinformation).

Insgesamt ergeben sich damit 31 Injektionen mit insgesamt 155 Einheiten Onabotulinumtoxin A.

Abhängig von den Beschwerden des Patienten können abschließend in einem **zweiten Schritt** weitere 8 Injektionen (d.h. 40 Einheiten Onabotulinumtoxin A) entsprechend einer ***"follow-the-pain strategy"*** durchgeführt werden (☞ Abb. 8.10):

Die Injektionen werden appliziert an

- bis zu 2 weitere Stellen des Musculus temporalis,
- bis zu 2 weitere Stellen des Musculus occipitalis,
- bis zu 4 weitere Stellen des Musculus trapezius.

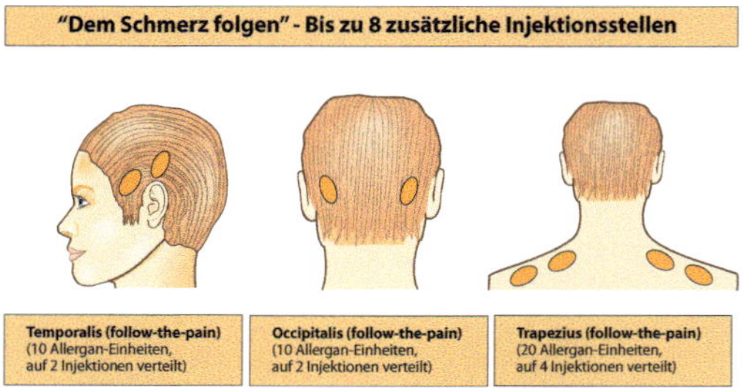

Abb. 8.10: Lokalisation der 8 optionalen Injektionsstellen gemäß der *"follow-the pain strategy"* (Fachinformation).

Die Injektionsorte richten sich nach den Lokalisationen, an denen der Patient die stärksten Schmerzen verspürt.

8.3. Behandlung des Kopfschmerzes vom Spannungstyp mit Botulinumtoxin

Beim Kopfschmerz vom Spannungstyp handelt es sich um einen primären Kopfschmerz leichter bis mittlerer Intensität. Die Kopfschmerzen sind bilateral ausgeprägt, von dumpf-drückendem Charakter, nehmen bei körperlicher Aktivität nicht zu und werden nicht von vegetativen Symptomen begleitet. Häufig findet sich zusätzlich eine erhöhte Druckschmerzhaftigkeit der perikraniellen Muskulatur bei der manuellen Palpation (ICHD-3; 2018). Die Akuttherapie kann mit NSAR, Analgetika, Mischanalgetika oder Pfefferminzöl erfolgen, in der Prophylaxe sind insbesondere bei häufigem Auftreten am ehesten noch Trizyklika (z.B. Amitriptylin) erfolgsversprechend (Straube, 2012). Gerade wegen der erhöhten Druckempfindlichkeit der perikraniellen Muskulatur lag es nahe, zur Behandlung Botulinumtoxin einzusetzen. Es konnte jedoch weder für den episodischen noch für den chronischen Kopfschmerz vom Spannungstyp ein Wirksamkeitsnachweis in placebokontrollierten klinischen Studien erbracht werden (Jackson, 2012), es besteht deshalb weder eine Zulassung noch ist eine Behandlung zu Lasten der Krankenkasse möglich, dies schließt ein gutes Ansprechen einzelner Patienten jedoch nicht aus.

8.4. Muskuläre Triggerpunkttherapie mit Botulinumtoxin

Botulinumtoxin bietet sich aufgrund des Wirkmechanismus zur Behandlung muskulärer Triggerpunkte an – der Wirksamkeitsnachweis für diese Therapie steht jedoch aus. Ein aktuelles Cochrane Review schloss alle placebokontrollierten Studien ein, in denen myofaszielle Schmerzen behandelt wurden. Studien im Bereich des Kopfes und Halses wurden dabei nicht berücksichtigt (Soares, 2014). In den Studien wurden 40 bis 50 Einheiten Botulinumtoxin A in die Triggerpunkte nach unterschiedlichen Schemata (z.B. 5 Einheiten in jeden Triggerpunkt) injiziert. Nur in einer Studie, die in das Review eingeschlossen wurde, gelang es eine Überlegenheit hinsichtlich der Schmerzintensität und der täglichen Zeit mit Schmerzen der Therapie mit Botulinumtoxin A gegenüber Placebo zu belegen (Göbel, 2006). Botulinumtoxin ist zur Behandlung myofaszieller Schmerzen nicht zugelassen.

8.5. Behandlung der Trigeminusneuralgie mit Botulinumtoxin

Bei der Trigeminusneuralgie bestehen elektrisierend einschießende Paroxysmen, die Sekunden andauern, spontan oder evoziert durch Kauen, Sprechen oder Berührung mehrfach am Tag auftreten. Zugrunde liegt bei der Mehrzahl der Patienten ein Gefäß-Nerven-Kontakt im Bereich des Austritts des N. trigeminus aus dem Hirnstamm. Die Therapie der Wahl besteht aus einer antikonvulsiven Behandlung (1. Wahl: Carbamazepin). Eine kausale Therapie ist durch eine mikrovaskuläre Dekompressionsoperation nach Jannetta möglich, auch periphere Eingriffe im Bereich des Ganglion trigeminale oder eine stereotaktische Bestrahlung ist möglich. Die Nebenwirkungen der Antikonvulsiva, insbesondere bei fortschreitender Erkrankung und überwiegend höheren Lebensalter der Patienten limitieren die Therapie. Deshalb wurde in den vergangenen Jahren auch Botulinumtoxin zur Behandlung evaluiert. Es wurden mehrere offene prospektive Studien und in Folge auch eine placebokontrollierte, doppelblinde Studien publiziert (Hu, 2013). Ein Ansprechen wird bei 70-100 % der Patienten berichtet, es kann zur Reduktion der Schmerzintensität und der Attackenfrequenz etwa vier Wochen nach der Behandlung kommen. Die Behandlung erfolgt intrakutan in dem Bereich des Gesichtes, in dem die Schmerzen auftreten oder im Bereich der Triggerzonen der Neuralgie (☞ Abb. 8.11).

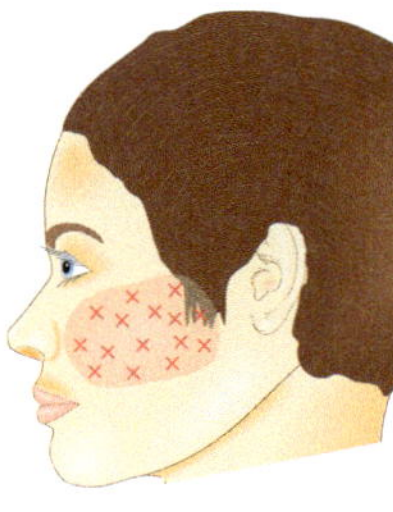

Abb. 8.11: Injektionsschema zur Behandlung der Trigeminusneuralgie (modifiziert nach Wu, 2012).

In den Studien wurden unterschiedlichste Dosierungen bis zu 100 Einheiten Botulinumtoxin A verwendet. Eine aktuelle placebokontrollierte Studie konnte für 25 und 75 Einheiten Botulinumtoxin eine gleich gute Wirkung zeigen (Zhang, 2014). Kosmetische Nebenwirkungen durch eine transiente Schwächung der fazialen Muskulatur treten allerdings nicht selten auf – in den placebokontrollierten Studien bei 23 % der Patienten (Wu, 2012). Kein Botulinumtoxinpräparat ist aktuell für eine solche Behandlung zugelassen. Ein weiteres Behandlungsschema mit Injektion an die Nervenaustrittspunkte wurde publiziert, die Evaluationsstudie ist allerdings noch nicht publiziert (Burmeister et al., 2015).

8.6. Behandlung von trigeminoautonomen Kopfschmerzerkrankungen mit Botulinumtoxin

Trigeminoautonome Kopfschmerzerkrankungen sind durch halbseitigen Kopfschmerz, der kontinuierlich (Hemicrania continua) oder in Attacken (Cluster, Hemicranie, paroxysmale Hemicranie, SUNCT, SUNA) auftritt und von autonomen Symptomen begleitet ist (Augentränen, Ptosis, Nasenlaufen oder Nasenkongestion u.a.) gekennzeichnet (ICHD-3, 2013). Die Standardtherapie erfolgt medikamentös beim Clusterkopfschmerz als Attackentherapie mit Sauerstoff und/oder Triptanen sowie prophylaktisch mit Verapamil und Lithium (Clusterkopfschmerz), Indometacin (Paroxysmale Hemicranie, Hemicrania continua) oder Lamotrigin (SUNCT, SUNA). Therapierefraktäre Verläufe bzw. Unverträglichkeit der Medikation sind keinesfalls selten, so dass auch Botulinumtoxin zur Behandlung trigeminoautonomer Kopfschmerzerkrankungen eingesetzt wurde.

Drei Patienten mit episodischem und neun Patienten mit chronischem Clusterkopfschmerz wurden in einer offenen Studie mit 50 Einheiten Botulinumtoxin A ipsilateral zum Kopfschmerz behandelt. Vier der Patienten mit einem chronischen Clusterkopfschmerz zeigten einen Therapieeffekt (1 × Attackenfreiheit, 2 × Attackenreduktion, 1 × Reduktion eines zusätzlichen Dauerkopfschmerzes) bei sehr guter Verträglichkeit (Sostak, 2007). Eine aktuelle Studie untersuchte nun in einem offenen Design die technisch aufwändige Injektion von 25 und 50 Einheiten Botulinumtoxin ins Ganglion sphenopalatinum beim therapierefraktären Clusterkopfschmerz. Aktuell sind die Daten sind nicht ausreichend, um diese Therapie abschließend zu beurteilen (Bratbak, 2015).

Fünf von neun Patienten mit Hemicrania continua zeigten eine mindestens 50 % Kopfschmerzreduktion in einer Fallserie mit einer offenen Behandlung mit Botulinumtoxin. Behandelt wurden die Patienten analog nach dem PREEMPT-Schema für die Behandlung einer chronischen Migräne (Miller, 2015; Aurora, 2011).

Publiziert wurde eine Kasuistik eines erfolgreich mit Botulinumtoxin behandelten Patienten mit SUNCT-Syndrom, eingesetzt wurden 40 Einheiten Botulinumtoxin A an vier periorbitalen Injektionspunkten (Zabalza, 2012).

8.7. Botulinumtoxin zur Behandlung zervikogener Kopfschmerzen

Zervikogene Kopfschmerzen sind klassifikatorisch seit Jahrzehnten umstritten, es handelt sich dabei um Kopfschmerzen, die kausal auf eine Veränderung im Bereich der Halswirbelsäule zurückzuführen sind. Eine Studie untersuchte in einem doppelblinden placebokontrollierten Crossover-Design die Wirkung von 100 Einheiten Botulinumtoxin bei Patienten mit zuvor therapierefraktärem zervikogenem Kopfschmerz (Linde, 2011). Injiziert wurden die okzipitale Muskulatur, der M. splenius capitis, der M. sternocleidomastoideus und der M. levator scapulae. Weder die Kopfschmerzhäufigkeit noch die -intensität oder der Verbrauch an Akutmedikation gingen signifikant zurück. Es gibt somit keinen Beleg für die Wirksamkeit von Botulinumtoxin in dieser Indikation, eine Zulassung besteht nicht.

Literatur

Ailani J, Blumenfeld AM. Combination CGRP monoclonal antibody and onabotulinumtoxinA treatment for preventive treatment in chronic migraine. Headache 2022;62(1):106-108.

Alpuente A, Gallardo VJ, Caronna E, Torres-Ferrús M, Pozo-Rosich P. Partial and nonresponders to onabotulinumtoxinA can benefit from anti-CGRP monoclonal antibodies preventive treatment: A real-world evidence study. Eur J Neurol 2021;28(7):2378-2382.

Aurora SK, Dodick DW, Turkel CC et al. OnabotulinumtoxinA for treatment of chronic migraine: Results from the double-blind, randomized, placebo-controlled phase of the PREEMPT 1 trial. Cephalalgia 2010;30:793-803.

Aurora SK, Winner P, Freeman MC, Spierings EL, Heiring JO, DeGryse RE, VanDenburgh AM, Nolan ME, Turkel CC. OnabotulinumtoxinA for treatment of chronic migraine: pooled analyses of the 56-week PREEMPT clinical program. Headache 2011;51:1358-73.

Bratbak DF, Nordgård S, Stovner LJ, Linde M, Folvik M, Bugten V, Tronvik E. Pilot study of sphenopalatine injection of onabotulinumtoxinA for the treatment of intractable chronic cluster headache. Cephalalgia 2016;36:503-9.

Burmeister J, Holle D, Bock E, Ose C, Diener HC, Obermann M. Botulinum Neurotoxin Type A in the Treatment of Classical Trigeminal Neuralgia (BoTN): Study Protocol for a Randomized Controlled Trial. Trials 2015; 16:550.

Cernuda-Morollón E, Martínez-Camblor P, Ramón C, Larrosa D, Serrano-Pertierra E, Pascual J. CGRP and VIP levels as predictors of efficacy of Onabotulinumtoxin type A in chronic migraine. Headache 2014;54:987-95.

Cernuda-Morollón E, Ramón C, Martínez-Camblor P, Serrano-Pertierra E, Larrosa D, Pascual J. OnabotulinumtoxinA decreases interictal CGRP plasma levels in patients with chronic migraine. Pain 2015;156(5):820-824.

Diener HC, Dodick DW, Aurora SK et al. OnabotulinumtoxinA for treatment of chronic migraine: Results from the double-blind, randomized, placebo-controlled phase of the PREEMPT 2 trial. Cephalalgia 2010;30: 804-14.

Drellia K, Kokoti L, Deligianni CI, Papadopoulos D, Mitsikostas DD. Anti-CGRP monoclonal antibodies for migraine prevention: A systematic review and likelihood to help or harm analysis. Cephalalgia 2021;41(7):851-864.

Fachinformation Fa. Pharm Allergan, BOTOX® 50/100/200 Allergan-Einheiten, 2014 (Fachinformation Botulinumtoxin A http://www.fachinfo.de/pdf/020408 (Onlinezugriff am 23.11.2015)

Gaul C, Holle-Lee D, Straube A. [Botulinum toxin type A in headache treatment: Established and experimental indications]. Nervenarzt 2016;87(8):853-9.)

Göbel H, Heinze A, Reichel G, Hefter H, Benecke R. Dysport myofascial pa in s tudy group. Efficacy and safety of a single botulinum type A toxin complex treatment (Dysport) for the relief of upper back myofascial pain syndrome: results from a randomised double-blind placebo-controlled multicentre study. Pain 2006;125:82-8.

Headache Classification Committee of the International Headache Society (IHS): The International Classification of Headache Disorders, 3rd edition. Cephalalgia 2018;38:1-211.

Headache Classification Subcommittee. The international classification of headache disorders. 2nd edition. Cephalalgia 2004; 24 Suppl 1:1-160

Hu Y, Guan X, Fan L, Li M, Liao Y, Nie Z, Jin L. Therapeutic efficacy and safety of botulinum toxin type A in trigeminal neuralgia: a systematic review. J Headache Pain 2013;14:72.

Jackson JL1, Kuriyama A, Hayashino Y. Botulinum toxin A for prophylactic treatment of migraine and tension headaches in adults: a meta-analysis. JAMA 2012;307: 1736-45.

Kerner J. Das Fettgift oder die Fettsäure und ihre Wirkungen auf den thierischen Organismus, ein Beytrag zur Untersuchung des in verdorbenen Wursten giftig wirkenden Stoffes. Stuttgart, Tübingen: Cotta, 1822.

Khalil M, Zafar HW, Quarshie V, Ahmed F. Prospective analysis of the use of OnabotulinumtoxinA (BOTOX) in the treatment of chronic migraine; real-life data in 254 patients from Hull, U.K. J Headache Pain 2014;15

Linde M, Hagen K, Salvesen Ø, Gravdahl GB, Helde G, Stovner LJ. Onabotulinum toxin A treatment of cervicogenic headache: a randomised, double-blind, placebo-controlled crossover study. Cephalalgia 2011;31:797-807.

Maihöfner C. und Gaul C. Lokaltherapie mit Botulinumtoxin. In: Maihöfner C. Moderne Praxis der analgetischen Lokaltherapie, UNI-MED-Verlag, 2021.

Miller S, Correia F, Lagrata S, Matharu MS. OnabotulinumtoxinA for hemicrania continua: open label experience in 9 patients. J Headache Pain 2015;16:19.

Oh HM, Chung ME. Botulinum Toxin for Neuropathic Pain: A Review of the Literature. Toxins (Basel) 2015; 7:3127-54.

Rothrock JF et al. FORWARD Study: Evaluating the comparative efectiveness of onabotulinumtoxinA and topiramate for headache prevention in adults with chronic migraine. Headache 2019;59:1700-13.

Scott AB. Botulinum toxin injection of eye muscles to correct strabismus. Trans Am Ophthalmol Soc 1981;79: 734-70.

Silberstein SD, Blumenfeld AM, Cady RK et al. OnabotulinumtoxinA for treatment of chronic migraine: PREEMPT 24-week pooled subgroup analysis of patients who had acute headache medication overuse at baseline. J Neurol Sci 2013;331:48-56.

Soares A, Andriolo RB, Atallah AN, da Silva EM. Botulinum toxin for myofascial pain syndromes in adults. Cochrane Database Syst Rev 2014;7:CD007533.

Sostak P, Krause P, Förderreuther S, Reinisch V, Straube A. Botulinum toxin type-A therapy in cluster headache: an open study J Headache Pain 2007;8:236-41.

Straube A, Gaul C, Förderreuther S, Kropp P, Marziniak M, Evers S, Jost WH, Göbel H, Lampl C, Sándor PS, Gantenbein AR, Diener HC; German Migraine and Headache Society; German Society for Neurology; Austrian Headache Society; Swiss Headache Society. Therapie und Versorgung bei chronischer Migräne. Expertenempfehlung der Deutschen Migräne- und Kopfschmerzgesellschaft/Deutsche Gesellschaft für Neurologie sowie der Österreichischen Kopfschmerzgesellschaft/Schweizerischen Kopfwehgesellschaft. Nervenarzt 2012;83: 1600-8.

Straube A, Gaul C, Sandor P, Lampl C, May A, Kropp P. Malzacher V. Therapie des episodischen und chronischen Kopfschmerzes vom Spannungstyp und anderer täglicher Kopfschmerzen in: Diener und Weimar Leitlinien für Diagnostik und Therapie in der Neurologie, Thieme Verlag Stuttgart 2012, Seiten 719-730

Tsui JK, Eisen A, Stoessl AJ, Calne S, Calne DB. Double-blind study of botulinum toxin in spasmodic torticollis. Lancet 1986;2(8501):245-7.

Wu CJ, Lian YJ, Zheng YK, Zhang HF, Chen Y, Xie NC, Wang LJ. Botulinum toxin type A for the treatment of trigeminal neuralgia: results from a randomized, double-blind, placebo-controlled trial. Cephalalgia 2012;32: 443-50.

Zabalza RJ. Sustained response to botulinum toxin in SUNCT syndrome. Cephalalgia 2012;32:869-872.

Zhang H, Lian Y, Ma Y, Chen Y, He C, Xie N, Wu C. Two doses of botulinum toxin type A for the treatment of trigeminal neuralgia: observation of therapeutic effect from a randomized, double-blind, placebo-controlled trial. J Headache Pain 2014;15:65.

Dieses Buchkapitel ist eine deutlich überarbeitete und erweiterte Version von Maihöfner C. und Gaul C. Lokaltherapie mit Botulinumtoxin. In: Maihöfner C. Moderne Praxis der analgetischen Lokaltherapie, UNI-MED-Verlag, 2021. In letzterem wird zusätzlich ausführlich auf die Therapie von neuropathischen Schmerzen mit Botulinumtoxin eingegangen.

9. Moderne Therapie der Migräneattacke

Fast jeder Migränepatient benötigt eine wirksame Therapie seiner Migräneattacken. Neben nicht-medikamentösen Maßnahmen kommen dafür insbesondere Nicht-Opioid-Analgetika und Triptane in Frage. Zu vermeiden ist ein Medikamentenübergebrauch. In Kürze werden voraussichtlich weitere Medikamente das therapeutische Spektrum erweitern, nämlich CGRP-Rezeptor-Antagonisten (Gepante) und 5-HT_{1F}-Agonisten (Ditane).

Dieses Kapitel orientiert sich an der aktuellen deutschen Leitlinie (Diener et al., 2018) sowie weiteren Leitlinien und Übersichtsartikeln (Marmura et al., 2015; Becker, 2015; Worthington et al., 2013; Ailani et al., 2021). Dort findet sich auch weiterführende Literatur.

9.1. Ziele der Attackentherapie

Die allgemeinen Ziele der Attackentherapie sind:

- Deutliche Besserung der Schmerzen und Begleitsymptome, so dass die täglichen Aktivitäten wieder aufgenommen werden können. In Studien wird meist die Besserung des Kopfschmerzens nach 2 Stunden als Endpunkt gesetzt, in der Praxis scheint 1 Stunde als relevanteres, meist auch erreichbares Zeitfenster. Vollständige Beschwerdefreiheit lässt sich nur bei einem Teil der Patienten erreichen. Es ist aber oft sinnvoll, mehrere Medikamente auszuprobieren, um die individuell am besten wirksamste Substanz zu identifizieren.
- Vermeidung eines Wiederkehrkopfschmerzes. Bei einem Teil der Patienten kommt es mehrere Stunden oder am Tag nach erfolgreicher Attackentherapie zu einem Wiederkehrkopfschmerz (engl.: *recurrence headache*), insbesondere bei kurz wirksamen Medikamenten. Dies betrifft ca. 15-40 % der Patienten nach oraler Einnahme von Triptanen. Dies ist nicht als neue Attacke zu werten, sondern durch die begrenzte Wirkdauer des Medikaments bedingt.
- Vermeidung eines Medikamentenübergebrauchs. Insbesondere bei häufigen Kopfschmerzen und gut wirksamer Akutmedikation kommt es nicht selten zu einem Übergebrauch, der zu einer Kopfschmerz-Chronifizierung führen kann (Kopfschmerz bei Medikamentenübergebrauch, ☞ Kap. 9.5.). Als Faustregel kann gelten, dass die Einnahme der Akutmedikation unter 10 Tagen im Monat bleiben soll.

Die Strategien zum Erreichen dieser Ziele finden sich unter Kap. 9.3..

9.2. Substanzen zur Attackentherapie

Die Tab. 9.1 enthält einen Überblick über die eingesetzten Substanzen.

9.2.1. Nichtsteroidale Antirheumatika (NSAR)

Nichtsteroidale Antirheumatika (NSAR) wirken über die Hemmung der Cyclooxygenase (COX) und die nachfolgende Reduktion der Prostaglandinsynthese analgetisch und antientzündlich. Die Wirkung von NSAR, v.a. Ibuprofen und Acetylsalicylsäure (ASS), aber auch Diclofenac und Naproxen ist bei der Migräne gut erwiesen. Brausetabletten (ASS) und spezielle Formulierungen (Ibuprofen-Lysin, Diclofenac-Kalium-Lösung) werden schneller resorbiert und können die Wirkung beschleunigen. Naproxen hat eine lange Halbwertszeit (10-18 Stunden) und führt in Kombination mit Sumatriptan zu verstärkter und verlängerter Wirkung. Die Wirksamkeit des selektiven COX2-Hemmers Celecoxib als Lösung zum Einnehmen (120 mg) wurde kürzlich in zwei randomisiert-kontrollierten Studien erwiesen (Ailani et al., 2021), in Deutschland stehen aktuell aber weiterhin nur Celecoxib-Kapseln zur Verfügung (mit deutlich langsamerer Resorption, daher für die Therapie der Migräneattacke nur sehr bedingt geeignet).

Der erste Versuch einer Attackentherapie bei Migräne erfolgt meist mit einem NSAR, in vielen Fällen (v.a. bei geringer Attackenfrequenz) mit guter Wirkung. Bei gelegentlicher Einnahme zeichnen sich NSAR meist durch gute Verträglichkeit aus, bei häufiger Einnahme sind allerdings eine Reihe potentieller Nebenwirkungen zu beachten (☞ Tab. 9.1). NSAR werden oft ohne ärztliche Verschreibung eingenommen, manchmal auch unkritisch und mit einer Tendenz zum Medikamentenübergebrauch.

	Nebenwirkungen (Auswahl[1])	Kontraindikationen (Auswahl[1])	Caveats (Auswahl[1])
Nicht-Opioid-Analgetika[5]			
Ibuprofen 400-800 mg ASS 500-1000 mg Naproxen 500-1000 mg Diclofenac 50-100 mg	• Gastrointestinal • Nephrotoxisch • Erhöhung der Leberwerte • Reduktion der Wirkung von Antihypertensiva • Erhöhtes kardiovaskuläres Risiko (außer ASS)	• Gastrointestinale Blutung • Schwere Herzinsuffizienz • Unklare Blutbildungsstörung • Diclofenac: KHK, Herzinfarkt, Schlaganfall, pAVK • ASS: orale Antikoagulation • Allergische Reaktionen auf NSAR	• Gastritis • M. Crohn • Colitis ulcerosa • Herzinsuffizienz • Art. Hypertonie • Kardiovaskuläres Risikoprofil[2] • Niereninsuffizienz • Antikoagulation
Paracetamol 500-1000 mg			Überdosierungen streng vermeiden (Lebertoxizität)
Metamizol 500-1000 mg	Hypotensive Reaktion (v.a. bei i.v. Gabe)	• Störungen/Erkrankungen des hämatopoetischen Systems • Allergische Reaktionen, auch auf NSAR	Agranulozytose
Kombinationsanalgetika mit Coffein			
1-2 Tbl. ASS 250-500 + Paracetamol 200-250 + Coffein 50-65 mg	Entsprechend der Einzelpräparate		
1-2 Tbl. Ibuprofen 400 mg + Coffein 100 mg	Entsprechend der Einzelpräparate		
Triptane			
Orale Präparate: Almotriptan[3] 12,5 mg Eletriptan 20 / 40 /80 mg Frovatriptan 2,5 mg Naratriptan[3] 2,5 mg Rizatriptan[4] 5 / 10 mg Sumatriptan 50[3] / 100 mg Zolmitriptan 2,5 / 5 mg Zolmitriptan 5 mg nasal Sumatriptan 10 / 20 mg nasal Sumatriptan 3 / 6 mg s.c.	• Engegefühl am Hals/ Brustkorb • Parästhesien • Benommenheit • Flush	• Schlecht eingestellte arterielle Hypertonie • KHK, Angina pectoris, Myokardinfarkt, TIA, Schlaganfall, pAVK	• Ausgeprägtes kardiovaskuläres Risikoprofil
Antiemetika			
Metoclopramid (MCP) 10 mg	• Schläfrigkeit • Bewegungsstörungen • Arrhythmien • Anstieg Prolaktinspiegel		• QTc-Verlängerung • M. Parkinson
Domperidon 10 mg	• Arrhythmien • Anstieg Prolaktinspiegel		• QTc-Verlängerung
Dimenhydrinat 10 mg	• Sedierung • Arrhythmien		• QTc-Verlängerung

Tab. 9.1: Medikamente zur Attackentherapie.
[1] Bitte konsultieren Sie die Fachinformationen für eine vollständige Liste, insbesondere auch zum Vorgehen bei Leber- oder Niereninsuffizienz. Neben den aufgeführten Kontraindikationen sind allergische Reaktionen in der Vorgeschichte immer zu beachten.
[2] Das kardiovaskuläre Risiko ist unter den NSAR für Naproxen wahrscheinlich am geringsten.
[3] In Deutschland rezeptfrei in der Apotheke erhältlich (Packung mit 2 Stück).
[4] Bei gleichzeitiger Anwendung von Propranolol: Rizatriptan 5 mg, sonst 10 mg.
[5] Celecoxib ist in der Liste nicht aufgeführt, da die in den Studien verwendete Dosierung (120 mg) und Darreichungsform (Lösung zum Einnehmen mit deutlich schnellerer Pharmakokinetik) in Deutschland aktuell (Stand 3/2022) nicht zur Verfügung steht.

9.2.2. Paracetamol und Metamizol

Paracetamol und Metamizol sind nicht-saure Analgetika (NSAs). Paracetamol ist bei Migräne im Mittel schwächer wirksam als andere Analgetika. Trotzdem gibt es Patienten, für die es die wirksamste Option darstellt. Hohe Dosen sind wegen der Gefahr einer Lebertoxizität zu vermeiden. Metamizol ist wirksam zur Behandlung von Migräneattacken. Das Risiko einer Agranulozytose ist zu beachten, wenn auch bei Gesunden gering.

9.2.3. Triptane

Triptane sind selektive Agonisten an den Serotoninrezeptoren vom Typ 5-HT$_{1B/1D}$ und teilweise auch 5-HT$_{1F}$. Der Wirkmechanismus auf den Migränekopfschmerz ist nur teilweise verstanden. Die Bindung an den peripheren trigeminalen Nervenendigungen an duralen Blutgefäßen reduziert die Sensitivierung dieser Fasern und hemmt die Ausschüttung von Neurotransmittern, u.a. Substanz P und CGRP. In der Folge kommt es zu verminderter Neuroinflammation und verminderter CGRP-vermittelter Vasodilatation. Die Aktivierung von 5-HT$_{1B/1D}$-Rezeptoren auf Blutgefäßen führt außerdem zu einer direkten Vasokonstriktion. Allerdings ist dies bei den intrakraniellen Gefäßen gering ausgeprägt, und es ist nicht abschließend geklärt, ob dies überhaupt eine Rolle für die Wirkung bei der Migräne spielt. Manche Triptane können in gewissem Ausmaß die Blut-Hirn-Schranke überqueren. Dies steht aber nicht in direktem Zusammenhang mit ihrer Wirksamkeit, so dass man vermutet, dass die Bindung an zentrale Rezeptoren, z.B. im trigeminocervikalen Komplex, nur eine untergeordnete Rolle spielt (Edvinsson und Tfelt-Hansen, 2008).

Es gibt aktuell in Deutschland 7 verschiedene Triptane. Eine orientierende Aufschlüsselung nach Wirkstärke, Wirkeintritt, Wirkdauer und Nebenwirkungen findet sich in Abb. 9.1. Im Mittel haben ca. 30 % der Patienten 2 Stunden nach Einnahme eines oralen Triptans Schmerzfreiheit, und 60 % eine signifikante Besserung (Cameron et al., 2015). Daraus folgt, dass 40 % keine Besserung haben, dieser Prozentsatz lässt sich aber durch Ausprobieren mehrerer Triptane noch deutlich senken. Rizatriptan und Zolmitriptan gibt es auch als Schmelztablette. Dies ermöglicht die Einnahme ohne Flüssigkeit, was unterwegs sowie bei starker Übelkeit von Vorteil sein kann. Eine direkte Resorption über die Mundschleimhaut findet aber nicht statt, und die Wirkung ist nicht schneller als bei Filmtabletten. Sumatriptan gibt es auch zur nasalen und subkutanen Anwendung, Zolmitriptan zur nasalen Anwendung. Diese Formulierungen haben den schnellsten und stärksten Wirkeintritt, sind aber auch kürzer wirksam und deutlich teurer als die oralen Präparate. Der Anteil des nasal resorbierten Wirkstoffs ist für Zolmitriptan wohl größer als für Sumatriptan. Die nasalen und s.c. Präparate kommen v.a. bei bereits fortgeschrittenen Attacken mit ausgeprägter Übelkeit zum Einsatz, z.B. wenn Patienten morgens mit bereits voll ausgeprägter Attacke aufwachen.

Triptane sind sehr sichere Medikamente, aufgrund der vasokonstriktiven Wirkung müssen aber die vaskulären Kontraindikationen beachtet werden (☞ Tab. 9.1). Die Fachinformationen einiger Triptane enthalten einen Warnhinweis für die Kombination mit serotonergen Medikamenten, insbesondere Antidepressiva (die auch zur Migräneprophylaxe eingesetzt werden). Dies wäre vom Mechanismus her plausibel, große Beobachtungsstudien zeigen aber kein erhöhtes Risiko für ein zentrales serotonerges Syndrom ("Serotoninsyndrom"), so dass die Kombination sicher eingesetzt werden kann (Orlova et al., 2018). Allein die Kombination mit MAO-Hemmern ist kontraindiziert.

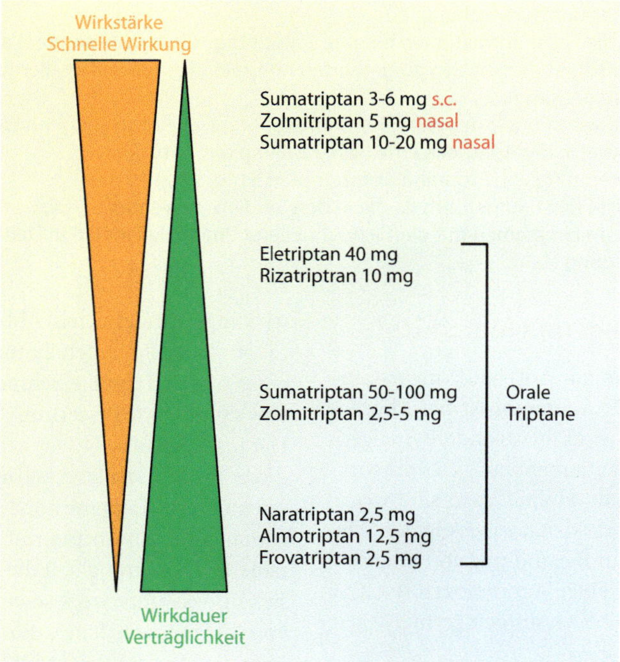

Abb. 9.1: Orientierende Charakteristika der Triptane in der Migränetherapie. Als Faustregel kann gelten, dass Triptane mit schneller und starker Wirkung eher zu Nebenwirkungen führen, während Triptane mit langsam einsetzender, länger andauernder Wirkung oft besser verträglich sind.

Triptane sind spezifisch wirksam bei Migräne und Clusterkopfschmerz, allerdings sind Wirkungen auf andere, auch sekundäre Kopfschmerzarten schlecht untersucht. Das Ansprechen auf ein Triptan eignet sich daher nur begrenzt zur Untermauerung einer Migränediagnose.

9.2.4. Kombinationen und Kombinationspräparate

Die bei Migräne am häufigsten genutzten, frei verkäuflichen Kombinationen sind Paracetamol (200-250 mg) + ASS (200-250 mg) + Coffein (50-65 mg), sowie Ibuprofen 400 mg + Coffein 100 mg. Diese sind wirksam zur Attackentherapie, nach manchen Studien sogar wirksamer als die Monosubstanzen. Möglicherweise führen sie schneller zum Medikamentenübergebrauch. Richtig eingesetzt, sind sie für einen Teil der Patienten eine wirksame und gut verträgliche Therapieoption.

Die Kombination von Sumatriptan (50-85 mg) mit Naproxen 500 mg (in Deutschland nicht als feste Kombination erhältlich) ist stärker und länger wirksam als Sumatriptan alleine. Die Kombination anderer Triptane mit Naproxen ist nicht gut untersucht, aber die klinische Erfahrung deutet darauf hin, dass auch dies erfolgreich sein kann.

Kombinationspräparate mit Opioiden (Codein, Tramadol) werden nicht empfohlen bzw. Ausnahmesituationen vorbehalten (☞ Kap. 9.2.6.).

9.2.5. Antiemetika

Bei vielen Migränepatienten wirken Analgetika oder Triptane nicht nur gegen den Kopfschmerz, sondern auch gegen die migräneassoziierte Übelkeit. In diesem Fall ist keine Therapie mit Antiemetika notwendig. Bei ausgeprägter Übelkeit können Antiemetika gezielt eingesetzt werden, ggf. in Form von Tropfen oder Suppositorien zur Vermeidung von Erbrechen. Eine Zeit lang wurde postuliert, dass die prokinetische Wirkung von Antiemetika die analgetische Wirkung von Migräneschmerzmitteln verbessern könnte, dies hat sich in Studien nicht eindeutig bestätigen lassen. Die routinemäßige Kombination von oralen Schmerzmitteln mit Antiemetika sollte vermieden werden, da die regelmäßige Einnahme von Antiemetika auch Nebenwirkungen hat (Verlängerung der QTc-Zeit mit Gefahr von Arrhythmien; bei Metoclopramid (MCP) Bewegungsstörungen, ☞ Tab.

9.1), was in mehreren Rote-Hand-Briefen thematisiert wurde.

Die Datenlage zur Wirkung bei Übelkeit bzw. Erbrechen bei Migräne ist am besten für MCP. Zu Domperidon und Dimenhydrinat gibt es nur wenige Studien, sie werden oft trotzdem mit Erfolg angewendet. MCP und Domperidon sind D_2-Dopamin-Rezeptor-Antagonisten. MCP überwindet die Blut-Hirn-Schranke und führt häufiger zu extrapyramidalmotorischen Symptomen (v.a. bei jungen Patienten und häufiger Anwendung) als Domperidon, das die Blut-Hirn-Schranke kaum überwindet. Beide wirken außerdem prokinetisch (die Magenperistaltik fördernd). Eine geringe direkte Wirkung von MCP und Domperidon auf den Migränekopfschmerz wird diskutiert. Dimenhydrinat ist ein H_1-Histamin-Rezeptor-Antagonist, und wirkt daher oft auch sedierend.

Zu 5-HT_3-Rezeptor-Antagonisten (z.B. Ondansetron) gibt es keine Studien bei migräneassoziierter Übelkeit. Nach klinischer Erfahrung kann diese Substanzgruppe ebenfalls positiv auf Übelkeit und Erbrechen im Rahmen einer Migräneattacke wirken.

9.2.6. Obsolete und zu vermeidende Substanzen

Ergotamine haben bei ähnlichem Wirkmechanismus deutlich mehr Nebenwirkungen als Triptane und spielen in Deutschland fast keine Rolle mehr. Es gibt (Stand 03/2022) noch ein verfügbares Präparat (Ergotamintartrat 2 mg).

Zur Wirkung von Opioiden zur Attackentherapie gibt es kaum neuere Studien. Sie werden zur Behandlung der Migräne nicht empfohlen. Der für die Behandlung von Migräneattacken notwendige intermittierende Einsatz von unretardierten Präparaten ist nebenwirkungsträchtig (Übelkeit, Sedierung) und birgt ein hohes Abhängigkeitspotential sowie ein hohes Potential für die Auslösung eines Kopfschmerzes bei Medikamentenübergebrauch. In der nordamerikanischen Literatur wird der gelegentliche, zurückhaltende Einsatz in Ausnahmefällen befürwortet, z.B. bei Patienten mit vaskulärer Kontraindikation für Triptane, die auf NSAR, Metamizol und Paracetamol nicht ansprechen. Aufgrund der Studienlage wäre die Kombination Tramadol/Paracetamol (75 mg/650 mg) in solchen Situationen vorzuziehen.

Benzodiazepine oder Barbiturate sollen zur Behandlung von Migräneattacken nicht eingesetzt werden.

9.2.7. Ausblick: Gepante und Ditane

Small molecule CGRP-Rezeptor Antagonisten (Gepante) und selektive 5-HT_{1F}-Agonisten (Ditane) werden voraussichtlich in Kürze das therapeutische Spektrum bereichern und sind ausführlich in Kap. 6. und 7. beschrieben. Vorteile sind die fehlende vasokonstriktive Wirkung und die Wirkung auch bei Triptan-Nonrespondern. Für Gepante kommt eine sehr gute Verträglichkeit hinzu, sowie Hinweise aus Tierversuchen, dass Gepante möglicherweise nicht zu einem Kopfschmerz bei Medikamentenübergebrauch führen.

9.3. Strategien der Attackentherapie

▶ Therapieeinleitung

Der erste Versuch wird üblicherweise mit einem Medikament aus der Klasse der NSAR, bei Kontraindikationen für NSAR auch mit Metamizol oder Paracetamol erfolgen, oft mit gutem Erfolg. Bei guter Wirksamkeit und Verträglichkeit sowie nicht zu häufiger Einnahme gibt es keinen Grund, auf ein Triptan umzustellen.

▶ Therapieeskalation

Bei ungenügender Wirksamkeit erfolgt die Eskalation auf ein Triptan, beginnend beispielsweise mit einem oralen Triptan mittlerer Wirkstärke (z.B. Sumatriptan oder Zolmitriptan, ☞ Abb. 9.1). Bei starken Attacken kann auch primär mit einem Triptan begonnen werden. Das Vorgehen bei ungenügender Wirkung des ersten Triptans oder typischen Problemen der Therapie mit Triptanen ist in Tab. 9.2 beschrieben. Alternativ kann auch vor Beginn mit einem Triptan zunächst ein Kombinationspräparat mit Coffein versucht werden.

▶ Frühzeitige Einnahme

Die Attackentherapie ist wirksamer bei frühzeitiger Einnahme. Dies bedeutet nicht, dass jeder leichte Kopfschmerz sofort medikamentös behandelt werden soll. Meist kann man zusammen mit dem Patienten Kriterien für die Medikamenteneinnahme erarbeiten (z.B. Kopfschmerz wird pochend, erreicht mittlere Stärke etc.). Es ist im-

Problem	Strategien	
Nebenwirkungen (Benommenheit, Parästhesien, Engegefühl)	• Oft bei mehrfacher Anwendung rückläufig • Wechsel auf Naratriptan, Frovatriptan, Almotriptan • Wechsel auf Nicht-Opioid-Analgetikum	
Zu geringe Wirkung	Eskalationsstufe 1: stärkeres Triptan	➤ Sumatriptan, Zolmitriptan
	Eskalationsstufe 2: stärkeres Triptan	➤ Rizatriptan, Eletriptan
	Eskalationsstufe 3: Kombination	➤ Triptan + Naproxen 500-1000 mg
	Eskalationsstufe 4: parenterales Triptan	➤ Zolmitriptan 5 mg nasal ➤ Sumatriptan 20 mg nasal ➤ Sumatriptan 3-6 mg s.c.
Kein gut wirksames Triptan gefunden	• NSAR in ausreichender Dosierung • Metamizol oder Paracetamol 500-1000 mg • Kombinationspräparat mit Coffein	
Wiederkehrkopfschmerz	• Langwirksames Triptan: Naratriptan, Frovatriptan, Almotriptan • Kombination Triptan + Naproxen 500-1000 mg • Zweite Dosis desselben Triptans	
Attacken mit starker Übelkeit/Erbrechen	• Kombination Triptan mit Antiemetikum • Parenterales Triptan	
Wakeup-Attacken mit starker Intensität beim Aufwachen	• Prinzipiell Eskalationsstufen wie oben • Oft Stufe 4 notwendig	

Tab. 9.2: Therapie mit Triptanen: Probleme und mögliche Strategien.

mer gegen das Risiko eines Medikamentenübergebrauchs abzuwägen.

▶ Genügende Dosierung

Migränekopfschmerz benötigt oft höhere Dosierungen als andere Kopfschmerzen. Mit frühzeitiger, ausreichender Dosierung kann man oft mehr erreichen als mit mehrfachem Nachnehmen eines zu niedrig dosierten Medikaments.

▶ Medikamente mehrfach versuchen

Auch bei wirksamen Medikamenten spricht nicht immer jede Attacke an. Daher sollten Akutmedikamente zumindest in 2-3 Attacken versucht werden, bevor sie als unwirksam bezeichnet werden.

▶ Verschiedene Medikamente derselben Klasse versuchen

Die Unwirksamkeit eines Triptans bedeutet nicht Unwirksamkeit aller Triptane – oft lässt sich die Therapie durch Versuche mit mehreren Triptanen noch verbessern. Das Gleiche gilt für NSAR und Metamizol.

▶ Den Patienten mit einbeziehen

Das am besten wirksame Präparat oder Kombination soll gemeinsam mit dem Patienten identifiziert werden. Insbesondere bei Kombinationen (z.B. Triptan + Naproxen) soll nach einigen Attacken Bilanz gezogen und bei fehlender additiver Wirkung wieder auf Monotherapie umgestellt werden.

▶ Unterschiedliche Medikamente für leichte und schwere Attacken

Oft wird ein NSAR für leichte Attacken und ein Triptan für schwere Attacken empfohlen. Dies ist nur dann sinnvoll, wenn das NSAR alleine tatsächlich für einen relevanten Anteil der Attacken ausreichend ist. Wenn letztlich doch immer das Triptan nachgenommen werden muss, sollte direkt mit einem Triptan behandelt werden.

▶ Zweite Dosis desselben Medikaments im Verlauf der Attacke

Dies ist sinnvoll bei Wiederkehrkopfschmerz, aber nicht sinnvoll wenn die erste, ausreichend hoch dosierte Gabe nicht gewirkt hat. In diesem Fall sollte für diese Attacke auf ein anderes Präparat, am besten sogar auf eine andere Klasse gewechselt werden.

▶ Aufklärung über Medikamentenübergebrauch

Jeder Migränepatient sollte über den Kopfschmerz bei Medikamentenübergebrauch und die empfohlenen Grenzen (meist <10 Tage/Monat) informiert werden.

▶ Migräne mit Aura

Die Aura bietet die Chance einer besonders frühzeitigen Attackenbehandlung. Die Einnahme von Nicht-Opioid-Analgetika ist zu jedem Zeitpunkt der Aura möglich. Die Einnahme von Triptanen in der Auraphase ist (entgegen früheren Empfehlungen und Bedenken) ebenfalls sicher möglich und für viele Patienten sehr gut wirksam (Aurora et al., 2009). Es ist zu bedenken, dass manche Patienten auch isolierte Auren (ohne nachfolgenden Kopfschmerz) haben, v.a. in zunehmendem Alter. Bei sehr guter Wirkung der Akuttherapie sollte also gelegentlich ein Auslassversuch gemacht werden, um die Notwendigkeit zu überprüfen.

▶ Menstruationsassoziierte Migräneattacken

Migräneattacken treten gehäuft um die Menstruation herum auf, und sind dann im Mittel schwerer und länger. Die Prinzipien der Akuttherapie gelten auch für menstruationsassoziierte Attacken, allerdings könnte bei individuell bekannten prolongierten Attacken gleich zu einem lang wirksamen Triptan oder der Kombination mit Naproxen gegriffen werden. Eine überbrückende Kurzzeitprophylaxe kann erwogen werden (☞ Kap. 10.).

▶ Reservemedikamente

Ausschließlich in Ausnahmefällen, bei Unwirksamkeit aller angegebenen Strategien kann Indometacin versucht werden (50-75 mg, keine Studien, gastrointestinale und nephrotoxische Wirkung oft ausgeprägt) oder Tramadol/Paracetamol (75/650 mg, 1 Studie, Gefahr der Abhängigkeit unbedingt beachten, Serotoninsyndrom bei Kombination mit serotonergen Substanzen möglich).

9.4. Notfalltherapie der akuten Migräneattacke und des Migränestatus

In der Hausarztpraxis, beim hausärztlichen Notdienst oder in den Notaufnahmen präsentieren sich regelmäßig Patienten mit Migräneattacken, die auf ihre übliche Therapie nicht ausreichend ansprechen oder über Tage rezidivieren. Als Notfalltherapie in diesem Fall sind v.a. parenterale Ansätze geeignet, z.B.:

- Sumatriptan 3-6 mg s.c. oder
- ASS 1000 mg i.v. oder
- Metamizol 1000 mg i.v.

Bei ausgeprägter Übelkeit kann mit einem Antiemetikum kombiniert werden, z.B.

- Dimenhydrinat 62 mg i.v. oder
- Metoclopramid 10 mg i.v.

Bei einem Migränestatus (Kopfschmerzen seit mehr als 3 Tagen) ist zusätzlich die Gabe von Kortison wirksam zur Beendigung des Status, z.B.

	Substanzklasse	Grenze (bei regelmäßigem Gebrauch >3 Monate)
Medikamentenübergebrauch	• NSAR/Paracetamol/Metamizol	≥15 Tage/Monat
	• Triptane • Kombinationsanalgetika • Opioide • Ergotamine • Medikamente mehrerer Klassen	≥10 Tage/Monat
Kopfschmerz bei Medikamentenübergebrauch (MOH[2])	Medikamentenübergebrauch + Patient mit primärer Kopfschmerzerkrankung + ≥15 Kopfschmerztage/Monat + nicht besser erklärt durch andere Diagnose	

Tab. 9.3: Medikamentenübergebrauch und Kopfschmerz bei Medikamentenübergebrauch nach ICHD-3[1].
[1] International Classification of Headache Disorders, 3rd edition (Headache Classification Committee of the International Headache Society 2018).
[2] *Medication Overuse Headache.*

Prednisolon p.o. oder i.v. 1 mg/kg KG für 1-3 Tage unter Magenschutz.

9.5. Medikamentenübergebrauch

Medikamentenübergebrauch ist ein häufiges Problem bei Migränepatienten. Definitionsgemäß besteht er bei Anwendung der Akutmedikation an ≥10 Tagen/Monat (Ausnahme: Einnahme nur von NSAR/Paracetamol/Metamizol: ≥15 Tage/Monat, ☞ Tab. 9.3). Negative Folgen sind:

- Nachlassende Wirkung der Akutmedikation
- Nebenwirkungen (z.B. ungünstige Wirkung auf Blutdruck oder Nierenfunktion bei häufiger Einnahme von NSAR)
- Kopfschmerz bei Medikamentenübergebrauch: nach aktueller Version der ICHD wird bei Patienten mit primärer Kopfschmerzerkrankung, Medikamentenübergebrauch und ≥15 Kopfschmerztagen/Monat ein Kopfschmerz bei Medikamentenübergebrauch diagnostiziert. Dies trifft auf 0,7-1 % der Bevölkerung zu. Es ist unstrittig, dass Medikamentenübergebrauch zur Chronifizierung (d.h. Steigerung der Häufigkeit auf ≥15 Kopfschmerztage/ Monat) von Migräne

<table>
<tr><th colspan="3">Stufe 1</th></tr>
<tr><td colspan="3">Edukation, Hinweis auf 10-Tage-Grenze, unterstützt durch Informationsmaterial</td></tr>
<tr><th colspan="3">Stufe 2</th></tr>
<tr><td colspan="3">Interdisziplinäre Therapie
Intensivierung der Edukation, Vermittlung von Strategien zur Reduktion der Medikamenteneinnahme</td></tr>
<tr><th>Einleitung einer medikamentösen Prophylaxe</th><th>Medikamentenpause über 14 Tage bis 2 Monate</th><th>Medikamentenpause + Einleitung medikamentöse Prophylaxe</th></tr>
<tr><td>Erwiesene Wirksamkeit bei MOH[1]:
• Topiramat
• OnabotulinumtoxinA
• Erenumab
• Fremanezumab
• Galcanezumab
• Eptinezumab</td><td>Mögliche Varianten:
• Während Pause nur Antiemetika erlaubt
• Während Pause Einnahme eines nicht übergebrauchten Medikaments (z.B. Ibuprofen bei Triptanübergebrauch) max. 1 ×/Woche
• Überbrückung durch Cortison, z.B. Prednisolon 1 mg/kg KG über 5 Tage (Studienlage negativ, aber häufig angewendet)
• Überbrückung mit Trizyclikum, z.B. Amitriptylin 12,5-25 mg 2 × tgl.</td><td></td></tr>
<tr><th colspan="3">Stufe 3</th></tr>
<tr><td colspan="3">Teilstationäre/stationäre Medikamentenpause + Einleitung medikamentöse Prophylaxe</td></tr>
<tr><td colspan="3">Indikationen:
• Übergebrauch von Opioiden, Benzodiazepinen, Barbituraten
• Fehlgeschlagene ambulante Versuche
• Ausgeprägte psychische Komorbidität</td></tr>
<tr><th colspan="3">Nachsorge</th></tr>
<tr><td colspan="3">• Regelmäßige ambulante Kontrollen
• Patient braucht Anlaufstelle im Falle eines Rückfalls
• Kopfschmerzkalender mit Erfassung der Schmerzmitteleinnahme
• Wirksame Migräneprophylaxe (nichtmedikamentös + meist auch medikamentös)</td></tr>
</table>

Tab. 9.4: Behandlung des (Kopfschmerzes bei) Medikamentenübergebrauch.
[1] *Medication Overuse Headache* (Kopfschmerz bei Medikamentenübergebrauch).

beitragen kann. Dies ist allerdings im Einzelfall schwer abzugrenzen von einer chronischen Migräne mit häufiger Einnahme der Akutmedikation. Bei einer Medikamentenpause bessert sich die Kopfschmerzhäufigkeit in ca. 50 % dieser Patienten, v.a. wenn ein reiner Triptanübergebrauch besteht. Auch wenn ein Medikamentenübergebrauch vorgebeugt, vermieden und behandelt werden soll, sind Stigmatisierung und einseitige Schuldzuweisung des übergebrauchenden Patienten zu vermeiden. Die Behandlung ist in Tab. 9.4 beschrieben. Nach Studienlage sind sowohl die Einleitung einer medikamentösen Prophylaxe als auch eine Medikamentenpause wirksame Therapien, die auch kombiniert werden können. Rückfälle sind häufig, deswegen muss eine gute Nachsorge erfolgen (Diener et al., 2018a).

9.6. Nicht-medikamentöse Attackentherapie

Medikamentensparende Strategien zur Attackentherapie sind sinnvoll, und können zur Prävention eines Medikamentenübergebrauchs beitragen. Leichte Attacken lassen sich ggf. durch Pfefferminzöl (auf den Schläfen aufgetragen), leichte Bewegung oder Ruhe behandeln, auch Verfahren der kognitiven Schmerzdistanzierung können eingesetzt werden (Kropp, 2016). Allerdings liegen zu diesen Verfahren keine Studien vor.

Weitere Optionen sind (jeweils nur durch eine oder wenige Studien belegt):

▶ Akupunktur

Wirksam v.a. frühzeitig in einer Attacke, hier besteht das Problem in der Verfügbarkeit (Diener et al., 2018).

▶ Supraorbitalnervstimulation

Wirksam v.a. während der Dauer der Stimulation, ☞ auch Kap. 11.1. (Chou et al., 2018).

▶ Nichtinvasive zervikale Vagusnervstimulation

Die Studie zeigte signifikante Effekte nach 30 und 60 min, nicht jedoch nach 120 min (primärer Endpunkt nicht erreicht), ☞ auch Kap. 11.1. (Tassorelli et al., 2018).

▶ Biofeedback

Im Vasokonstriktionstraining/*blood volume pulse biofeedback* (BVP) kann die willentliche Verengung der A. temporalis erlernt werden. Dies wird zur Therapie der akuten Migräneattacke eingesetzt, ☞ auch Kap. 12. (Kropp, 2016).

9.7. Kinder und Jugendliche

Kindliche Migräneattacken sind oft kürzer (Dauer ab 2 Stunden), und bessern sich in vielen Fällen gut auf Schlaf, Rückzug, oder einen kalten Waschlappen auf der Stirn, so dass nicht immer eine medikamentöse Akuttherapie notwendig ist. Falls doch, stehen dafür verschiedene Substanzen zur Verfügung (☞ Tab. 9.5) (Evers et al., 2008; Evers, 2015). Für Metamizol und ASS gibt es keine Studien. ASS sollte bei jüngeren Kindern wegen der möglichen Gefahr eines Reye-Syndroms vermieden werden. Die Wirkung von Triptanen ist v.a. ab dem 12. Lebensjahr belegt. Falls notwendig, sollte zur Behandlung der Übelkeit Dimenhydrinat (1-2 mg/kg Körpergewicht) gegenüber MCP oder Domperidon bevorzugt werden (wegen der Gefahr extrapyramidaler Nebenwirkungen).

Medikament	Einordnung
• Ibuprofen 10 mg/kg KG	1. Wahl
• Paracetamol 15 mg/kg KG	2. Wahl
• Sumatriptan 10 mg nasal • Zolmitriptan 5 mg nasal	2. Wahl (zugelassen ab 12. Lj.)
• Zolmitriptan 2,5-5 mg p.o. • Rizatriptan 5-10 mg p.o. • Almotriptan 12,5 mg p.o. • Sumatriptan 20 mg nasal	3. Wahl (*off label*, aber positive Studienergebnisse)

Tab. 9.5: Medikamentöse Attackentherapie bei Kindern und Jugendlichen. KG, Körpergewicht. Andere Triptane haben in Studien keine Wirksamkeit gezeigt, was a.e. als Folge der sehr hohen Placeborate in Studien bei Kindern und Jugendlichen gewertet wurde.

9.8. Schwangerschaft und Stillzeit

Migräne (insbesondere Migräne ohne Aura) bessert sich bei vielen Frauen in der Schwangerschaft, und oft hält der Effekt in der Stillzeit weiter an. Daher ist oft eine Deeskalation der vorher verwendeten Attackentherapie möglich. Bereits in der Planungsphase einer Schwangerschaft sollte auf in der Schwangerschaft geeignete Medikamente umgestellt werden. In der Schwangerschaft sollte vermehrt auf nicht-medikamentöse Optionen gesetzt

	Schwangerschaft	Stillzeit
Ibuprofen	• **Woche 1-20: Mittel der 1. Wahl.** • Woche 21-28: gelegentliche Einnahme möglich, die Einnahme an mehreren Tagen hintereinander soll vermieden werden • Ab Woche 28: KI	• **Mittel der 1. Wahl**
Paracetamol[1]	• **Mittel der 1. Wahl** • Evtl. vor 28. Woche: Ibuprofen vorziehen	• **Mittel der 1. Wahl**
ASS	• Mittel der 2. Wahl vor der 28. Woche • Ab Woche 28: KI	• Gelegentliche Einnahme vertretbar
Metamizol	• Nicht empfohlen	• Gelegentliche Einnahme vertretbar
Triptane[2]: nur einzusetzen, wenn Ibuprofen und Paracetamol nicht ausreichend wirksam		
Sumatriptan	• Nach Registerdaten (>4500 Schwangerschaften) kein erhöhtes Risiko: Einnahme vertretbar • **Mittel der Wahl unter den Triptanen**	• Einnahme vertretbar • **Mittel der Wahl unter den Triptanen**
Rizatriptan, Zolmitriptan	• Nach Registerdaten (>500 Schwangerschaften) kein erhöhtes Risiko: Einnahme zu vertreten, Sumatriptan ist vorzuziehen	• Einzeldosis akzeptabel
Eletriptan, Naratriptan	• Nach Registerdaten (>200 Schwangerschaften) kein erhöhtes Risiko: Einnahme zu vertreten, Sumatriptan ist vorzuziehen	• Einzeldosis akzeptabel
Antiemetika[3]		
Dimenhydrinat	• Vorübergehende Anwendung akzeptabel. Im 3. Trimenon bei vorzeitiger Wehentätigkeit zu meiden.	• Für einige Tage akzeptabel

Tab. 9.6: Medikamentöse Attackentherapie in Schwangerschaft und Stillzeit.
Beruhend auf: www.embryotox.de (Stand 21.12.2021). KI, Kontraindikation.

[1] Paracetamol: in den letzten Jahren intensiv diskutiert wurden erhöhtes Risiko für ADHS, Autismus, Asthma, und Hodenhochstand. Die Ergebnisse sind jedoch nicht schlüssig und die Effekte nur grenzwertig signifikant.

[2] Zu Frovatriptan und Almotriptan sind kaum Daten vorhanden.

[3] DerEinsatz von MCP und Domperidon ist nach gynäkologischer Rücksprache möglich.

werden (Ruhe, leichte Bewegung, Entspannungsverfahren). Medikamentöse Optionen zur Therapie mittelschwerer bis schwerer Attacken finden sich in Tab. 9.6.

Literatur

Ailani J, Burch RC, Robbins MS; Board of Directors of the American Headache Society. The American Headache Society Consensus Statement: Update on integrating new migraine treatments into clinical practice. Headache 2021;61(7):1021-1039.

Aurora SK, Barrodale PM, McDonald SA, Jakubowski M, Burstein R. Revisiting the efficacy of sumatriptan therapy during the aura phase of migraine. Headache 2009;49(7):1001-4.

Becker WJ. Acute Migraine Treatment in Adults. Headache 2015;55(6):778-93.

Cameron C, Kelly S, Hsieh SC, Murphy M, Chen L, Kotb A, Peterson J, Coyle D, Skidmore B, Gomes T, Clifford T, Wells G. Triptans in the Acute Treatment of Migraine: A Systematic Review and Network Meta-Analysis. Headache 2015;55 Suppl 4:221-35.

Chou DE, ShnaydermanYugrakh M, Winegarner D, Rowe V, Kuruvilla D, Schoenen J. Acute migraine therapy with external trigeminal neurostimulation (ACME): A randomized controlled trial. Cephalalgia 2019;39(1): 3-14

Diener H.-C., Gaul C., Kropp P. et al., Therapie der Migräneattacke und Prophylaxe der Migräne, S1-Leitlinie, 2018, in: Deutsche Gesellschaft für Neurologie (Hrsg.), Leitlinien für Diagnostik und Therapie in der Neurologie. Online: www.dgn.org/leitlinien (abgerufen am 11.01.2022)

Diener HC, Holle D, Dresler T, Gaul C. Chronic headache due to overuse of analgesics and anti-migraine agents. Dtsch Arztebl Int 2018a;115:365-70.

Edvinsson L, Tfelt-Hansen P. The blood–brain barrier in migraine treatment. Cephalalgia 2008;28:1245-1258.

Evers S, Kropp P, Pothmann R, Heinen F, Ebinger F. Therapie idiopathischer Kopfschmerzen im Kindes- und Jugendalter. Leitlinie der Deutschen Migräne- und Kopfschmerzgesellschaft (DMKG) und der Gesellschaft für Neuropädiatrie. Nervenheilkunde 2008;27:1127-1137.

Evers S. Medikamentöse Therapie idiopathischer Kopfschmerzen im Kindes- und Jugendalter. Nervenheilkunde 2015;34:611-619.

Headache Classification Committee of the International Headache Society (IHS). The International Classification of Headache Disorders, 3rd edition. Cephalalgia 2018; 38:1-211.

Kropp P, Meyer B, Dresler T, Fritsche G, Gaul C, Niederberger U, Förderreuther S, Malzacher V, Jürgens TP, Marziniak M, Straube A. Entspannungsverfahren und verhaltenstherapeutische Interventionen zur Behandlung der Migräne. Leitlinie der Deutschen Migräne- und Kopfschmerz-Gesellschaft. Nervenheilkunde 2016;35: 502-515.

Marmura MJ, Silberstein SD, Schwedt TJ. The acute treatment of migraine in adults: the American Headache Society evidence assessment of migraine pharmacotherapies. Headache 2015;55(1):3-20.

Orlova Y, Rizzoli P, Loder E. Association of coprescription of triptan antimigraine drugs and selective serotonin reuptake inhibitor or selective norepinephrine reuptake inhibitor antidepressants with serotonin syndrome. JAMA Neurol 2018;75(5):566-572.

Tassorelli C, Grazzi L, de Tommaso M, Pierangeli G, Martelletti P, Rainero I, Dorlas S, Geppetti P, Ambrosini A, Sarchielli P, Liebler E, Barbanti P; PRESTO Study Group. Noninvasive vagus nerve stimulation as acute therapy for migraine: The randomized PRESTO study. Neurology 2018;91(4):e364-e373

Worthington I, Pringsheim T, Gawel MJ, Gladstone J, Cooper P, Dilli E, Aube M, Leroux E, Becker WJ, Canadian Headache Society Acute Migraine Treatment Guideline Development Group. Canadian Headache Society Guideline: acute drug therapy for migraine headache. Can J Neurol Sci 2013;40(5 Suppl 3):S1-S80.

10. Moderne Migräneprophylaxe

10.1. Indikationen für eine Migräneprophylaxe

Ein wichtiger Baustein der Migränetherapie stellt die medikamentöse Migräneprophylaxe dar. Sie ist immer dann indiziert, wenn trotz nicht-medikamentöser Therapiemaßnahmen und einer guten Akuttherapie weiterhin eine deutliche Einschränkung der Lebensqualität durch die Migräne besteht. Auch Patienten, bei denen das Risiko eines Medikamentenübergebrauch besteht, sollte eine medikamentöse Prophylaxe angeboten werden. Wichtig ist dabei immer, mit dem Patienten eine gemeinsame Therapieentscheidung für eine medikamentöse Prophylaxe zu treffen, da dies die Compliance und Adhärenz erheblich erhöht. Mit den Patienten sollte vor Beginn einer medikamentösen Prophylaxe genau besprochen werden, was von einer solchen Prophylaxe zu erwarten ist und mit welchen Nebenwirkungen zu rechnen ist. So spricht man von einer erfolgreichen medikamentösen, wenn eine Reduktion der Kopfschmerzfrequenz und oder der Intensität um 50 % erreicht werden kann. Auch eine Besserung der Lebensqualität, die mittels bestimmter Fragebögen, z.B. des HIT-6 oder des MIDAS evaluiert werden kann (☞ Kap. 4.), sollte in die Einschätzung der Wirksamkeit einer medikamentösen Prophylaxe mit einbezogen werden.

Eine Migräneprophylaxe sollte in Betracht gezogen werden (☞ auch Kap. 12.), wenn mehr als vier Migräneattacken pro Monat auftreten, die Migräneattacken sehr lange anhalten, die Migräneattacken nicht gut auf eine Akuttherapie ansprechen, eine kopfschmerzbedingte berufliche oder soziale Beeinträchtigung besteht, oder, wenn ein Risiko besteht, dass sich ein Kopfschmerz bei Medikamentenübergebrauch entwickelt.

Insbesondere bei den oralen *First-line*-Prophylaxen ist zu beachten, dass der Wirkeintritt zumeist 6-8 Wochen dauern kann. Nebenwirkungen dagegen treten häufig bereits zu Beginn einer Therapie auf (☞ Abb. 10.1). Um die Compliance der Patienten zu erhöhen, sollte daher diesem Aspekt im Aufklärungsgespräch ausreichend Zeit gewidmet werden.

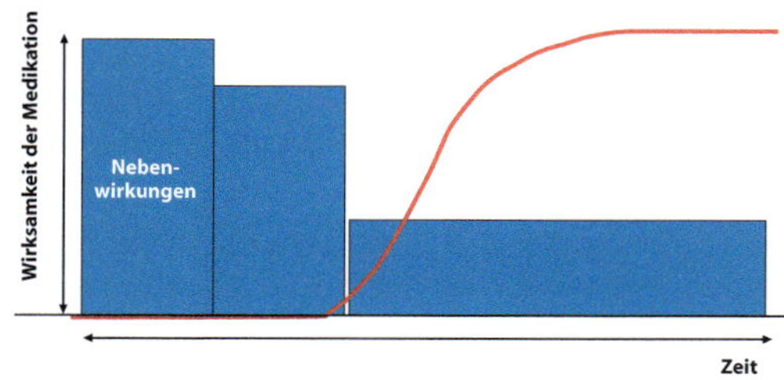

Abb. 10.1: Wirkeintritt und Auftritt von Nebenwirkungen bei oraler *First-line*-Therapie. Insbesondere bei den oralen Migräneprophylaktika setzten die Nebenwirkungen Wochen vor dem eigentlichen erwünschten Wirkeintritt ein. Dies führt häufig zu einem frühzeitigen Absetzen der Medikation, bevor überhaupt eine Wirksamkeit beurteilt werden kann.

Bei der Eindosierung der *First-line*-Prophylaktika ist darauf zu achten, dass diese zumeist besser vertragen werden, wenn man mit einer niedrigen Dosierung beginnt und diese dann langsam und schrittweise erhöht. (Motto: *"start low, go slow"*). Die Therapie sollte dabei mittels Kopfschmerztagebuch monitoriert werden, um auch langfristige Verläufe besser beurteilen zu können. Auch sollte mit dem Patienten klar kommuniziert werden, dass es sich in den meisten Fällen nicht um eine dauerhafte Therapie, sondern um eine therapeutische Intervention handelt, die für 6-12 Monate durchgeführt wird. Nach diesem Zeitraum sollte immer die Notwendigkeit der Therapie überprüft werden, weil es in vielen Fällen zu einer Besserung der Migräne kommt, die dann keiner weiteren medikamentösen Therapie bedarf. Auch sollte der Behandler darauf hinweisen, dass auch durch die beste medikamentöse Therapie die Migräne niemals geheilt werden kann und in den meisten Fällen, weiterhin Migräneattacken auftreten. Mit Patienten sollte immer klar besprochen werden, dass eine medikamentöse Prophylaxe immer zusätzlich zu einer nicht-medikamentösen Prophylaxe erfolgen sollte (☞ Kap. 12.).

10.2. Auswahl der Migräneprophylaxe: Substanzklassen

Die Auswahl der medikamentösen Prophylaxe erfolgt aktuell nahezu ausschließlich anhand der zu erwartenden Nebenwirkungen und Komorbiditäten (☞ Tab. 10.1) sowie der Lebensumstände des Betroffenen (☞ Tab. 10.2) und dem Umstand, welche Prophylaktika von der Krankenkasse übernommen werden. Die Wirksamkeit der einzelnen Prophylaktika ist individuell sehr unterschiedlich und kann aktuell nur unzureichend vorausgesagt werden.

Zu den prophylaktischen Präparaten mit sehr guter Evidenz zählen in Deutschland Propranolol und Metoprolol, Flunarizin, Topiramat, Amitriptylin, Onabotulinumtoxin A sowie der CGRP-Rezeptor-Antikörper Erenumab und die CGRP-Antikörper Galcanezumab und Fremanezumab. Ab Herbst 2022 wird auch der CGRP-Antikörper Eptinezumab zur Verfügung stehen.

Präparat	Dosierung und Applikation	Indikation	Nebenwirkung (Auswahl)	Kontraindikation (Auswahl)
Amitriptylin	10-75 mg p.o.	EM, CM		
Propranolol	40-240 mg p.o.	EM, CM	Müdigkeit, arterielle Hypotonie, Schwindel, Bronchospasmus, erektile Dysfunktion	AV-Block, Bradykardie, Asthma bronchiale, Diabetes mellitus, Depression
Metoprolol	23,75-200 mg p.o.	EM, CM		
Flunarizin	5-10 mg p.o.	EM, CM	Müdigkeit, Gewichtszunahme, Depression, Parkinsonoid	Fokale Dystonie, Schwangerschaft, Stillzeit, Depression, M. Parkinson
Topiramat	25-100 mg p.o.	EM, CM, MOH	Kognitive Störungen, Gewichtsabnahme, Parästhesien, Psychosen, Nierensteine, Depression	Niereninsuffizienz, Nierensteine, Depression, Angststörung, geringes Körpergewicht, Anorexie
Onabotulinumtoxin A	155-195 U i.m.	CM, MOH	Muskelkaterartige Schmerzen, kosmetisch unerwünschte Effekte, Nackenmuskelschwäche	Myasthenia gravis, Antikoagulation
Erenumab	70 mg, 140 mg alle 4 Wochen s.c.	EM, CM, MOH	Obstipation, arterielle Hypertonie, Nasopharyngitis, Reaktionen an der Injektionsstelle	Schwangerschaft, Stillzeit, chronisch entzündliche Darmerkrankungen, schwere kardiovaskuläre Vorerkrankungen
Eptinezumab	100 mg i.v. 300 mg i.v. alle 3 Monate	EM, CM, MOH	Nasopharyngitis, Überempfindlichkeitsreaktionen	
Fremanezumab	225 mg s.c. alle 4 Wochen oder 675 mg s.c. pro Quartal	EM, CM, MOH	Nasopharyngitis, Reaktionen an der Injektionsstelle	
Galcanezumab	Starter-Dosis 240 mg s.c., dann monatlich 120 mg s.c.	EM, CM, MOH	Nasopharyngitis, Reaktionen an der Injektionsstelle	

Tab. 10.1: Medikamente, die zur Migränetherapie eingesetzt werden.

Komorbidität	Präparat
Depression	Amitriptylin
Arterielle Hypertonie	Betablocker
Übergewicht	Topiramat
Untergewicht	Flunarizin
Angst- und Panikstörung	Betablocker
Clusterkopfschmerz	Galcanezumab*
Spannungskopfschmerz	Amitriptylin
Fibromyalgie	Amitriptylin

Tab. 10.2: Komorbiditäten, die für den Beginn einer bestimmten Migräne-*First-line*-Therapie sprechen.
* Wirksamkeit von Galcanezumab beim episodischen Clusterkopfschmerz wurde in einer klinischen Studie nachgewiesen. In Deutschland liegt allerdings keine Zulassung für die Anwendung in dieser Indikation vor.

Lebenssituation	Eher ungünstiges Präparat
Schichtarbeit	Amitriptylin
Leistungssport	Betablocker
Schwangerschafts-wunsch	Topiramat, Flunarizin, Onabotulinumtoxin A, CGRP-Antikörper
Schwangerschaft und Stillzeit	Topiramat, Flunarizin, Onabotulinumtoxin A, CGRP-Antikörper
Arbeit mit hohem kognitiven Anforderungsprofil	Topiramat

Tab. 10.3: Lebenssituationen, die gegen den Beginn einer bestimmten Migräne-*First-line*-Therapie sprechen.

▶ Betablocker

Die meisten klinischen Daten liegen zu den Betablocker Propranolol und Metoprolol vor, wobei das Metoprolol sich meistens durch eine bessere Verträglichkeit auszeichnet. Als klassische Nebenwirkungen können eine leichte Senkung des Blutdrucks, Müdigkeit und Schlafstörungen auftreten. Grundsätzlich sind sicherlich auch andere Betablocker in der Therapie der Migräne wirksam wie zum Beispiel Bisoprolol. Hier liegt allerdings keinerlei Zulassung vor. Zumeist reicht bereits eine niedrige Dosierung der Betablocker aus, um einen positiven Effekt bezüglich der Migräne zu haben. Auf hohe Dosierungen, die dann zu stärkeren Blutdruckreduktionen führen, kann verzichtet werden, was insbesondere für jüngere Frauen relevant ist, die zumeist unter einem vorbestehenden niedrigen Blutdruck leiden.

▶ Flunarizin

Beim Flunarizin handelt es sich um einen Kalziumkanalblocker, der in der Migräneprophylaxe wirksam ist. Für andere Kalziumskanalblocker konnte eine Wirksamkeit bezüglich der Migräne nicht gezeigt werden. Eine Einnahme des Flunarizins ist auch im Kindesalter möglich. Flunarizin muss nicht eindosiert werden sondern kann direkt mit einer 5 mg-Dosis abends begonnen werden. Diese kann gegebenenfalls bei Bedarf auf 10 mg erhöht oder auch reduziert werden auf eine Einnahme jeden zweiten Tag. Patienten sollten über das Risiko einer möglichen Gewichtszunahme unter Flunarizin informiert werden, damit frühzeitig das Präparat abgesetzt werden kann. Eine weitere Nebenwirkung ist die mögliche Entwicklung einer Depression.

▶ Topiramat und andere Antikonvulsiva

Aktuell ist lediglich das Topiramat als Antikonvulsivum in der Migräneprophylaxe zugelassen. Hier liegen gute klinische Daten vor, dass dieses insbesondere auch bei chronischer Migräne und bei Kopfschmerz bei Medikamentenübergebrauch wirksam ist. Bezüglich des Topiramats sollte aufgrund der teilweise schlechten Verträglichkeit auf eine langsame Eindosierung geachtet werden. Insbesondere zu Beginn der Therapie berichten Betroffene über ein unangenehmes Kribbeln in Händen und Füßen, welches jedoch im Verlauf der Zeit zumeist sistiert. Diesbezüglich profitieren Betroffene z.B. von der Einnahme kaliumreicher Kost wie Bananen. Bei der Eindosierung von Topiramat bietet es sich an mit einer Dosierung von 12,5 mg zu beginnen und diese langsam auf 75-100 mg alle zwei Wochen zu erhöhen. Sollten sich bei niedrigeren Dosierungen bereits gute Therapieeffekte einstellen, muss dann natürlich keine weitere Aufdosierung vorgenommen werden. Insbesondere auf subtile kognitive Störungen als Nebenwirkung des Topiramats sollte geachtet werden, da diese von den Betroffenen manchmal gar nicht selbst wahrgenommen werden. Diese sistieren nach Absetzen der Medikation zumeist innerhalb der nächsten 2 Wochen.

Valproinsäure konnte viele Jahre trotz fehlender Zulassung mit einer *Off label*-Genehmigung in der

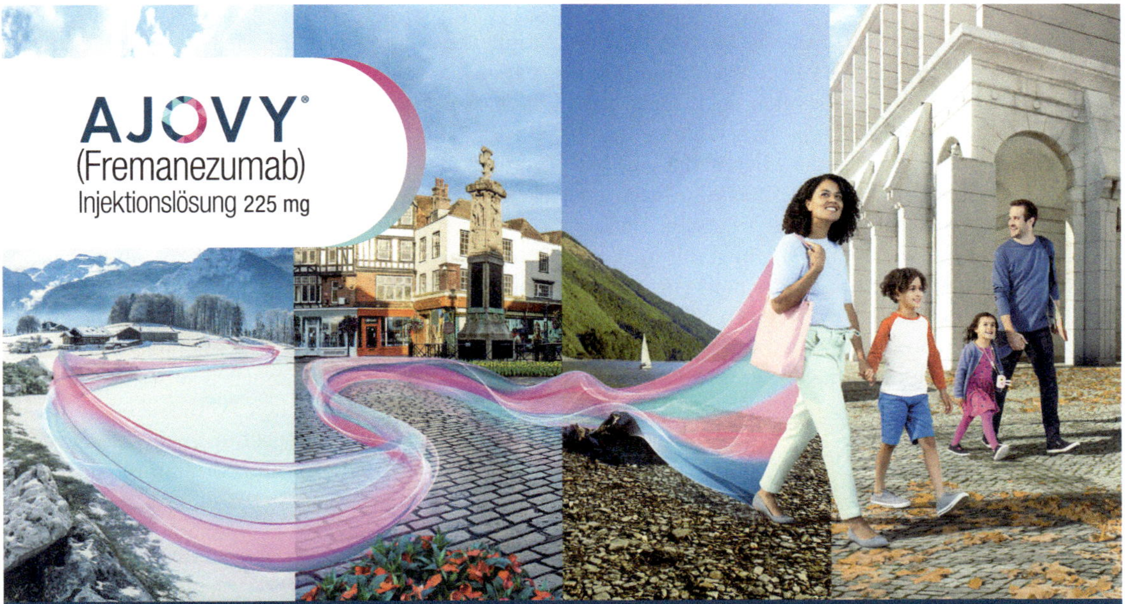
AJOVY®
(Fremanezumab)
Injektionslösung 225 mg

Therapie der Migräne zugelassen eingesetzt werden. Mittlerweile hat die Valproinsäure aufgrund ihrer teratogenen Eigenschaften auch diese Einsatzmöglichkeit verloren, so dass Valproinsäure kein Stellenwert mehr in der Migränetherapie hat und nicht mehr eingesetzt werden sollte. Kleinere Studiendaten liegen vor für den Einsatz von Lamotrigin insbesondere bei Patienten mit im Vordergrund stehender Aurasymptomatik vor. Möglicherweise sind auch Levetiracetam und Zonisamid in der Migräneprophylaxe wirksam, eine Zulassung besteht jedoch nicht.

▶ Amitriptylin und andere Antidepressiva

Zwar liegen nur wenige klinische Daten zur Wirksamkeit des Amitriptylin in der Migräneprophylaxe vor, die weitere Anwendung in der Praxis hat jedoch die Wirksamkeit von Amitriptylin in der Migräneprophylaxe nachhaltig unter Beweis gestellt. Die Medikation sollte abends eingenommen werden, da sie einen starken schlafabstoßenden Nebeneffekt hat. Dieser ist vor allem bei den die Migräne oftmals begleitenden Schlafstörungen gewünscht. In den niedrigen für die Migräne angewandten Dosierungen, ist meistens kein relevanter antidepressiver Effekt zu beobachten. Viele Patienten befürchten, dass sich mit der Einnahme eines Antidepressivums eine Medikamentenabhängigkeit entwickeln könnte. Diesbezüglich sollten Patienten aufgeklärt und beruhigt werden, da dies für die Einnahme von Amitriptylin nicht der Fall ist.

Klinische Studien haben ebenfalls die Wirksamkeit von Opipramol und Venlafaxin in der Migräneprophylaxe gezeigt, wobei für beide Präparate keine Zulassung in der Migränetherapie besteht.

▶ Onabotulinumtoxin A

Onabotulinumtoxin A ist zur Therapie der chronischen(nicht aber der episodischen) Migräne zugelassen (☞ Kap. 8.). Es ist auch wirksam, wenn gleichzeitig ein Kopfschmerz bei Medikamentenübergebrauch vorliegt. Eine Erstattung zu Lasten der gesetzlichen Krankenkassen kann nur dann erfolgen, wenn zuvor zwei *First-line*-Präparate (Amitriptylin, Betablocker, Topiramat, Flunarizin), von denen optimaler Weise eines das Topiramat sein sollte, eingesetzt wurden und nicht wirksam waren. Die Injektion erfolgt gemäß des Injektionsschemas der PREEMPT-Studien (☞ Kap. 8.). Dabei wird zunächst mit der Injektion von 155 Einheiten an 31 Injektionsstellen an der Stirn, parietal, occipital sowie im Nacken- und Schulterbereich alle drei Monate begonnen. Zusätzliche 40 Einheiten können injiziert werden, wenn die initiale Dosierung nicht ausreichende Wirksamkeit zeigt. Sollte sich nach der ersten Injektion keine Besserung einstellen macht es durchaus Sinn noch einen zweiten oder dritten Therapiezyklus durchzuführen, weil es auch einen Teil der Patienten gibt die initial nicht auf die Therapie ansprechen. Nach einem Jahr der Therapie sollte das Injektionsintervall wenn möglich auf vier Monate ausgedehnt werden. Auf diese Weise soll überprüft werden, ob eine weitere Injektionen notwendig ist. Ein großer Vorteil der Onabotulinumtoxin A-Therapie ist die sehr gute Verträglichkeit. So bestehen keine Interaktionen des Onabotulinumtoxin A mit anderen Medikamenten. Auch kommt es nicht zu einer Gewichtszunahme oder Konzentrationsstörungen sowie Verschlechterung der Stimmung, was bei anderen in der Migränetherapie eingesetzten Medikamenten der Fall ist. Zumeist ist auch eine sehr gute Compliance gegeben, da das Präparat alle drei Monate durch den Arzt selbst injiziert wird.

▶ CGRP-(Rezeptor)-Antikörper

Der Einsatz und die Wirksamkeit der CGRP-(Rezeptor)-Antikörper werden ausführlich im Kap. 7. beschrieben.

▶ Substanzen mit schlechterer Evidenz in der Migräneprophylaxe

Zu den Substanzen mit geringerer Evidenz bei Migräne zählen neben den bereits genannten Substanzen Acetylsalicylsäure, Magnesium, Magnesium mit zusätzlichem Vitamin B_2 und Coenzym Q_{10}. Auch ACE-Hemmer und Sartane können grundsätzlich in der Migräneprophylaxe eingesetzt werden, allerdings handelt es sich hierbei um eine *Off-label*-Anwendung.

Der Beginn einer medikamentösen Therapie mit Magnesium stellte häufig eine sehr gute Option für diejenigen Patienten dar, die nicht sofort mit einer “richtigen” medikamentösen Therapie beginnen wollen. Eine Zieldosis von 600 mg Magnesium pro Tag sollte angestrebt werden. Eine langsame Eindosierung ist häufig besser verträglich, da einige Patienten Durchfall unter Therapie entwickeln. Bei Auftreten von Nebenwirkungen sollte die Dosierung reduziert werden.

10.3. Menstruelle Migräne

Die menstruelle Migräne stellt einen Sonderfall für eine Migräneprophylaxe dar. Entsprechend der aktuellen Leitlinie (Diener et al., 2021) wird insbesondere eine Kurzzeitprophylaxe mit Naproxen oder einem Triptan mit einer längeren Halbwertszeit empfohlen, Die Prophylaxe sollte 2 Tage vor dem erwarteten Einsetzen der Migräne über insgesamt 6 bis 7 Tage eingesetzt werden.

Folgende Substanzen wurden dabei in klinischen Studien getestet:

- Frovatriptan 2,5 mg: 1 ×, 2 ×, 3 × pro Tag
- Naratriptan: 1 mg 2 × pro Tag, oder 2,5 mg und zusätzlich 2 × 550 mg Naproxen pro Tag

Die beste Datenlage existiert für Frovatriptan 2 × 2,5 mg pro Tag. Alternativen im klinischen Alltag sind pragmatisch der Einsatz von Naproxen 2 × 500 g pro Tag oder Naratriptan 2 × 1 mg pro Tag.

Eine weitere Alternative stellt die kontinuierliche Gabe eines kombinierten oralen Kontrazeptivums dar, was allgemein für bis zu 2 Jahren als sicher gilt. Eine hochaktive Migräne mit Aura bei einer Patientin mit erhöhtem vaskulärem Risikoprofil gilt allerdings als Kontraindikation für die Gabe eines kombinierten oralen Kontrazeptivums (Diener et al., 2021).

Die früher oft praktizierte Gabe von perkutanen Östrogenpräparaten wird nicht mehr empfohlen. Die führte in vielen Fällen lediglich zu einer zeitlichen Verschiebung der Anfälle und zu keiner substantiellen Reduktion der Anfallsfrequenz.

10.4. Vestibuläre Migräne

Für die medikamentöse Prophylaxe der vestibulären Migräne werden grundsätzlich die gleichen Substanzen eingesetzt, wie bei einer "konventionellen" Migräne. Als wirksam in Studien haben sich folgende Medikamente erwiesen (Strupp et al., 2011; Shen et al., 2020): Propranolol 40-240 mg, Metoprolol 50-200 mg, Topiramat 50-100 mg, Amitriptylin 50-100 mg, Azetazolamid 250-750 mg und Flunarizin 5-10 mg. Darüber hinaus gibt es Hinweise für eine Wirksamkeit von Lamotrigin und Valproinsäure (zum Thema Valproinsäure ☞ auch Kap. 10.2.).

10.5. Wann wechseln, wann kombinieren?

Grundsätzlich sollte eine Migräneprophylaxe zunächst für drei Monate eingesetzt werden. Nach Ablauf der drei Monate kann dann evaluiert werden, ob eine entsprechende Wirksamkeit und Verträglichkeit gegeben ist (☞ Abb. 10.2). Allerdings sollte man Patienten darüber aufklären, dass auch jederzeit vorher das Präparat abgesetzt werden kann, wenn Nebenwirkungen auftreten. Viele der auftretenden Nebenwirkungen verschwinden jedoch nach wenigen Tagen der Einnahme, so dass man Patienten durchaus ermutigen kann, hier etwas Durchhaltevermögen zu beweisen. Wirkt eine prophylaktische Medikation zwar, aber es besteht weiterhin bei hoher Kopfschmerzfrequenz oder Intensität ein relevanter Leidensdruck, so kann zusätzlich mit einer zweiten medikamentösen Prophylaxe begonnen werden oder erstere durch die

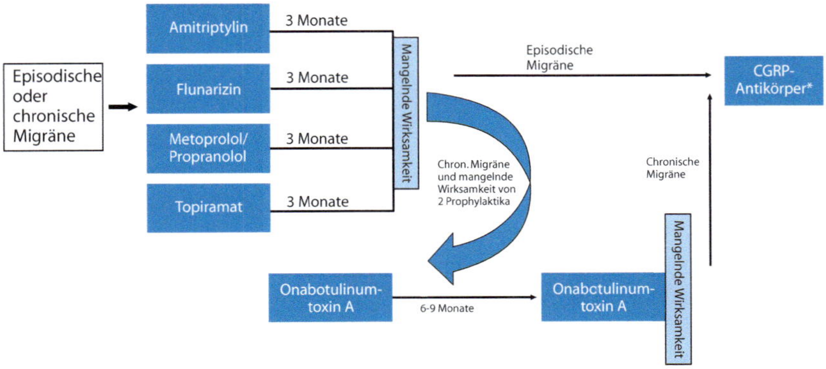

Abb. 10.2: Medikamentöser Therapiealgorithmus der episodischen und chronischen Migräne.
*Erenumab kann als einziger CGRP-Antikörper bereits nach dem Versagen einer *First-line*-Therapie oder Onabotulinumtoxin A eingesetzt werden. Die Details der Therapie mit CGRP-(Rezeptor)-Antikörper werden ausführlich in Kap. 7. dargestellt.

nächste ausgetauscht werden. Kombinationstherapien machen zumeist nur dann Sinn, wenn Patienten aus anderen Gründen noch von der Einnahme des Präparates profitieren können, zum Beispiel der Patient von der Einnahme von Amitriptylin bezüglich der Schlafstörungen zusätzlich profitiert. Eine Monotherapie ist, wenn möglich, immer einer Kombinationstherapie vorzuziehen.

Grundsätzlich sind alle Prophylaktika miteinander kombinierbar, sofern die weiteren Komorbiditäten der Patienten beachtet werden. Bezüglich der Kombination von CGRP-Antikörpern und anderen Medikamenten muss allerdings beachtet werden, dass man vor Beginn einer Therapie mit CGRP-Antikörpern dokumentieren muss, dass alle anderen Präparaten nicht wirksam gewesen sind oder aufgrund von Nebenwirkungen oder Komorbiditäten nicht eingesetzt werden konnten. Daher muss man bei der Dokumentation genau darauf achten, warum man eine weitere medikamentöse Prophylaxe trotz des Beginns der CGRP-Antikörpertherapie einsetzt.

Bislang liegen nur wenige Daten dazu vor, inwieweit es Sinn macht zwischen den einzelnen CGRP-Antikörpern zu wechseln. Erste Fallberichte weisen aber darauf hin, dass ein Wechsel durchaus Sinn macht und einzelne Patienten hiervon durchaus profitieren. Zunächst macht ein Wechsel von einem CGRP-Rezeptor-Antikörper (Erenumab) zu einem CGRP-Liganden-Antikörper (Eptinezumab, Fremanezumab und Galcanezumab) zumindest aus pharmakologischer Sicht Sinn. Aber auch von einem Wechsel innerhalb der Gruppe der einzelnen CGRP-Liganden-Antikörper kann im Einzelfall zu einer Besserung der Migräne führen.

10.6. Ausblick

Mittlerweile stehen vielfältige und mit den CGRP-Antikörpern auch spezifische Migräneprophylaktika in der Therapie der Migräne zur Verfügung. Viele Patienten haben hiervon bereits in der Praxis profitiert. Allerdings gibt es weiterhin Patienten, die auf alle zur Verfügung stehenden Präparate nicht ansprechen und bei denen weiterhin ein erheblicher Leidensdruck vorliegt. Es bleibt zu hoffen, dass neue Präparate auf den Markt kommen, die dann auch diesen Betroffenen Erleichterung verschaffen. Aktuell ist in Deutschland damit zu rechnen, dass die Gepante, CGRP-Antagonisten bald zur Prophylaxe der Migräne zur Verfügung stehen werden (☞ Kap. 6.). Sicherlich wird es aber noch anderer therapeutischer Optionen in der Zukunft bedürfen.

Literatur

Diener H-C, Gaul C, Kropp P et al. Therapie der Migräneattacke und Prophylaxe der Migräne. S1-Leitlinie. Deutsche Gesellschaft für Neurologie. 2018. Im Internet: https://www.dgn.org/leitlinien/3583-II-030-057-2018-therapie-der-migraeneattacke-und-prophylaxe-der-migraene; Stand: 13.12.2021.

Strupp M, Thurtell MJ, Shaikh AG, Brandt T, Zee DS, Leigh RJ. Pharmacotherapy of vestibular and ocular motor disorders, including nystagmus. J Neurol 2011;258: 1207-22.

Shen Y, Qi X, Wan T. The treatment of vestibular migraine: A narrative review. Ann Indian Acad Neurol 2020;23(5):602-607.

11. Stimulationsverfahren in der Migränetherapie, Digitale Gesundheitsanwendungen

11.1. Stimulationsverfahren in der Akuttherapie der Migräne

Wenn auch die medikamentöse Therapie der akuten Migräneattacke im Vordergrund steht, sind in den letzten Jahren vermehrt Studien zu dem Einsatz von Stimulationsverfahren zur nicht-medikamentösen Therapie der Migräneattacke publiziert worden. Dabei kann man die eingesetzten Verfahren in solche, die die Äste des N. trigeminus bzw. den N. occipitalis major stimulieren, und die Verfahren, die den N. vagus aktivieren, unterteilen. Darüber hinaus gibt es eine Studie über die transkranielle magnetische Stimulation des visuellen Kortex zur Behandlung von Attacken einer Migräne mit Aura.

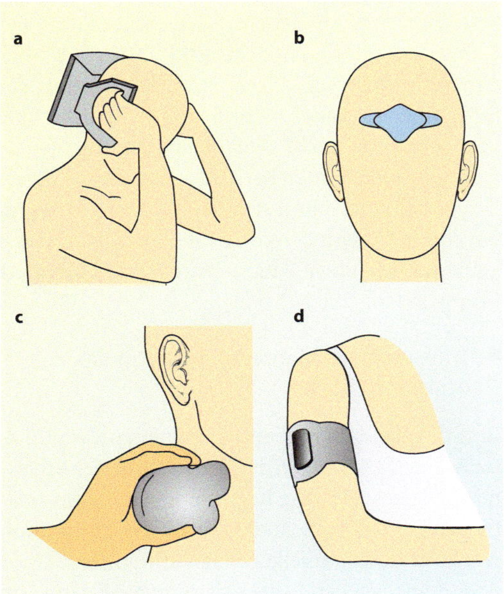

Abb. 11.1a-d: Möglichkeiten der Neuromodulation bei Migräne: **a:** Transkranielle magnetische Stimulation des visuellen Kortex; **b:** Externe elektrische Stimulation trigeminaler Äste in der supraorbitalen Region; **c:** Nicht-invasive Stimulation des Nervus vagus; **d:** Extra-trigeminale elektrische Stimulation. (Modifiziert nach Ashina et al., 2021).

In Abb. 11.1 werden mögliche Stimulationsverfahren zur näheren Illustration graphisch dargestellt. Abgebildet sind die transkranielle magnetische Stimulation des visuellen Kortex (☞ Abb. 11.1a), die externe elektrische Stimulation trigeminaler Äste in der supraorbitalen Region (☞ Abb. 11.1b), die nicht-invasive Stimulation des Nervus vagus (☞ Abb. 11.1c) sowie die extra-trigeminale elektrische Stimulation (☞ Abb. 11.1d).

▶ Stimulationsverfahren von Ästen des N. trigeminus bzw. N. occipitalis major

Eine Fallserie (N=30) berichtete über die Besserung der akuten Migräneschmerzen nach supraorbitaler Stimulation ("Cefaly"). Die Schmerzintensität wurde nach 60 min Stimulation um 57,1 % reduziert (nach 2 h um 52,8 %) angegeben. Keiner der Patienten benötigte ein Analgetikum (Chou et al., 2017). Diese Arbeitsgruppe untersuchte den Effekt der Stimulation des N. supraorbitalis ("Cefaly") für 60 min auch in einer randomisierten und kontrollierten Studie, die 106 Patienten einschloss. Für die Reduktion des Migräneschmerzes nach 60 min zeigte sich eine signifikante Überlegenheit der Verum-Stimulation (Reduktion der VAS um 3,46 ± 2,32 im Vergleich zu 1,78 ± 1,89 für die Placebo-Stimulation (Chou et al., 2019). Nebenwirkungen waren gering, am ehesten wurde noch über Parästhesien geklagt. Subgruppenanalysen zeigte, dass dieser Effekt bei der Migräne ohne Aura stärker war als bei der Migräne mit Aura. In einer kleinenretrospektiven Fallserie (N=19) zeigte sich auch für Attacken einer vestibulären Migräne eine signifikante Verbesserung auf einer kombinierten Skala für Schwindel und Kopfschmerz nach 20 min Stimulation (mittels "Cefaly") (Beh, 2020), dabei reduzierte sich der subjektive Schwindel um 61,3 % und der Kopfschmerz um 77,2 %.

Bisher nur in Posterform publiziert ist die akute Attackenbehandlung durch eine kombinierte occipitale und supraorbitale Neurostimulation durch ein neues System (Relivion®), wobei von bis zu 70 % Schmerzfreiheit nach 2 h berichtet wird (Daniel et al., 2021).

Ein anderes Elektrostimulationsverfahren ist die sogenannte *"Remote Electrical Neurostimulation"* (REN). Bei der wird über eine elektrische Stimulation im Bereich des Oberarmes mutmaßlich eine Aktivierung der Schmerzhemmung erreicht und so der akute Migräneanfall behandelt. In einer randomisierten, multizentrischen Studie wurden 252 Patienten untersucht, wobei eine Stimulation für 30-45 min erfolgte. Eine Besserung der Schmerzen nach 2 h gaben 66,7 % versus 38,8 %, eine Schmerzfreiheit nach 2 h 37,4 % versus 18,4 % an. Anwendungsbedingte Nebenwirkungen wurden selten berichtet (Yarnitsky et al., 2019).

Stimulationsverfahren des N. vagus/ Parasympathikus

Ein nicht-elektrisches Verfahren den Parasympathikus zu aktiveren, ist die die Stimulation durch einen in die Nasenhöhle eingeführten Ballon, der oszillierend aufgepumpt wird ("Chordate"). Durch diese Reizung der Nasenschleimhaut kommt es zu einer starken parasympathischen Aktivierung, die sich z.B. durch eine vermehrte Sekretion aus den Speicheldrüsen zeigt. In einer unkontrollierten Studie mit 36 Patienten reduzierte sich die Schmerzangabe von 5,5 VAS (0-10) auf 1,2 nach 15 min verglichen mit einer Placebo-Stimulation (4,9 auf 3,9). Der Unterschied war signifikant (Juto and Hallin, 2014). Eine kontrollierte, randomisierte Studie wurde bisher nicht publiziert.

Der N. vagus kann im Bereich des M. sternocleidomastoideus am Hals direkt stimuliert werden (nVNS), wobei auf Grund der Reizschwellen dadurch weniger die efferenten autonomen Fasern sondern die myelinisierten afferenten sensorischen Fasern aktiviert werden, da sie deutlich niedrigere Stimulationsschwellen haben (Ellrich, 2019). Dieses transkutane Verfahren wird mittels eines Batterie-betriebenen Stimulators (GammaCore®) durchgeführt.

Eine erste unkontrollierte Studie wurde von Goadsby et al. (2014) publiziert. In der Studie wurden 30 Patienten aufgenommen, die bis zu 4 Migräneattacken mit einer nVNS von jeweils 2 × 90 s behandelten. Insgesamt wurden 80 Attacken ausgewertet und es fand sich eine Kopfschmerzfreiheit nach 120 min von 22 % für alle Attacken.

Die größte randomisierte Studie zum Effekt der N. vagus-Stimulation bei Migräneattacken ist die sogenannte PRESTO-Studie. Bei der wurden 248 Patienten eingeschlossen, die innerhalb von 20 min nVNS oder eine Placebo-nVNS bilateral für je 120 s durchführten. Für den primären Endpunkt Schmerzfreiheit nach 30 min fand sich ein signifikanter Unterschied mit 12,7 % versus 4,2 %, ebenso nach 60 min (21 % versus 10 %). Dagegen war der Unterschied nach 120 min nicht signifikant (30,4 versus 19,7 %) (Tassorelli et al., 2018). Weitere Ergebnisse der Studie wurde in einer zweiten Publikation berichtet. Es zeigte sich, dass die Patienten in der Verum-Gruppe seltener eine Schmerzmedikation brauchten und der Effekt auch über multiple behandelte Attacken zu beobachten war (Grazzi et al., 2018).

Auch eine Stimulation des N. vagus (2 × 120 s bilateral) im Halsbereich ("GammaCore System") führte in einer weiteren retrospektiven Fallserie (N=18) in Patienten mit vestibulärer Migräne zu einer Verbesserung sowohl der Schwindelsymptomatik (von 5,2 (Skala 0-10) auf 3,1) als auch des Kopfschmerzes (6 auf 2,4 (Skala 0-10)) (Beh und Friedman, 2019).

Bisher vorwiegend bei der Therapie des Clusterkopfschmerzes untersucht, ist die Stimulation des Ganglion sphenopalatinum (SPG). In einer offenen Serie wurde eine temporäre Stimulation des SPGs über maximal 60 min in der Akuttherapie von schweren, nicht behandelbaren Migräneattacken in 11 Patienten berichtet. Von diesen waren 2 innerhalb von 3 min schmerzfrei, weitere 3 zeigten eine gute Schmerzreduktion, 5 berichteten von keinem Effekt und 1 Patient wurde nicht stimuliert (Tepper et al., 2009).

Transkranielle Magnetstimulation des occiptalen Kortex

Eine der größten Studien zu einem neuromodulatorischen Verfahren in der Behandlung der Migräneattacke untersuchte in Patienten mit einer relativ häufigen Migräne mit Aura, ob die Applikation von zwei transkraniellen Magnetimpulsen (TMS) über dem visuellen Kortex (in einem Abstand von 30 s), einen Effekt auf die Schmerzfreiheit nach 2 h hat (Lipton et al., 2010). Insgesamt wurden 201 Patienten randomisiert und diese behandelten bis zu 3 Attacken mit TMS-Stimulation oder einer Placebo-Stimulation. Die Rate der Patienten, die schmerzfrei nach 2 h waren, war mit 39 % signifikant höher als in der Kontrollgruppe mit 22 %. Die Autoren berichten auch, dass die anhaltende Schmerzfreiheit nach 24 h in der Stimulations-

Gruppe signifikant höher ist. Gerät-bedingte Nebenwirkungen wurden nicht berichtet.

Ein systematischer Review zu dem Effekt von nicht-invasiver Neuromodulation auf die akute Migräneattacke kommt zu dem Fazit, dass sowohl die einfache TMS occipital als auch die transkutane Stimulation des N. trigeminus in randomisierten Studien signifikant der Kontrollkondition überlegen ist (Clark et al., 2021).

11.1.1. Stimulationsverfahren in der Prophylaxe der Migräne

▶ Stimulationsverfahren von Ästen des N. trigeminus bzw. N. occipitalis major

Es finden sich eine Reihe von Berichten bezüglich der Stimulation des N. occipitalis und Prävention von Kopfschmerzen in episodischer und chronischer Migräne. Die meisten Veröffentlichungen beziehen sich dabei auf implantierte Systeme, die wegen einer Vielzahl von Komplikationen (Elektrodendislokation bzw. Elektrodenbruch) zuletzt kaum noch zum Einsatz kamen.

In den Studien zu der invasiven Stimulation des N. occipitalis von Saper et al. (2011) und später Silberstein et al. (2012) in Patienten mit einer chronischen Migräne zeigte sich in beiden Studien eine hohe Zahl von technisch bedingten Komplikationen, meist Kabeldislokationen bzw. Brüche (24 % bzw. 27 % und machten auch stationäre Wiederaufnahmen erforderlich. Beide Studien zeigten einen erheblichen Bias, da die Verblindung nur eingeschränkt möglich war. In der Studie von Saper fand sich bei der jeweils aktiv angepassten Stimulation bei 39 % (N=66) eine 50%ige Verbesserung, bei den Probanden mit einem vorher festgelegten Stimulationsprofil nur in 6 % und in den Patienten mit einer medikamentösen Therapie in keinem. Neben der fehlenden Kontrollgruppe ist auch kritisch, dass von 110 Probanden nur 75 eingeschlossen wurden und von diesen nur 66 zur Auswertung beitrugen. Silberstein berichtet über eine randomisierte, kontrollierte, multizentrische Studie, in der 105 in die aktive und 52 Patienten in die Kontrollgruppe randomisiert wurden. Bezüglich des primären Endpunktes (50%ige Verbesserung) fand sich nach 12 Wochen kein signifikanter Unterschied zwischen der Anzahl der Responder in beiden Gruppen. Einige der sekundären Endpunkte zeigten eine Überlegenheit für die Stimulationsgruppe. Auch weitere offene Studien zeigten eher ein gemischtes Bild und relativ häufige technische Probleme mit den Stimulationselektroden, so dass das Verfahren keine wesentliche Verbreitung mehr hat und auch der TÜV seine Zulassung in Deutschland wieder entzogen hat. In einer sehr kleinen Beobachtungsserie mit sieben Patienten mit einer therapierefraktären chronischen Migräne (wobei zu dieser Zeit die CGRP-Antikörper noch nicht verfügbar waren) berichteten Reed et al. (2010) für alle Patienten nach einem längeren Verlauf eine erhebliche Besserung (bis hin zur Attackenfreiheit), wenn kombiniert occipital und frontal stimuliert wurde. Eine nur einseitige Stimulation dagegen führte nur zu einer unzureichenden Besserung. Die Arbeitsgruppe berichtete auch über positive Ergebnisse dieses implantierten Stimulationssystems mit frontaler und occipitaler Stimulation bei 4 Patienten mit hemiplegischer Migräne. Die Kopfschmerzfrequenz reduzierte sich um 92 % und die Frequenz von Attacken mit Paresen sogar um 96 % (Reed et al., 2014). In einer Patientenserie mit über 96 Patienten mit verschiedenen Kopfschmerzsyndromen fand sich im langzeitigen Verlauf eine Besserung bei 57,1 % (Joswig et al., 2021).

In eine Studie zum Effekt der N. supraorbitalis-Stimulation auf die Häufigkeit einer episodischen Migräne wurden 67 Patienten eingeschlossen und mit dem Cefaly-System versorgt. Es wurde jeweils für 20 min täglich für 3 Monate stimuliert. Primärer Endpunkt waren die Änderung der monatlichen Migränetage und die 50%ige Verbesserung. In der Verum-Gruppe kam es im Mittel zu einer Reduktion um 2,06 Tage, in der Kontrollgruppe zu einer Zunahme um 0,34 Tage, auch der Anteil der Patienten mit mindestens einer 50%igen Verbesserung war mit 38,1 % versus 12,1 % signifikant höher. Die Therapie wurde ohne gravierende Nebenwirkungen vertragen (Schoenen et al., 2013). In einer Registerauswertung zeigte sich später, dass von insgesamt 2313 Patienten 46,6 % nicht zufrieden waren mit dem Therapieeffekt, dagegen waren 54,4 % mit dem erlebten Effekt zufrieden und erwarben das Gerät. Schwerwiegende Nebenwirkungen wurden nicht berichtet (Magis et al., 2013).

Eine Studie an 3 chinesischen Zentren verglich die Wirksamkeit einer Stimulation supraorbital (täglich 20 min) mit einer retroauriculären Stimulation (im Gebiet des Mastoids (täglich 40 min) bei 90 Patienten mit einer episodischen Migräne (6,5

Kopfschmerztage pro Monat). Beide Stimulationsverfahren waren vergleichbar wirksam und reduzierten die Migränetage im Mittel um ca. 3 Tage (Deng et al., 2020). Problematisch ist, dass die Ausgangswerte nicht ganz gleich waren (4,7 versus 6,50 Tage).

Stimulationsverfahren des N. vagus/ Parasympathikus

Drei verschiedene Verfahren zu einer parasympathischen Stimulation sind in der Literatur zur präventiven Therapie der Migräne beschrieben. Die Daten zu einer initiierten aber wohl wegen Insolvenz der Firma (ATI) bezüglich des akuten als auch prophylaktischen Effektes der SPG-Stimulation wurden nie publiziert. Nur unkontrollierte Fallserien sind zu der invasiven N. vagus-Stimulation im Halsbereich publiziert, dabei war die Indikation zur Implantation in der Regel eine therapierefraktäre Epilepsie und Migräne nur eine Nebendiagnose. In einer kleinen Serie von 6 Patienten wurde die invasive Stimulation primär auf dem Boden einer Migräne durchgeführt (Mauskop, 2005). Vier der sechs Patienten zeigten ein sehr gutes Ansprechen.

Zum Effekt einer transkutanen N. vagus-Stimulation im Bereich des lateralen Halses in der Prophylaxe der episodischen Migräne wurde die kontrollierte, doppelblinde, randomisierte PREMIUM-Studie durchgeführt (Diener et al., 2019). Nach einer 4-wöchigen Baseline-Phase folgte eine 12-wöchige doppelblinde Phase und dann im Anschluss eine 24-wöchige offene Nachbeobachtungsphase. Die Patienten stimulierten sich täglich zweimal für 120 s. Insgesamt wurden in die Analyse 332 Patienten eingeschlossen. Zwischen beiden Gruppen (Verum versus Sham) fand sich kein signifikanter Unterschied in der Reduktion der Migränetage (–2,26 versus 1,80). In einer *Post-hoc*-Analyse zeigte sich, dass Patienten die mehr als 67 % der Stimulationen durchführten einen signifikanten Unterschied zeigten (–2,27 zu 1,53 Tage), wobei einschränkend zu sagen ist, dass dieses durch eine geringere Reduktion in der Placebo-Gruppe bedingt war.

Ein gänzlich anderes Verfahren zur Stimulation des N. vagus ist die elektrische Stimulation des aurikulären sensiblen Astes des N. vagus im Bereich der Concha der Ohrmuschel. Mit Hilfe der fMRTs konnte gezeigt werden, dass diese Stimulation die Projektionsareale des N. vagus im Hirnstamm und auch kortikal aktivieren kann (Frangos et al., 2015). Realisiert wird diese Stimulation z.B. mit den NEMOS®-System. In einer monozentrischen, kontrollierten, randomisierten Studie wurde eine 4-stündliche tägliche Stimulation mit 25 Hz oder 1 Hz in 46 Patienten mit einer chronischen Migräne untersucht (Straube et al., 2015). Vierzig Patienten beendeten die Studie (4 Wochen Baseline und dann 12 Wochen Stimulation). Überraschenderweise fand sich ein signifikanter Unterschied zugunsten der Gruppe mit 1 Hz-Stimulation (19,1 Tage minus 7,0 Tage) verglichen mit 19,2 Tage minus 3,3 Tage für die 25 Hz-Gruppe. Auch in der Gruppe mit einer mindestens 50%igen Verbesserung waren die Patienten mit einer 1 Hz-Stimulation häufiger vertreten (29,4 % versus 13,3 %). Schwerwiegende Nebenwirkungen fanden sich nicht, vereinzelt kam es zu Hautirritationen im Bereich der Concha. Die Befunde werden durch eine fMRI-Studie von Zhang et al. (2021) bestätigt, der in der 1 Hz-Gruppe eine signifikante Reduktion der Migränetage verglichen mit einer Kontrollgruppe beschrieb. In einer weiteren Arbeit konnte gezeigt werden, dass die 1 Hz-Stimulation verglichen mit der 20 Hz-Stimulation zu einer stärkeren Konnektivität von Hirnarealen, die mit dem deszendierenden antinozizeptiven System in Verbindung gebracht werden, führt und dass eine negative Korrelation zwischen der Stärke dieser Konnektivität und der Migränehäufigkeit in den vorangegangenen Wochen bestand (Cao et al., 2021). Über die möglichen Wirkmechanismen gibt es bisher nur Hypothesen. Neben einer direkt inhibitorischen Wirkung des N. vagus auf Neurone des 1. Trigeminusastes im spinalen Trigeminuskern (Lyubashina et al., 2021) finden sich auch Berichte, die eine Unterdrückung der *"Cortical Spreading Depression"* (CSD) durch vagale Stimulation beschreiben (Morais et al., 2020).

Transkranielle Stimulationsverfahren

Daneben wurde in einer Reihe von meist unkontrollierten Fallserien über den prophylaktischen Effekt von transkranieller Magnetstimulation bzw. transkranieller Gleichstromstimulation berichtet.

Die transkranielle Magnetstimulation kann entweder als Einzelreizstimulation oder als repetitive Serienstimulation erfolgen. Im Tierexperiment konnte gezeigt werden, dass die occipitale Einzelstimulation in der Lage ist, die Entstehung einer CSD zu unterdrücken, und dass dieses auf dem Boden einer Verstärkung von GABAergen Mechanismen beruht (Liyod et al., 2020). In einer offenen Studie wurde der klinische Effekt einer täglich 2-maligen Stimulation mit je vier Einzelimpulsen über 12 Wochen in 132 Patienten auf die Migränehäufigkeit untersucht. Insgesamt kam es zu einer Reduktion im Mittel von 2,75 Tagen. Eine Kontrollgruppe wurde nicht untersucht (Starling et al., 2018). Bezüglich der repetitiven Serienstimulation gibt es Anzahl von meist nicht kontrollierten kleiner Studien (Übersicht in: Jürgens and Rimmle, 2019). Als Stimulationsort wurde neben dem linken Motorkortex auch der dorso-laterale präfrontale Kortex beschrieben, wobei die Stimulationsparameter erheblich variierten. Die Mehrheit dieser Studie berichtete von einer Besserung der Migräne, wobei das Risiko der Ergebnisverzerrung generell als hoch anzusehen ist.

Die transkranielle Gleichstromstimulation über dem visuellen Kortex wurde in einer kombinierten Studie zur Evaluierung der Erregbarkeit des visuellen Kortex und des Einflusses von 12 Sitzungen à 20 min Stimulation in 4 Wochen untersucht (Rocha et al., 2015). In dem neurophysiologischen Teil der Studie konnten die Autoren eine Übererregbarkeit des visuellen Kortex zeigen. Insgesamt wurden 19 Patienten mit einer episodischen Migräne mit oder ohne Aura randomisiert und die Migränehäufigkeit für einen Zeitraum von 90 Tagen abgefragt. Stimuliert wurde mit einem batteriebetriebenen Stimulator mit 2 mA über dem occipitalen Kortex. Sowohl die Verum-Gruppe als auch die Placebo-Gruppe zeigte im Verlauf eine Reduktion der Migränetage, wobei die Schmerzintensität unverändert blieb. Die Autoren bewerteten das Ergebnis als Hinweis für einen positiven Effekt einer inhibitorischen tDCs über dem visuellen Kortex. Neben der kathodalen Stimulation des occipitalen Kortex haben einige andere Studien auch die anodale Stimulation des motorischen Kortex untersucht. Auch hier wurde in vier Studien ein positiver Effekt gesehen. Ein systematischer Review der insgesamt 16 randomisierte Studien einschloss, kommt zu dem Fazit, dass es ausreichende Evidenz gibt, die eine Wirksamkeit der kathodalen occipitalen und anodalen Stimulation des motorischen Kortex wahrscheinlich macht (Ornello et al., 2021).

Andere Verfahren

Nach dem es Berichte gibt, dass vestibuläre Stimulation Migräneattacken auslösen kann (Murdin et al., 2009), erstaunt es, dass eine regelmäßige kalorische vestibuläre Stimulation in der Prophylaxe der Migräne eingesetzt werden kann (Wilkinson et al., 2017). Die Autoren untersuchten eine tägliche kalorische Stimulation mittels eines neuartigen Systems in einer randomisierten, kontrollierten Studie und fanden in der Verum-Gruppe nach 3 Monaten eine Reduktion um 3,9 Migränetage verglichen mit 1,1 Tagen in der Kontroll-Gruppe. Sekundäre Endpunkte wie der Gebrauch von Akutmedikation und Schmerz-Scores waren auch signifikant unterschiedlich. Insgesamt wurde die Stimulation gut vertragen und 90 % der Patienten beendeten die Studie erfolgreich. Das System ist in Deutschland aber nie auf den Markt gekommen.

11.2. Fazit

Bei der Bewertung der oben dargestellten Verfahren, ist festzuhalten, dass in allen Studien die Fallzahlen verglichen mit den pharmakologischen

Stimulation	Migräneattacke	Migräneprophylaxe	Bewertung
TMS occipital	+	+ ?	(+)
N. supraorbitalis-Stimulation	+ ?	+	+
N. occipitalis/supraorbitalis-Stimulation	+ ?	∅	(+)
Transkutane N. vagus-Stimulation (nVNS)	+ ?	+ ?	(+)
Aurikuläre N. vagus-Stimulation (aVNS)	∅	+ ?	∅
rTMS	∅	+ ? (occipital)	∅
tDCS	∅	+ ? (occipital)	∅

Tab. 11.1: Bewertende Einordnung der publizierten Daten.
Gesamtbewertung: + = ausreichende Evidenz für den Einsatz; + ? = möglicherweise positiv; (+) = gewisse Hinweise auf eine Wirksamkeit; ∅ = fehlende Daten.

Studien sehr gering sind und häufig dazu ein Problem mit der Verblindung besteht. Darüber hinaus besteht die Schwierigkeit, dass neben dem Stimulationsort auch die Stimulationsparameter variieren können und so eine vergleichende Beurteilung erschweren. So kommt ein 2020 publizierter systematischer Review auch zu der Schlussfolgerung das die Evidenz für den Einsatz dieser Verfahren insgesamt niedrig ist (Moisset et al., 2020). Eine Übersicht aus dem Jahre 2019 (Jürgens und Rimmele, 2019) fasst dieses zusammen und sieht deutliche Limitationen durch methodische Probleme und insgesamt kleinen Fallzahlen, die in den Studien untersucht wurden. Ein praktisches Problem stellt auch einerseits die fehlende Verfügbarkeit auf dem deutschen Markt (z.B. der kombinierten Stimulation des N. supraorbitalis und N. occipitalis, der Stimulation des aurikulären N. vagus bzw. der Einzelreizstimulation (TMS) des visuellen Kortex) dar. Generell wird bisher diese Therapie auch von den Kassen nicht erstattet.

Unter Berücksichtigung der Verfügbarkeit und der beobachteten Akzeptanz (einschließlich der finanziellen Belastung) kommt aus der Gruppe der neuro-modulativen Verfahren zum jetzigen Zeitpunkt in der Migränetherapie nur der elektrischen Stimulation des N. supraorbitalis eine praktische Bedeutung zu.

11.3. Digitale Gesundheitsanwendungen und Telemedizin

Zunehmend entwickeln sich sogenannte Digitale Gesundheitsanwendungen (DiGA), die eine weitere Unterstützung in der Migränetherapie darstellen können.

Hintergrund ist zum einen in Deutschland das Digitale Versorgungsgesetz (DVG), in dem DiGAs in den Katalog der Gesetzlichen Krankenversicherungen aufgenommen worden sind. Gesetzlich Versicherte haben damit grundsätzlich einen Anspruch auf DiGAs. Zum anderen schreitet die Digitalisierung im Gesundheitssystem und im privaten Umfeld kontinuierlich voran. Der Anteil der Smartphone-Nutzer an der Bevölkerung in Deutschland beträgt im Jahr 2021 rund 88,8 % (www.de.statista.com). Damit ergeben sich vielfältige Möglichkeiten für die Entwicklung von Apps, die auch in der Migränetherapie eingesetzt werden können.

Vorteile von DiGAs sind insbesondere die Dokumentation der Kopfschmerzen (i.S. des Führens eines Kopfschmerzkalenders), die Möglichkeit zur Triggeranalyse, das Vermitteln von Hintergrundwissen über Kopfschmerzen (Patientenedukation), das Erlernen von Entspannungstechniken sowie auch ein Report an den behandelnden Arzt.

Einige der Apps können mittlerweile auf Rezept verschrieben werden.

Mögliche Beispiele für Migräne-Apps sind u.a. die DiGA M-sense Migräne (www.m-sense.de), sinCephalea (www.sincephalea.de) und die Migräne App der Schmerzklinik Kiel (siehe einschlägige App-Stores). Einen repräsentativen Screenshot aus dem Therapiemodul der M-sense Migräne-App zeigt Abb. 11.2.

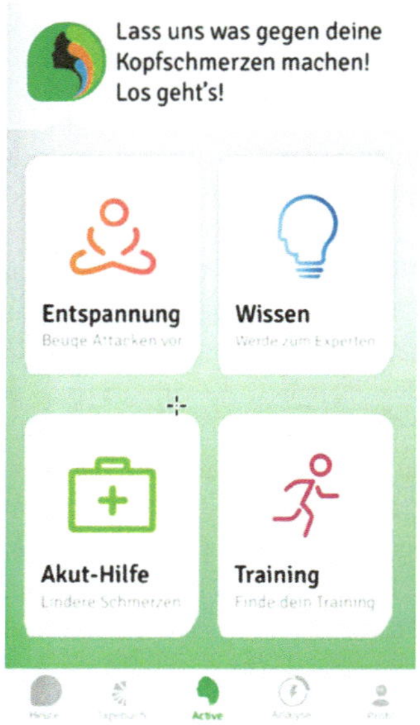
Lass uns was gegen deine
Kopfschmerzen machen!
Los geht's!
Entspannung
Wissen
Akut-Hilfe
Training

Abb. 11.2: Eine repräsentative Seite aus dem Therapiemodul der App M-sense (Mit freundlicher Genehmigung der Newsenselab GmbH).

Auch die telemedizinische Beratung von Kopfschmerz- bzw. Migränepatienten stellt eine weitere Option der Patientenversorgung dar (Spina et al., 2022). Diese Entwicklung wurde im Rahmen der COVID-19-Pandemie erheblich beschleunigt. Vorteil ist insbesondere die Möglichkeit der Vorstellung bei einem Spezialisten, ohne dass man persönlich vor Ort vorstellig werden muss.

Literatur

Ashina M, Buse DC, Ashina H, Pozo-Rosich P, Peres MFP, Lee MJ, Terwindt GM, Halker Singh R, Tassorelli C, Do TP, Mitsikostas DD, Dodick DW. Migraine: integrated approaches to clinical management and emerging treatments. Lancet 2021;397(10283):1505-1518.

Beh SC, Friedman DI. Acute vestibular migraine treatment with noninvasive vagus nerve stimulation. Neurology 2019;93(18):e1715-e1719.

Beh SC. External trigeminal nerve stimulation: Potential rescue treatment for acute vestibular migraine. J Neurol Sci 2020;408:116550.

Cao J, Zhang Y, Li H, Yan Z, Liu X, Hou X, Chen W, Hodges S, Kong J, Liu B. Different modulation effects of 1 Hz and 20 Hz transcutaneous auricular vagus nerve stimulation on the functional connectivity of the periaqueductal gray in patients with migraine. J Transl Med 2021;19(1):354.

Chou DE, Shnayderman Yugrakh M, Winegarner D, Rowe V, Kuruvilla D, Schoenen J. Acute migraine therapy with external trigeminal neurostimulation (ACME): A randomized controlled trial. Cephalalgia 2019;39(1): 3-14.

Chou DE, Gross GJ, Casadei CH, Yugrakh MS. External trigeminal nerve stimulation for the acute treatment of migraine: Open-label trial on safety and efficacy. Neuromodulation 2017;20(7):678-683.

Clark O, Mahjoub A, Osman N, Surmava AM, Jan S, Lagman-Bartolome AM. Non-invasive neuromodulation in the acute treatment of migraine: a systematic review and meta-analysis of randomized controlled trials. Neurol Sci 2021 Oct 26.

Daniel O, Sharon R, Tepper SJ. A device review of Relivion®: an external combined occipital and trigeminal neurostimulation (eCOT-NS) system for self-administered treatment of migraine and major depressive disorder. Expert Rev Med Devices 2021;18(4):333-342.

Deng Y, Zheng M, He L, Yang J, Yu G, Wang J. A Head-to-head comparison of percutaneous mastoid electrical stimulator and supraorbital transcutaneous stimulator in the prevention of migraine: A prospective, randomized controlled study. Neuromodulation 2020;23(6): 770-777.

Diener HC, Goadsby PJ, Ashina M, Al-Karagholi MA, Sinclair A, Mitsikostas D, Magis D, Pozo-Rosich P, Irimia Sieira P, L'ainez MJ, Gaul C, Silver N, Hoffmann J, Marin J, Liebler E, Ferrari MD. Non-invasive vagus nerve stimulation (nVNS) for the preventive treatment of episodic migraine: the multicentre, double-blind, randomised, sham-controlled PREMIUM trial. Cephalalgia 2019;39(12):1475-1487.

Ellrich J. Transcutaneous auricular vagus nerve stimulation. J Clin Neurophysiol 2019;36(6):437-442.

Frangos E, Ellrich J, Komisaruk BR. Non-invasive access to the vagus nerve central projections via electrical stimulation of the external ear: fMRI evidence in humans. Brain Stimul 2015;8(3):624-636.

Goadsby PJ, Grosberg BM, Mauskop A, Cady R, Simmons KA. Effect of noninvasive vagus nerve stimulation on acute migraine: an open-label pilot study. Cephalalgia 2014;34(12):986-93.

Grazzi L, Tassorelli C, de Tommaso M, Pierangeli G, Martelletti P, Rainero I, Geppetti P, Ambrosini A, Sarchielli P, Liebler E, Barbanti P; PRESTO Study Group. Practical and clinical utility of non-invasive vagus nerve stimulation (nVNS) for the acute treatment of migraine: a post hoc analysis of the randomized, sham-controlled, double-blind PRESTO trial. J Headache Pain 2018; 19(1):98.

Hokenek NM, Erdogan MO, Hokenek UD, Algin A, Tekyol D, Seyhan AU. Treatment of migraine attacks by transcutaneous electrical nerve stimulation in emergency department: A randomized controlled trial. Am J Emerg Med 2021;39:80-85.

Lloyd JO, Chisholm KI, Oehle B, Jones MG, Okine BN, Al-Kaisy A, Lambru G, McMahon SB, Andreou AP. Cortical mechanisms of single-pulse transcranial magnetic stimulation in migraine. Neurotherapeutics 2020;17(4): 1973-1987.

Joswig H, Abdallat M, Karapetyan V, MacDougall KW, Cooper PE, Parrent AG. Long-term experience with occipital and supraorbital nerve stimulation for the various headache disorders - A retrospective institutional case series of 96 patients. World Neurosurg 2021;151:e472-e483.

Jürgens TP, Rimmele F. Neuromodulation bei primären Kopfschmerzen im Jahr 2019 – noch zeitgemäß? Neue Daten zu invasiven und nichtinvasiven Verfahren bei Migräne und Clusterkopfschmerz. Schmerz 2019;33(4): 347-367.

Juto JE, Hallin RG. Kinetic oscillation stimulation as treatment of acute migraine: a randomized, controlled pilot study. Headache 2015;55(1):117-27.

Lipton RB, Dodick DW, Silberstein SD, Saper JR, Aurora SK, Pearlman SH, Fischell RE, Ruppel PL, Goadsby PJ. Single-pulse transcranial magnetic stimulation for acute treatment of migraine with aura: a randomised, double-blind, parallel-group, sham-controlled trial. Lancet Neurol 2010;9(4):373-80.

Lloyd JO, Chisholm KI, Oehle B, Jones MG, Okine BN, Al-Kaisy A, Lambru G, McMahon SB, Andreou AP. Cortical mechanisms of single-pulse transcranial magnetic stimulation in migraine. Neurotherapeutics 2020;17(4): 1973-1987.

Lyubashina OA, Sokolov AY, Panteleev SS. Vagal afferent modulation of spinal trigeminal neuronal responses to dural electrical stimulation in rats. Neuroscience 2012;222:29-37.

Magis D, Sava S, d'Elia TS, Baschi R, Schoenen J. Safety and patients' satisfaction of transcutaneous supraorbital neurostimulation (tSNS) with the Cefaly® device in headache treatment: a survey of 2,313 headache sufferers in the general population. J Headache Pain 2013;14(1): 95.

Mauskop A. Vagus nerve stimulation relieves chronic refractory migraine and cluster headaches. Cephalalgia 2005;25(2):82-86.

Moisset X, Pereira B, Ciampi de Andrade D, Fontaine D, Lantéri-Minet M, Mawet J. Neuromodulation techniques for acute and preventive migraine treatment: a systematic review and meta-analysis of randomized controlled trials. J Headache Pain 2020;21(1):142.

Morais A, Liu TT, Qin T, Sadhegian H, Ay I, Yagmur D, Mendes da Silva R, Chung D, Simon B, Guedes R, Chen SP, Wang SJ, Yen JC, Ayata C. Vagus nerve stimulation inhibits cortical spreading depression exclusively through central mechanisms. Pain 2020;161(7):1661-1669.

Murdin L, Davies RA, Bronstein AM. Vertigo as a migraine trigger. Neurology 2009;73(8):638-42.

Ornello R, Caponnetto V, Ratti S, D'Aurizio G, Rosignoli C, Pistoia F, Ferrara M, Sacco S, D'Atri A. Which is the best transcranial direct current stimulation protocol for migraine prevention? A systematic review and critical appraisal of randomized controlled trials. J Headache Pain 2021;22(1):144.

Reed KL, Black SB, Banta CJ 2nd, Will KR. Combined occipital and supraorbital neurostimulation for the treatment of chronic migraine headaches: initial experience. Cephalalgia 2010;30(3):260-71.

Reed KL, Will KR, Conidi F, Bulger R. Concordant occipital and supraorbital neurostimulation therapy for hemiplegic migraine; initial experience; a case series. Neuromodulation 2015;18(4):297-303; discussion 304.

Rocha S, Melo L, Boudoux C, Foerster Á, Araújo D, Monte-Silva K. Transcranial direct current stimulation in the prophylactic treatment of migraine based on interictal visual cortex excitability abnormalities: A pilot randomized controlled trial. J Neurol Sci 2015;349(1-2):33-9.

Saper JR, Dodick DW, Silberstein SD, McCarville S, Sun M, Goadsby PJ; ONSTIM Investigators. Occipital nerve stimulation for the treatment of intractable chronic migraine headache: ONSTIM feasibility study. Cephalalgia 2011;31(3):271-85.

Spina E, Tedeschi G, Russo A, Trojsi F, Iodice R, Tozza S, Iovino A, Iodice F, Abbadessa G, di Lorenzo F, Miele G, Maida E, Cerullo G, Sparaco M, Silvestro M, Leocani L, Bonavita S, Manganelli F, Lavorgna L; Digital Technologies, Web and Social Media Study Group of the Italian Society of Neurology (SIN). Telemedicine application to headache: a critical review. Neurol Sci 2022:1-7.

Schoenen J, Vandersmissen B, Jeangette S, Herroelen L, Vandenheede M, Gérard P, Magis D. Migraine prevention with a supraorbital transcutaneous stimulator: a randomized controlled trial. Neurology 2013;80(8):697-704.

Silberstein SD, Dodick DW, Saper J, Huh B, Slavin KV, Sharan A, Reed K, Narouze S, Mogilner A, Goldstein J, Trentman T, Vaisman J, Ordia J, Weber P, Deer T, Levy R, Diaz RL, Washburn SN, Mekhail N. Safety and efficacy of peripheral nerve stimulation of the occipital nerves for the management of chronic migraine: results from a randomized, multicenter, double-blinded, controlled study. Cephalalgia 2012;32(16):1165-79.

Starling AJ, Tepper SJ, Marmura MJ, Shamim EA, Robbins MS, Hindiyeh N, Charles AC, Goadsby PJ, Lipton RB, Silberstein SD, Gelfand AA, Chiacchierini RP, Dodick DW. A multicenter, prospective, single arm, open label, observational study of sTMS for migraine prevention (ESPOUSE Study). Cephalalgia 2018;38(6):1038-1048.

Straube A, Ellrich J, Eren O, Blum B, Ruscheweyh R. Treatment of chronic migraine with transcutaneous stimulation of the auricular branch of the vagal nerve (auricular t-VNS): a randomized, monocentric clinical trial. J Headache Pain 2015;16:543.

Tassorelli C, Grazzi L, de Tommaso M, Pierangeli G, Martelletti P, Rainero I, Dorlas S, Geppetti P, Ambrosini A, Sarchielli P, Liebler E, Barbanti P; PRESTO Study Group. Noninvasive vagus nerve stimulation as acute therapy for migraine: The randomized PRESTO study. Neurology 2018;91(4):e364-e373.

Tepper SJ, Rezai A, Narouze S, Steiner C, Mohajer P, Ansarinia M. Acute treatment of intractable migraine with sphenopalatine ganglion electrical stimulation. Headache 2009;49(7):983-9.

Wilkinson D, Ade KK, Rogers LL, Attix DK, Kuchibhatla M, Slade MD, Smith LL, Poynter KP, Laskowitz DT, Freeman MC, Hoffer ME, Saper JR, Scott DL, Sakel M, Calhoun AH, Black RD. Preventing episodic migraine with caloric vestibular stimulation: A randomized controlled trial. Headache 2017;57(7):1065-1087.

Yarnitsky D, Dodick DW, Grosberg BM, Burstein R, Ironi A, Harris D, Lin T, Silberstein SD. Remote Electrical Neuromodulation (REN) Relieves Acute Migraine: A Randomized, Double-Blind, Placebo-Controlled, Multicenter Trial. Headache 2019;59(8):1240-1252.

Zhang Y, Huang Y, Li H, Yan Z, Zhang Y, Liu X, Hou X, Chen W, Tu Y, Hodges S, Chen H, Liu B, Kong J. Transcutaneous auricular vagus nerve stimulation (taVNS) for migraine: an fMRI study. Reg. Anesth Pain Med 2021; 46(2):145-150.

12. Nicht-medikamentöse Verfahren und multimodale Migränetherapie

Die Migräne ist eine neurologische Erkrankung. Daneben spielen interindividuelle psychologische Faktoren eine mehr oder weniger große Rolle bei der Aufrechterhaltung der Schmerzsymptomatik. Dementsprechend sind nicht-medikamentöse Therapieansätze unverzichtbar für eine erfolgreiche und umfassende Migränebehandlung. Um einer Chronifizierung entgegen zu wirken, sollten diese, neben medikamentösen Behandlungspfaden, schon zu Beginn der Behandlung in ein Gesamtkonzept integriert werden. Im folgenden Kapitel wollen wir effektive, nicht-medikamentöse Verfahren vorstellen und praxisnahe Empfehlungen für die Behandlung von Migränepatienten ableiten. Neben Strategien zur Akuttherapie und Prophylaxe der Migräne wollen wir auch Bezug auf multimodale Behandlungsansätze nehmen. Die Beziehungsgestaltung zwischen Behandlern und Patienten ist ebenfalls ein nicht-medikamentöser Ansatz, durch den der Therapieerfolg moderiert wird. Daher soll dieser Punkt hier ebenfalls Erwähnung finden.

12.1. Nicht-medikamentöse Migräneprophylaxe

Bei etwa 30 % der Migränepatienten besteht aufgrund der Häufigkeit und Schwere der Migräneattacken eine Indikation für eine prophylaktische Behandlung (Diener et al., 2018). Besteht eine Indikation für eine Migräneprophylaxe sollten auch immer nicht medikamentöse Therapieverfahren eingesetzt werden. Hierzu gehören eine ausführliche Edukation, eine Beratung zu förderlichen Lebensstilfaktoren, Physiotherapie, die regelmäßige Durchführung von Entspannungsverfahren, Achtsamkeitstraining, Biofeedback, regelmäßiger aerober Ausdauersport, kognitive Verhaltenstherapie, Neurostimulationsverfahren, Akkupunktur und Osteopathie (Kropp et al. 2016). Falls neben der Migräneerkrankung relevante, psychische Komorbiditäten vorliegen, sollten diese ggf. auch nicht-medikamentös mitbehandelt werden.

12.1.1. Indikation und Zielsetzung

Wann mit einer nicht-medikamentösen Migräneprophylaxe begonnen werden sollte ist immer eine individuelle Entscheidung zwischen Patient und Behandler. Eine Migräneprophylaxe sollte in Betracht gezogen werden (☞ auch Kap. 10.), wenn mehr als vier Migräneattacken pro Monat auftreten, die Migräneattacken sehr lange anhalten, die Migräneattacken nicht gut auf eine Akuttherapie ansprechen, eine kopfschmerzbedingte berufliche oder soziale Beeinträchtigung besteht, oder, wenn ein Risiko besteht, dass sich ein Kopfschmerz bei Medikamentenübergebrauch entwickelt (Diener et al., 2018). Nicht-medikamentöse Behandlungsstrategien gewinnen besonders an Relevanz, wenn Medikamente durch die Patienten abgelehnt oder nicht vertragen werden, kontraindiziert sind oder nicht ausreichend wirken. Zudem ist eine erkennbare Stressbelastung der Patienten ein wichtiger Indikator für die Anwendung nicht-medikamentöser Behandlungsstrategien (Campbell et al., 2022).

Vor Beginn einer Migräneprophylaxe sollten mit den Patienten realistische Therapieziele besprochen werden. Ein realistisches Therapieziel ist eine etwa 50%ige Reduktion der Kopfschmerzhäufigkeit. Zudem werden eine Reduktion der Attackendauer und -schwere, eine Verbesserung des Ansprechens auf Akuttherapien, die Verhinderung eines Medikamentenübergebrauchs sowie die Verbesserung der allgemeinen Funktionsfähigkeit und eine Reduktion von schmerzbedingten Lebenseinschränkungen angestrebt.

Insgesamt ist das Führen eines Kopfschmerzkalenders bzw. die Nutzung einer äquivalenten App durch PatientInnen zu empfehlen, um über die Wirksamkeit der einzelnen Prophylaxemaßnahmen besser entscheiden zu können.

12.1.2. Edukation und Krankheitsverständnis

Zunächst steht im Rahmen der Syndromedukation die Vermittlung eines biopsychosozialen Krankheitsverständnisses im Vordergrund, infolgedessen den Patienten die Möglichkeit zur individuellen Einflussnahme auf die Kopfschmerzhäufigkeit verdeutlicht werden soll. Wichtig ist es dabei, nicht die Gesamtverantwortung für die Krankheitslast auf die Betroffenen zu schieben und den somatischen Hintergrund der Erkrankung angemessen einzubeziehen. Ziel der Beratung sollte ein bewältigungsorientierter Umgang mit solchen Migränetriggern sein, auf die prinzipiell Einfluss genommen werden kann.

Für die Entwicklung eines biopsychosozialen Krankheitsverständnisses kann den Patienten näher gebracht werden, dass das Zusammenspiel zwischen einer vermutlich genetisch bedingten, erhöhten Reizsensitivität des Gehirns und der Exposition mit Auslösern die Entstehung von Migräneattacken begünstigt. Typische Auslöser sind Unregelmäßigkeit (z.B. Schlaf, Essen), Hektik, hohe Reizdichte, Hormonschwankungen, Anstrengung, usw., wobei einzelne Faktoren häufig kumulieren. Akuter Stress bzw. die Erholungsphase danach wird von ca. 80 % der Migränepatienten als Auslöser für Kopfschmerzattacken benannt (Sauro & Becker, 2009).

Der Einfluss zwischen Vulnerabilität und der Exposition mit Triggern bzw. Stressoren bei der Entstehung von Migräneattacken wird durch den individuellen Stressverarbeitungsstil und der (häufig unzureichenden) Regenerationsfähigkeit moderiert. Ungünstige Bewertungsstile, Einstellungen oder Verhaltensmuster führen dabei zu einer Intensivierung von Alltagsbelastungen: Patienten mit perfektionistischen Selbstansprüchen oder übersteigertem Harmoniebedürfnis grenzen sich häufig nicht adäquat von externen Anforderungen ab oder können Aufgaben nur unzureichend delegieren. Eine mangelhafte Selbstfürsorge, v.a. im Sinne von Entspannungsphasen, Genuss und regelmäßigen Pausen, intensiviert die Alltagsbelastungen und begünstigt damit die Auslösung von Migräneattacken, welche häufige Ausfallzeiten mit sich ziehen und somit wiederum die subjektive Alltagsbelastung erhöhen (☞ Abb. 12.1).

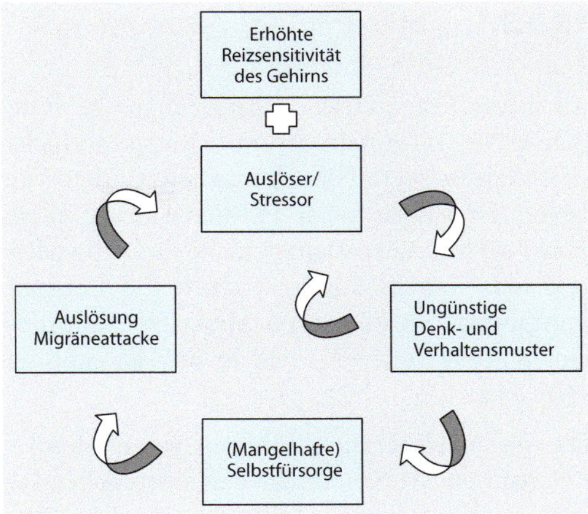

Abb. 12.1: Ein biopsychosoziales Bedingungs- und Aufrechterhaltungsmodell der Migräne.

An die Erarbeitung eines biopsychosozialen Erklärungsmodells anknüpfend sollte eine Beratung zu prophylaktisch sinnvollen Strategien und Umgangsmöglichkeiten für die Migräneerkrankung erfolgen. Dabei können zur Förderung **adaptiver Lebensstilfaktoren** folgende Themen angesprochen werden:

- Einhalten eines gleichmäßigen Schlaf-Wach-Rhythmus
- Regelmäßige Mahlzeiten und ausreichende Flüssigkeitszufuhr
- Vermeidung von erhöhter Stressbelastung durch Planung der Tages- und Wochenstruktur unter Beachtung ausreichender Erholungspausen

Die individualisierte Verbesserung der Stressbewältigungskompetenz sowie der Aufbau eines funktionalen Triggermanagements hingegen kann Teil einer kognitiv-verhaltenstherapeutischen Mitbehandlung sein (☞ Kap. 12.1.6.).

12.1.3. Psychologische Therapie

Etabliert sind vor allem die kognitive Verhaltenstherapie, die Biofeedbacktherapie und Entspannungsverfahren. Eine Cochrane-Metaanalyse zeigte, dass 54 % der Migränepatienten mit psychologischer Therapie eine mindestens 50%ige Reduktion der Kopfschmerzhäufigkeit angaben, verglichen mit 24 % bei den Kontrollen (Sharpe et al., 2019). Insgesamt sind jedoch weitere, randomisiert-kontrollierte Studien zur Überprüfung der Wirksamkeit psychologischer Interventionen in der Migränetherapie nötig.

12.1.3.1. Entspannungsverfahren und Achtsamkeitstraining

Auch wenn theoretische Überlegungen zu systematischen Informationsverarbeitungsanomalien (kortikale Reizverarbeitungsstörung (Gerber et al., 1996); Hypersensitivität (Kröner-Herwig et al., 2005) bei Migränepatienten nicht eindeutig nachgewiesen werden konnten, spielt die Entspannungspraxis im klinischen Alltag für Betroffene eine zentrale Rolle bei der nicht-medikamentösen Therapie.

Die regelmäßige Durchführung eines erlernten Entspannungsverfahrens gilt dementsprechend als effektives Verfahren zur Migräneprophylaxe (Penzien et al., 2015). Dabei kommt häufig die progressive Muskelentspannung (PMR) in der 25-minütigen Langversion zum Einsatz, da dieses Verfahren relativ leicht zu erlernen ist. PMR-Audio-Instruktionen sind bei fast jeder Krankenkasse kostenlos (als Download oder CD) erhältlich. Zudem erscheint die Vermittlung von PMR über smartphonebasierte Applikationen wirksam im Hinblick auf die Reduktion der monatlichen Kopfschmerztage (Minen et al., 2019).

Insgesamt sollte aber die individuelle Präferenz der Patienten für ein Entspannungsverfahren entscheidend sein, da dies die Durchführungswahrscheinlichkeit erhöht. Viel wichtiger ist ein regelmäßiges, möglichst tägliches Training des jeweiligen Verfahrens.

Neben der prophylaktischen Wirkung kann eine adäquate Entspannungspraxis auch als Schmerzbewältigungsstrategie eingesetzt werden (Fritsche et al., 2013). Die Durchführung achtsamkeitsbasierter Interventionen scheint aus aktueller Sicht keinen Einfluss auf die Reduktion der monatlichen Kopfschmerztage zu haben (Anheyer et al., 2019).

12.1.3.2. Biofeedback

Im Rahmen von Biofeedback werden physiologische Parameter gemessen und den Patienten akustisch oder visuell rückgemeldet, so dass Betroffene im Resultat eine willkürliche Beeinflussung ebendieser Funktionen erlernen. Insbesondere durch die Anwendung von Hauttemperatur-Biofeedback kann die Migränehäufigkeit deutlich reduziert werden (Kropp et al. 2016). Hierbei werden individualisierte Vorgehensweisen zur Entspannungsinduktion (z.B. die Instruktion: "Denken an eine angenehme Situation") eruiert, die zu einer Erhöhung der Hauttemperatur führen sollen. Der Wirksamkeit dieses Verfahrens, die der einer medikamentösen Migräneprophylaxe entspricht, steht eine geringe Verfügbarkeit entsprechender Therapien in der Versorgungslandschaft entgegen. Smartphone-basierte Applikationen (☞ auch Kap. 11.) scheinen dahingehend eine vielversprechende Alternative zu sein (Ingvaldsen et al., 2021), sollten jedoch in einen (kognitiv-verhaltenstherapeutischen) Gesamtbehandlungsplan eingebettet werden.

12.1.3.3. Kognitive Verhaltenstherapie

Die kognitive Verhaltenstherapie ist ein effektives Therapieverfahren bei Migräne (Dresler et al., 2017). Übergeordnetes Ziel der kognitiven Verhaltenstherapie ist die Reduktion der individuellen Alltagsbelastung, entsprechend des biopsychosozialen Krankheitsverständnisses (☞ Kap. 12.1.2.). Zur Förderung adaptiver Lebensstilfaktoren (Regelmäßigkeit bzgl. des Schlafrhythmus, der Nahrungs- und Flüssigkeitszufuhr; Vermeidung von Extrembelastungen) und einer funktionalen Schmerzbewältigung können, in Erweiterung der einfachen Beratung und neben Maßnahmen zur Verbesserung der Handlungsregulation, ggf. auch dysfunktionale Denk- und Verhaltensmuster (z.B. ein perfektionistischer Selbstanspruch) Gegenstand der psychotherapeutischen Mitbehandlung sein. Methodisch können dabei u.a. Verhaltensexperimente, kognitive Ansätze, akzeptanz- und achtsamkeitsbasierte Verfahren sowie Stressbewältigungstrainings Anwendung finden.

Aufgrund der Unvorhersagbarkeit von Migräneattacken spielen die Erwartung der nächsten Attacke und ggf. auch antizipatorische Aktivitätseinschränkungen eine große Rolle für Betroffene (Fritsche & Gaul, 2017). In diesem Zusammenhang sind auch die Vermeidung subjektiv (wahrgenommener) Trigger und damit einhergehende Einbußen in der Lebensqualität Themen, die im Rahmen der kognitiv-verhaltenstherapeutischen Mitbehandlung häufig bearbeitet werden. Für einen angemessenen Umgang mit der Erkrankung können dabei die Modifikation von Erwartungsängsten und der Aufbau eines funktionalen Triggermanagements bei Migräne ebenfalls sinnvolle Therapieziele sein (Klan & Liesering-Latta 2020). Gegebenenfalls ist auch der klärungsorientierte

Umgang mit Zielkonflikten (Frettlöh, 2013) ein wichtiger Behandlungsbaustein.

Eine schmerzpsychotherapeutische Mitbehandlung gewinnt zusätzlich an Relevanz, wenn:

- ein erhöhter Leidensdruck und/oder subjektiv relevante Alltagsbeeinträchtigungen in Folge der Kopfschmerzerkrankung bestehen,
- das Kopfschmerzgeschehen in Bezug auf Exazerbation, Intensität und/oder Aufrechterhaltung durch psychische Faktoren negativ beeinflusst wird,
- ein Schmerzmittelübergebrauch vorliegt.

12.1.3.4. Umgang mit psychischen Komorbiditäten

Eine Migräneerkrankung geht häufig mit psychischen Komorbiditäten einher. Beispielsweise für Depressionen, Angststörungen und Posttraumatische Belastungsstörungen zeigt sich eine erhöhte OR (siehe u.a. Dresler et al., 2019). Liegen psychische Komorbiditäten vor, erhöhen diese die subjektive Krankheitsbelastung und stellen einen entscheidenden Risikofaktor für eine Chronifizierung dar (Scher et al., 2008). Dabei ist von einer bidirektionalen Beeinflussung der Erkrankungen (u.a. Moschiano et al., 2011) auszugehen. Auch in Anbetracht der Auswahl geeigneter Präparate zur medikamentösen Prophylaxe ist das Screening von Migränepatienten auf psychische Komorbiditäten sinnvoll. Dieses Vorgehen gewinnt besonders bei therapierefraktären Patienten an Relevanz (Seng & Seng, 2018). Dafür können ökonomische und psychometrisch gut evaluierte Selbstbeurteilungsbögen zum Einsatz kommen. Bei dem resultierenden V.a. auf eine psychische Komorbidität ist eine eingehendere Diagnostik und ggf. Therapie einzuleiten. Eine psychiatrische/psychotherapeutische Mitbehandlung kann im Falle psychischer Komorbiditäten auch erfolgskritisch in Hinblick auf die Migränebehandlung sein (Finocchi et al., 2010).

> Da depressive Patienten selten spontan über typische depressive Kernsymptome berichten, sollte das mögliche Vorliegen einer depressiven Störung aktiv exploriert werden (☞ Tab. 12.1).

"Haben Sie in den letzte zwei Wochen durchgängig, d.h. fast täglich an folgenden Beschwerden gelitten bzw. leiden Sie aktuell an diesen?"	
I. Niedergeschlagene, hoffnungslose oder verzweifelte Stimmung bzw. ein Gefühl der Gefühllosigkeit	❑ Ja ❑ Nein
II. Weniger Interesse und Freude an normalerweise angenehmen Aktivitäten (Hobby, Beruf, Familie)	❑ Ja ❑ Nein
III. Energielosigkeit bzw. erhöhte Ermüdbarkeit (auch nach kleinen Anstrengungen) und dadurch Schwierigkeiten, den Alltag aufrechtzuerhalten	❑ Ja ❑ Nein
Mindestens 2 Kriterien **I** bis **III** mit "Ja" beantwortet? ➔ Zusatzsymptome erfragen:	
a. Konzentrations- bzw. Entscheidungsschwierigkeiten (z.B. Zeitung zu lesen, fernzusehen oder einem Gespräch zu folgen)	❑ Ja ❑ Nein
b. Reduziertes Selbstvertrauen bzw. Selbstwertgefühl	❑ Ja ❑ Nein
c. Selbstvorwürfe oder Schuldgefühle	❑ Ja ❑ Nein
d. Aussichtslosigkeit bei Gedanken an die Zukunft	❑ Ja ❑ Nein
e. Gedanken, dass es besser wäre, tot zu sein oder sich etwas anzutun	❑ Ja ❑ Nein
f. Ein- und/oder Durchschlafprobleme bzw. mehr Schlaf als gewöhnlich	❑ Ja ❑ Nein
g. Reduzierter Appetit	❑ Ja ❑ Nein
Mindestens 2 Zusatzsymptome a bis g mit "Ja" beantwortet?	
➔ Es besteht Anhalt auf die Verdachtsdiagnose Depression; die Erhebung des vollständigen psychischen Befundes ist erforderlich.	

Tab. 12.1: Explorationsschema für das mögliche Vorliegen einer depressiven Störung.

Patientenfall 1

Die damals 52-jährige Patientin (verheiratet, 3 Kinder, gelernte Kinderkrankenschwester) gab an, an insgesamt 18-20 Tagen pro Monat unter Kopfschmerzen zu leiden, die sich diagnostisch als chronische Migräne einordnen ließen. An Begleiterkrankungen bestünden eine rheumatoide Arthritis sowie ein chronisches HWS-Schmerzsyndrom, infolgedessen 2018 eine EU-Berentung stattfand. Die Einnahme von Schmerzmitteln, v.a. Triptanpräparaten, erfolgte an <10 Tagen pro Monat.

Medikamentöse Migräneprophylaxen mussten jeweils aufgrund von Nebenwirkungen abgesetzt werden (Metoprolol, Topiramat, Amitriptylin, Venlafaxin (*off-label* zur Migräneprophylaxe)) oder waren in Bezug auf die Reduktion der monatlichen Kopfschmerztage nicht wirksam (Onabotulinumtoxin A, Candesartan, Mirtazapin). Weder die Ausschöpfung nicht-medikamentöser Therapieverfahren (täglich Laufband und Qi-Gong, Neurostimulationsverfahren), welche die Patientin im Anschluss an ein multimodales Behandlungsprogramm erfolgreich in den Alltag integrierte, noch die (kombinierte) Medikation mit CGRP-Antikörpern erzielten einen zufriedenstellenden Therapieerfolg. Im Behandlungsverlauf hatte sich die Kopfschmerzfrequenz der Patientin auf insgesamt 25 Tage pro Monat erhöht.

Im Rahmen einer ausführlichen psychologischen Befundung wurde die Diagnose einer mittelgradigen depressiven Episode bei rezidivierend depressiver Störung gestellt. Ein ausgeprägtes Leistungsskript der Patientin, welches durch Einschränkungen in Folge der multilokulären Schmerzsymptomatik nicht mehr bedient werden konnte, begünstigte die Entwicklung einer depressiven Abwärtsspirale.

Durch die Kombination hochfrequenter, schmerzpsychotherapeutischer Einzelgespräche mit einer antidepressiven Medikation (Escitalopram) berichtete die Patientin nach wenigen Monaten erstmals wieder längere Phasen der Kopfschmerzfreiheit. Daran schloss sich ein erneuter Therapieversuch mit einem CGRP-Antikörper an, infolgedessen eine substantielle Reduktion der monatlichen Kopfschmerzbelastung auf acht Tage zu verzeichnen war.

Die verbleibende Kopfschmerzlast konnte mit einer wirksamen Akuttherapie erfolgreich behandelt werden.

Der Fall unterstreicht noch einmal die Bedeutung einer eingehenderen, psychopathologischen Diagnostik und ggf. Therapie bei hochchronifizierten und (anscheinend) therapierefraktären Migränepatienten.

12.1.4. Physiotherapie und Ausdauersport

Da viele Migränepatienten über muskuläre Verspannungen der Schulter-Nacken-Muskulatur berichten, werden physiotherapeutische Maßnahmen und manuelle Therapie sowohl von den PatientInnen aktiv nachgefragt, als auch von vielen Therapeuten empfohlen. Die Studienlage lässt aber keine eindeutigen Aussagen zur Wirksamkeit zu. In einer Metaanalyse wurde gezeigt, dass physikalische Therapien im Durchschnitt zwar die Dauer einzelner Migräneattacken reduzierten, nicht aber die Schmerzintensität und die Attackenfrequenz (Luedtke et al., 2016).

Die Rolle von Ausdauersport bei der Migräne wird kontrovers diskutiert. Einerseits können (intensive) sportliche Aktivitäten bei einigen Patienten Migräneattacken triggern, andererseits gilt regelmäßiger, aerober Ausdauersport nach aktueller Studienlage als effektiv in der Migräneprophylaxe, auch wenn deren Wirksamkeit bislang nicht eindeutig belegt werden konnte (Busch & Gaul, 2008). Weitere Studien sind nötig, um den Zusammenhang zwischen Sport und Migräne weiter aufzuklären. Konkret kann folgendes Vorgehen zu Ausdauersport bei Migräne empfohlen werden:

- regelmäßig, mindestens 3 Mal pro Woche à 30-40 Minuten
- moderat (Herzrate bei ~150 BPM); Patienten sollen sich noch unterhalten/ durch die Nase atmen können
- eher im Freien auszuführen
- nicht im akuten Migränefall anwenden
- individuelle Präferenz entscheidend (Joggen, Nordic Walking, Schwimmen, etc.)

12.1.5. Neurostimulationsverfahren

Die nicht-invasiven Neurostimulationsverfahren zur Prophylaxe der Migräne sind gut verträglich und stellen eine Ergänzung oder eine Alternative zur pharmakologischen Therapie dar (☞ Kap. 11.). Es konnte ein moderater Wirksamkeitsnachweis für die externe Nervus trigeminus-Stimulation (Cephaly®-Stimulationsgerät) erbracht werden (Reuter et al., 2019). Die Kosten werden von den gesetzlichen Krankenkassen in Deutschland nur im Einzelfall übernommen. Die invasive occipitale Nervenstimulation (iONS) kann bei chronischer Migräne wirksam sein, jedoch wird diese Methode kontrovers diskutiert, sollte aufgrund hoher Komplikationsraten nur spezialisierten Zentren vorbehalten sein und nur bei therapierefraktären Patienten in Erwägung gezogen werden. Weitere Stimulationsverfahren umfassen die transkutane Stimulation des aurikulären Vagusastes zur prophylaktischen Wirksamkeit bei chronischer Migräne und nicht-invasive zentrale Stimulationsverfahren (rTMS).

12.1.6. Akupunktur und Osteopathie

Die Wirksamkeit von Akupunktur in der Migräneprophylaxe wird seit vielen Jahren diskutiert. In randomisierten kontrollierten Studien konnte maximal ein geringer Benefit der Anwendung von Akupunktur bei der Migräneprophylaxe nachgewiesen werden (Linde et al., 2006; Diener et al., 2006). Die Akupunkturbehandlung hat jedoch wenig Nebenwirkungen und kann z.B. bei Patienten eingesetzt werden, die auf andere Therapieverfahren nicht angesprochen haben oder bei denen Kontraindikationen für andere Therapieverfahren bestehen.

In einer randomisiert-kontrollierten Studie (N= 105) berichteten Patienten, die acht Einheiten Osteopathie in Kombination mit einer medikamentösen Migränebehandlung erhielten, nach sechs Monaten signifikant weniger Kopfschmerztage pro Monat, als Patienten, die eine *Sham*-Behandlung in Kombination mit Medikamenten oder eine alleinige, medikamentöse Therapie erhielten (Cerritelli et al., 2015).

12.1.7. Ernährung

Viele Patienten berichten, dass bestimmte Nahrungsmittel als Trigger für Migräneattacken fungieren und vermeiden diese. Insgesamt existiert jedoch wenig Evidenz für einen Effekt bestimmter diätetischer Maßnahmen auf die Migränefrequenz. Vielmehr spielt auch die Regelmäßigkeit bei der Ernährung eine wichtige Rolle. Patienten sollten dahingehend beraten werden, regelmäßig zu essen und zu trinken und keine Mahlzeiten (z.B. bei Stress während der Arbeit) auszulassen (☞ Kap. 12.1.2.).

12.2. Nicht-medikamentöse Akuttherapie der Migräne

Bei der Akutbehandlung von Migräneattacken spielen nicht-medikamentöse Verfahren bei der Mehrzahl der Patienten eine untergeordnete Rolle. Gleichwohl sollten sie über nichtmedikamentöse Therapiemöglichkeiten aufgeklärt und auch motiviert werden, diese soweit wie möglich auszuschöpfen. Infrage kommen diese Methoden vor allem für Betroffene, die auf mehrere medikamentöse Therapieversuche mit Nebenwirkungen reagiert haben und weitere medikamentöse Therapien ablehnen. Hierzu gehören die Anwendungen lokaler Wärme- oder Kühleffekte sowie eine gezielte Reizabschirmung. Bei den Biofeedbackverfahren weißt das Blutvolumenpuls-Biofeedback im Rahmen des sogenannten "Vaskokonstriktionstrainings", bei dem die bewusste Verengung der Arteria temporalis superficialis erlernt wird, eine hohe Effektstärke bei der Akutbehandlung von Migräneattacken auf (Kropp et al. 2016).

Die nicht-invasiven Neurostimulationsverfahren (☞ auch Kap. 12.1.5.) zur Akuttherapie der Migräne sind gut verträglich und stellen eine Ergänzung oder eine Alternative zur pharmakologischen Therapie dar. Es konnten Wirksamkeitsnachweise für die externe Stimulation des Nervus trigeminus (Cephaly®-Stimulationsgerät) sowie des Nervus vagus (GammaCore™) erbracht werden (Reuter et al., 2019). Die Effekte dieser Neurostimulationsverfahren sind moderat (☞ auch Kap. 11.).

12.3. Multimodale Behandlungsprogramme

Patienten mit chronischen Schmerzsyndromen wie Migräne sollten interdisziplinär und multimodal diagnostiziert und therapiert werden. Dies trifft vor allem für Patienten mit psychischen Komorbiditäten zu (☞ Kap. 12.1.3.4.). Interdisziplinär bedeutet, dass mehrere an der Diagnostik und Therapie von Kopfschmerzen beteiligte Fachdisziplinen (z.B. Neurologie, Psychotherapie, Physiotherapie, Entspannungstherapie u.a.) zusammenarbeiten und ein gemeinsames und aufeinander abgestimmtes Therapiekonzept entwickeln. Multimodal bedeutet, dass medikamentöse Behandlungsstrategien (akut und prophylaktisch) mit nicht-medikamentösen Verfahren wie Entspannungstechniken, Bewegungstherapie, Physiotherapie und Verfahren der kognitiven Verhaltenstherapie kombiniert werden. Die Auswahl und Gewichtung der einzelnen Therapiebausteine wird individuell auf die Patienten abgestimmt und berücksichtigt auch dessen Vorbehalte und Wünsche an die Therapie.

Die meisten Patienten mit Migräne können gut ambulant behandelt werden. Für Patienten mit einer hochfrequenten episodischen Migräne oder einer chronischen Migräne kommen spezialisierte teilstationäre oder stationäre Therapieprogramme in Betracht. Die Wirksamkeit der multimodalen Schmerztherapie ist nachgewiesen für die episodische und chronische Migräne, den Kopfschmerz vom Spannungstyp und den Kopfschmerz bei Medikamentenübergebrauch. Wichtig für den Therapieerfolg ist eine anschließende, strukturierte und regelmäßige ambulante Weiterbehandlung. In Tab. 12.2 sind die wesentlichen therapeutischen Komponenten einer multimodalen Schmerztherapie zusammengefasst.

- Medikamentöse Akuttherapie der Migräne
- Medikamentöse Migräneprophylaxe
- Entspannungstherapie (z.B. progressive Muskelrelaxation nach Jacobsen)
- Biofeedback
- Kognitive Verhaltenstherapie
- Physiotherapie
- Sporttherapie

Tab. 12.2: Wesentliche Komponenten der interdisziplinären multimodalen Schmerztherapie.

Die Evaluation der Therapieergebnisse einer 5-tägigen, teilstationär-multimodalen Schmerzthe-

Montag	Dienstag	Mittwoch	Donnerstag	Freitag
Anmelden für stationäre Aufnahme 08:00 - 09:00	Arztliche und psychologische Einzelgespräche			Ausdauertraining Nordic Walking 08:00 - 09:00
Kopfschmerzschulung 09:00 - 10:00	Kopfschmerzschulung 09:00 - 10:00	Kopfschmerzschulung 09:00 - 10:00	Kopfschmerzschulung 09:00 - 10:00	Gruppengespräch Psychologie 09:15 - 10:15
Gruppengespräch Psychologie 10:15 - 11:30	Gruppengespräch Psychologie 10:15 - 11:30	Gruppengespräch Psychologie 10:15 - 11:30	Gruppengespräch Psychologie 10:15 - 11:30	Ernährungsberatung 10:15 - 11:15
Krankengymnastik 11:45 - 12:45	Krankengymnastik 11:45 - 12:45	Krankengymnastik 11:45 - 12:45	Krankengymnastik 11:45 - 12:45	Krankengymnastik 11:45 - 12:45
Mittagspause				
Arztliche und psychologische Einzelgespräche				
Ausdauertraining Nordic Walking 14:00 - 15:00	Ausdauertraining Nordic Walking 14:00 - 15:00	Ausdauertraining Nordic Walking 14:00 - 15:00	Ausdauertraining Nordic Walking 14:00 - 15:00	Entspannungstherapie 13:30 - 14:00
Entspannungstherapie 15:15 - 16:15	Entspannungstherapie 15:15 - 15:45	Entspannungstherapie 15:15 - 16:15	Entspannungstherapie 15:15 - 16:15	
Arztliche Einzelgespräche				

Abb. 12.2: Plan des 5-tägigen multimodalen Therapieprogramms für Migräne und Kopfschmerzpatienten am Kopfschmerzzentrum Jena.

rapie in einem tertiären Kopfschmerzzentrum ergab die Reduktion der monatlichen Kopfschmerztage bei Patienten mit Migräne und/oder Kopfschmerz vom Spannungstyp von initial 13,4 auf 8,8 nach 12-18 Monaten. Bei 55 % der so behandelten Patienten konnte ein Wechsel von chronischen zu episodischen Kopfschmerzen erreicht werden (Gaul et al., 2011). Abb. 12.2 zeigt exemplarisch den Wochenplan der multimodalen Kopfschmerztherapie am Kopfschmerzzentrum Jena.

Verlässliche Prädiktoren zur Vorhersage, welche Patienten von einer multimodalen Kopfschmerztherapie profitieren und welche nicht profitieren, sind nicht bekannt. Indikationen zur Durchführung einer multimodalen Kopfschmerztherapie sind eine hohe Kopfschmerzfrequenz, eine signifikante, psychosoziale Belastung, unzureichend wirksame Akuttherapien oder prophylaktische Behandlungen, ein Schmerzmittelübergebrauch und/oder eine drohende oder bestehende Arbeitsunfähigkeit.

Um eine Verbesserung der Versorgung von Kopfschmerzpatienten in Deutschland zu erreichen, hat die Deutsche Migräne- und Kopfschmerzgesellschaft (DMKG) ein Konsensuspapier zur Klassifikation von Einrichtungen in der Kopfschmerzversorgung erarbeitet. Die Klassifikation lehnt sich an die Empfehlungen der *International Association of Pain* (IASP) und der *European Headache Federation* (EHF) an und hat das Ziel, relevante Kriterien für die Strukturqualität in der Kopfschmerzversorgung zu definieren. Es werden drei Versorgungsebenen unterschieden: die Kopfschmerzschwerpunktpraxis (Level 1), die Kopfschmerzspezialambulanz (Level 2) und das Kopfschmerzzentrum (Level 3). Alle drei Versorgungsstufen verbindet die multimodale und interdisziplinäre Diagnostik und Therapie. Unterschiede ergeben sich aufgrund der geforderten Zusatzqualifikationen der Mitarbeiter, der Möglichkeiten neben einer ambulanten Behandlung auch eine teilstationäre oder stationäre Therapie durchzuführen sowie im Vorhandensein eines eigenständigen Forschungs- und Lehrangebotes (Marziniak et al., 2014). Entsprechend dieser Klassifikation können sich Kopfschmerzpraxen und -zentren durch ein unabhängiges Institut zertifizieren lassen.

Patientenfall 2

Frau S. stellt sich erneut ambulant im Kopfschmerzzentrum vor. Die Patientin ist 33 Jahre alt und leidet unter einer Migräne ohne Aura. Die Erstvorstellung erfolgte vor 2 Jahren. Damals litt die Patientin an durchschnittlich 12 Tagen/Monat unter Migränekopfschmerzen. Die Akuttherapie mit NSAR war nur unzureichend wirksam. Es wurden an 12 Tagen/Monat Schmerzmittel eingenommen. Damals nahm die Patientin an einer 5-tägigen, teilstationären, multimodalen Schmerztherapie am Kopfschmerzzentrum teil. Neben der ärztlichen und psychologischen Patientenedukation lernte die Patientin das Entspannungsverfahren der progressiven Muskelentspannung nach Jacobsen und nahm an einem intensiven, physiotherapeutischen Therapieprogramm (medizinische Trainingstherapie, Krankengymnastik) teil. Die Patientin zeigt damals eine hohe Durchhaltetendenz und erwähnte, dass es ihr schwerfalle, sich abzugrenzen und "Nein" zu sagen. Dies, der hohe Selbstanspruch und das berichtete Harmoniestreben führten häufig zu Stresserleben und trugen zur Aufrechterhaltung der Kopfschmerzerkrankung bei.

Zur Akuttherapie der Migräneattacken war die Patientin auf Sumatriptan 100 mg eingestellt worden, welches im Verlauf sehr gut wirksam war. Eine medikamentöse Migräneprophylaxe mit dem Betablocker Metoprolol war der Patientin angeraten worden, wurde von ihr jedoch abgelehnt. Durch konsequentes Umsetzen der erlernten, nicht-medikamentösen Prophylaxeverfahren (vor allem regelmäßiges Nordic Walking und Durchführung von progressiver Muskelentspannung) konnte die Patientin die Migränehäufigkeit nach 4 Monaten auf durchschnittlich 5 Tage/Monat senken. Die nicht-medikamentösen Therapieverfahren werden seither regelmäßig fortgeführt und die Akuttherapie der Migräneattacken mit Sumatriptan ist unverändert gut wirksam. Die Patientin wünscht weiterhin keine zusätzliche, medikamentöse Migräneprophylaxe. Sie befindet sich in regelmäßiger hausärztlicher Behandlung und stellt sich ca. 1 ×/Jahr ambulant im Kopfschmerzzentrum vor.

> Der Fall ist ein gutes Beispiel dafür, dass die alleinige konsequente Umsetzung von nicht-medikamentösen Kopfschmerzprophylaxeverfahren bei Patienten mit einer episodischen Migräne gut wirksam sein kann, auch ohne eine begleitende, medikamentös-prophylaktische Therapie.

12.4. Moderne Patientenkommunikation bei Migräne

Die therapeutische Beziehung gilt als ein substantieller, unspezifischer Wirkfaktor, auch in schmerztherapeutischen Settings (z.B. Lakke & Meerman, 2016). Laut Benedetti (2013) bildet eine tragfähige therapeutische Beziehung die Grundlage dafür, dass Placeboeffekte gezielt ausgenutzt werden können, um den Effekt analgetischer Therapien zu maximieren (additiver Effekt). Aufbauend auf Hinweisen zur Etablierung eines therapeutischen Arbeitsbündnisses sollen im Folgenden konkrete Möglichkeiten zur günstigen Manipulation der Erwartungshaltungen von Patienten aufgeführt werden.

12.4.1. Herstellen einer tragfähigen therapeutischen Beziehung

Die Qualität des Beziehungsangebots der Behandler prägt maßgeblich die Erwartung der Patienten an die Therapie und verstärkt somit Placebo-, aber auch Nocebo-Mechanismen. Schmerzpatienten (insb. bei chronischen Schmerzen) bringen häufig widersprüchliche Erfahrungen mit Behandlungen und Behandlern mit und ihr Interaktionsverhalten zu Behandlern ist teils geprägt von Misstrauen, Skepsis, Wut, Hilflosigkeit oder Resignation (Nilges & Diezemann, 2011). Daher kommt der empathischen Gestaltung der Therapiebeziehung gerade in der Schmerztherapie eine zentrale Rolle zu. Die Realisierung therapeutischer Grundvariablen wie Kongruenz, Empathie und unbedingte Akzeptanz von therapeutischer Seite können helfen, dass sich die Patienten verstanden fühlen (Vangronsveld & Linton, 2012). Folgende Verhaltensweisen können bei der Realisierung dieser therapeutischen Haltungen helfen:

- vorbereitet ins Gespräch gehen (z.B. Unterlagen durcharbeiten, Fragebögen auswerten)
- Zeitrahmen abstecken
- aufmerksames Zuhören und Nachfragen
- glaubwürdiges Erklärungsmodell für Schmerzen vermitteln und Interventionen ableiten (☞ Kap. 12.1.2.)
- konkrete Behandlungsanliegen gemeinsam festlegen
- Behandlungsangebote machen
- Behandlungsfortschritte operationalisieren
- soziale Verstärkung: Lob der Anstrengung – nicht des Erfolgs
- Rückmeldung über das Verstandene geben und einholen
- para- und nonverbale Faktoren (Stimme, Körperhaltung, Gestik, Mimik) und ggfs. Gefühlsäußerungen kongruent, d.h. entsprechend der tatsächlichen Gefühlsalge der Behandler einsetzen
- validierende (vs. invalidierende) Aussagen/Verhaltensweisen, z.B. die Aussagen:

"Das kostet Sie sicherlich viel Kraft, trotz der Schmerzen ..." in einer der Patienten zugewandten und aufmerksamen Haltung mit Blickkontakt.
versus
"Hmm, das ist aber ungewöhnlich." Während hauptsächlich auf Notizen geblickt wird.

Entsprechend Sachses (Sachse, 2011) Überlegungen kann empathisches Verstehen auf drei Ebenen mit aufsteigendem Impact für die Patienten realisiert werden. Behandler können

- das Gesagte paraphrasieren
- das Gemeinte verbalisieren
- das Implizierte explizieren

Am Beispiel der Patentenaussage: "Ich habe schon alles gegen die Kopfschmerzen probiert." Soll dies noch einmal praktisch verdeutlicht werden:

Das Gesagte
⬇
"Bisher waren alle Therapiemaßnahmen erfolglos."
Das Gemeinte
⬇
"Wenn ich Sie richtig verstehe, sind Sie frustriert von der bisherigen Kopfschmerztherapie."
Das Implizierte
⬇
"Sie sind verzweifelt und wünschen sich einen wirksamen Therapieansatz."

12.4.2. Förderung günstiger Erwartungshaltungen

Die Erwartungshaltungen von Patienten haben einen großen Einfluss auf die Wirksamkeit analgetischer Therapien und können deren Effekt maximieren (Bingel & Kersting, 2020). Dies konnte in einer Studie von Kam-Hansen et al. (2014) auch eindrucksvoll am Beispiel der Migräne gezeigt werden. Eine Möglichkeit, die Therapierwartung zu optimieren ist die gezielte Förderung positiver Erwartungen (Klinger et al., 2020): Dazu bietet es sich an, effektive Vortherapien zu erfragen und an diesen anzusetzen, da Patienten damit bereits gute Erfahrungen in Bezug auf die Schmerzlinderung gemacht haben. Daneben ist es wichtig, den Patienten verständliche Informationen über die Wirkweise von Behandlungen zu vermitteln, diese Therapien, wie in Kap. 12.1.2. bereits erläutert, in ein individuelles Erklärungs- und Behandlungsmodell zu integrieren, dieses fortlaufend zu aktualisieren und ggf. auch die Therapieziele dem Behandlungsverlauf anzupassen. Bei den Therapieentscheidungen sollten individuelle Präferenzen erfragt und berücksichtigt werden und Medikamente sollten so offen wie möglich gegeben werden. Zudem ist es von Vorteil, den zu erwartenden, positiven Ausgang sowie die persönliche Passung der Therapie betonen.

Genauso wichtig wie die Förderung positiver Erwartungen ist die Reduktion negativer Erwartungen (Hansen et al., 2020): So ist es ein sinnvolles Vorgehen, die Erwartung an eine Therapie zu erfragen und unrealistische Vorstellungen zu entkräften. Das anknüpfen an Therapien mit negativen Vorerfahrungen sollte ebenfalls vermieden werden, in Bezug auf Medikamenteninterventionen bietet es sich dabei an, z.B. Generika mit anderer Form oder Farbe zu verwenden. Zudem ist es wichtig, den Patienten die Möglichkeit zu bieten, zu negativen Aspekten der angedachten Intervention nachzufragen. In diesem Zusammenhang ist es auch wichtig, negative Erwartungen bei Patienten wahrzunehmen und z.B. durch Reframing eine alternative Perspektive anzubieten:

Patient: "Ich habe schon **alles** gegen die Kopfschmerzen probiert."	➡	Behandler: "OK, Sie haben bereits **viele** Therapiemaßnahmen ausprobiert, **bisher** ohne Erfolg."
⬇		⬇
negative Erwartung		durch "**viele**" und "**bisher**" statt "**alles**" werden mögliche Ausnahmen und damit Lösungsansätze deutlich

Sollte eine psychische Komorbidität (☞ Kap. 12.1.9.), insbesondere Angst und/oder Depression vorliegen, sollte diese mitbehandelt werden, da Komorbiditäten im Verdacht stehen, Placeboeffekte zu reduzieren.

Literatur

Anheyer D, Leach MJ, Klose P et al. Mindfulness-based stress reduction for treating chronic headache: a systematic review and meta-analysis. Cephalalgia 2019;39(4): 544-555.

Benedetti F. Placebo and the new physiology of the doctor-patient relationship. Physiol Rev 2013;93(3):1207-46.

Bingel U, Kersting A. Placebo – Die Macht der Erwartung. In: Der Nervenarzt 2020;91(8):665-666.

Busch V, Gaul C. Exercise in migraine therapy – Is there any evidence for efficacy? A critical review. Headache 2008;48:890-899.

Campbell JK, Penzien BD, Wall EM. Evidence-based guidelines for migraine headaches: behavioural and physical treatments. American Academy of Neurology. Im Internet: http://tools.aan.com/professionals/practice/pdfs/ gl0089.pdf; Stand: 15.01.2022.

Cerritelli F et al. Clinical effectiveness of osteopathic treatment in chronic migraine: 3-Armed randomized controlled trial. Complement Ther Med 2015;23(2):149-156.

Diener H-C, Gaul C, Kropp P et al. Therapie der Migräneattacke und Prophylaxe der Migräne. S1-Leitlinie. Deutsche Gesellschaft für Neurologie. 2018. Im Internet: https://www.dgn.org/leitlinien/3583-II-030-057-2018-therapie-der-migraeneattacke-und-prophylaxe-der-migraene; Stand: 13.12.2021.

Diener H-C, Kronfeld K, Boewing G et al. Efficacy of acupuncture for the prophylaxis of migraine: a multicentre randomised controlled clinical trial. Lancet Neurol 2006; 5:310-16.

Dresler T et al. Understanding the nature of psychiatric comorbidity in migraine: a systematic review focused on interactions and treatment implications. J Headache Pain 2019;20:51.

Dresler T, Meyer B, Kropp P. Nicht-medikamentöse Therapie der Migräne. MMW. Fortschr Med 2017;159: 59-63.

Finocchi C, Villani V, Casucci G. Therapeutic strategies in migraine patients with mood and anxiety disorders: clinical evidence. Neurol Sci 2010;31(Suppl 1):S95-S98.

Frettlöh J. Therapeutischer Umgang mit Zielkonflikten. In: Fritsche G, Gaul C (Hrsg) Multimodale Therapie bei chronischen Kopfschmerzen. Thieme 2013. Stuttgart

Fritsche G, Gaul C. Migräne. In B. Kröner-Herwig, J. Frettlöh, R. Klinger & P. Nilges (Hrsg.), Schmerzpsychotherapie 2017;475-502.

Fritsche G, Kröner-Herwig B, Kropp P, Niederberger U, Haag G. Psychologische Therapie der Migräne. Systematische Übersicht. Der Schmerz 2013;27(3):263-274.

Gaul C, van Doorn C, Webering N. Clinical outcome of a headache-specific multidisciplinary treatment program and adherence to treatment recommendations in a tertiary headache center: An observational study. J Headache Pain 2011;12:475-483.

Gerber WD, Kropp R, Schoenen J, Siniatchkin MS. "Born to be wild oder doch gelernt?". Neue verhaltensmedizinische Erkenntnisse zur Ätiopathogenese der Migräne. Verhaltenstherapie 1996;6:210-220.

Hansen E, Zech N, Benson S. Nocebo, Aufklärung und Arzt-Patienten-Kommunikation. In: Der Nervenarzt 2020;91(8):691-699.

Ingvaldsen SH, Tronvik E, Brenner E, Winnberg I, Olsen A, Gravdahl GB, Stubberud A. A Biofeedback App for Migraine: Development and Usability Study. JMIR Form Res 2021;5:e23229.

Kam-Hansen S, Jakubowski M, Kelley JM et al. Altered placebo and drug labeling changes the outcome of episodic migraine attacks. Sci Transl Med 2014;6(218): 218ra5.

Klan T, Liesering-Latta E. Kognitiv-verhaltenstherapeutisches Migränemanagement (MIMA). Ein Behandlungsmanual zur Krankheitsbewältigung und Attackenprophylaxe bei Migräne Hogrefe 2020. Göttingen

Klinger R, Schwarz M, Bingel U. Placeboeffekte in der Schmerztherapie. In: Der Nervenarzt 2020;91(8):700-707.

Kröner-Herwig B, Ruhmland M, Zintel W, Siniatchkin M. Are migraineurs hypersensitive? A test of the stimulus processing disorder hypothesis. European Journal of Pain 2005;9:661-671.

Kropp P, Meyer B, Dresler T et al. Entspannungsverfahren und verhaltenstherapeutische Interventionen zur Behandlung der Migräne: Leitlinie der Deutschen Migräne- und Kopfschmerzgesellschaft. Nervenheilkunde 2016;35(07/08):502-515.

Lakke SE, Meerman S. Does working alliance have an influence on pain and physical functioning in patients with chronic musculoskeletal pain; a systematic review. J of Compassionate Health Care 2016;15;3(1).

Linde K, Streng A, Jürgens S et al. Acupuncture for patients with migraine: a randomised controlled clinical trial. Lancet Neurol 2006;5:310-16.

Luedtke K, Allers A, Schulte LH, May A. Efficacy of interventions used by physiotherapists for patients with headache and migraine-systematic review and meta-analysis. Cephalalgia 2016;36:474-92.

Marziniak M, Malzacher V, Förderreuther S et al. Konsensuspapier der Deutschen Migräne- und Kopfschmerzgesellschaft zur Struktur von Kopfschmerzzentren und Kopfschmerzschwerpunktpraxen in Deutschland. Schmerz 2014;28:128-34.

Minen MT, Adhikari S, Seng EK, et al. Smartphone-based migraine behavioral therapy: a single-arm study with assessment of mental health predictors. NPJ Digit Med 2019;2:46.

Moschiano F, D'Amico D, Canavero I et al. Migraine and depression: common pathogenetic and therapeutic ground? Neurol Sci 2011;32(Suppl 1):S85-S88.

Nilges P, Diezemann A. Schmerzanamnese. In B. Kröner-Herwig, J. Frettlöh, R. Klinger & P. Nilges (Hrsg.), Schmerzpsychotherapie. Grundlagen, Diagnostik, Krankheitsbilder, Behandlung (S. 261-293). Springer 2011: Berlin.

Penzien DB, Irby MB, Smitherman TA, Rains JC, Houle TT: Well-established and empirically supported behavioral treatments for migraine. Current Pain and Headache Reports 2015;19(7):34.

Reuter U, McClure C, Liebler E, Pozo-Rosich P. Non-invasive neuromodulation for migraine and cluster headache: a systematic review of clinical trials. J Neurol Neurosurg Psychiatry 2019;90:796-804.

Sachse R. Psychologische Psychotherapie der Persönlichkeitsstörungen. Göttingen 2011: Hogrefe.

Sauro KM, Becker WJ: The stress and migraine interaction. Headache 2009;49:1378-1386.

Scher AI, Midgette LA, Lipton RB. Risk factors for headache chronification. Headache 2008;48:16-25.

Seng EK, Seng CD. Understanding migraine and psychiatric comorbidity. Curr Opin Neurol 2016;29(3):309-313.

Sharpe L, Dudeney J, Williams AC et al. Psychological therapies for the prevention of migraine in adults. Cochrane Database Syst Rev 2019;7:CD012295.

Vangronsveld KL, Linton SJ. The effect of validating and invalidating communication on satisfaction, pain and affect in nurses suffering from low back pain during a semi-structured interview. Eur J Pain 2012;16:239-246.

Index

I

J

K

L

M

N

O

P

R

S

T

U

V

W

Z